Inke Jochims

Ausstieg aus der Zuckersucht

Inke Jochims

Wie Botenstoffe helfen können

Ausstieg aus der Zuckersucht

Hedwig-Verlag, Berlin 2004

1. Auflage 2004

ISBN 3-9808847-3-2

Veröffentlicht als Taschenbuch
Hedwig-Verlag Inke Jochims
Telefon: 030/804 97 905
www.hedwig-verlag.de
Dickhardtstraße 61/62, 12159 Berlin

Redaktion: *Literaturagentur + Textredaktion Swantje Steinbrink*, Berlin
Endredaktion: Susann Pásztor, Berlin
Umschlaggestaltung: kursiv, Katrin Schek, Berlin
Zeichnungen: kursiv, Sebastian Quellmann, Katrin Schek, Berlin
Foto Paar, Bonbon: PhotoAlto
Foto Inke Jochims: Barbara Dietl, Berlin
Druck und Bindearbeiten: Ruksaldruck, Berlin

Inhaltsverzeichnis

Einführung

Vor einiger Zeit leitete ich ein Seminar zum Thema „gesunde Ernährung".

„Was wissen Sie darüber?", fragte ich die – überwiegend weiblichen – Teilnehmer.

„Wenig Zucker, wenig tierische Fette, keine Fertiggerichte, viel Obst, viel Gemüse."

„Genau", sagte ich, „mehr müssen Sie nicht wissen."

„Na, dann kann ich ja wieder gehen."

Während des Gespräches war der Zeiger der Uhr ungefähr drei Minuten weiter gerückt.

Man starrte mich an.

Niemand war gekommen, um für drei Minuten zu bezahlen.

Die meisten Frauen wogen über 130 Kilo.

Alle waren in therapeutischer und/oder medizinischer Behandlung.

Wie viele Diäten sie schon gemacht hätten, fragte ich.

Die Antwort: Zwanzig bis vierzig.

Dies ist ein Buch über Zuckersucht. Über jene gnadenlose, unabweisbare Gier, etwas in den Mund zu stecken, was weder gesund ist noch schlank macht – und von dem die meisten Menschen genau wissen, dass es so ist.

Süchtige Menschen tun etwas, *obwohl* sie wissen, dass es ihrer Gesundheit schadet. Sie tun es wieder und wieder, ungeachtet des individuellen Selbsthasses, ungeachtet aller Ermahnungen, ungeachtet aller sozialen Folgen. Raucher rauchen, Alkoholiker trinken, Kokainsüchtige schnupfen. Zuckersüchtige essen Zucker, und Fettsüchtige essen Fett – und da Fett ohne Zucker bzw. Kohlenhydratbeilage nicht wirklich mundet, essen die meisten Menschen zu viel Zucker *und* zu viel Fett.

Zuckersucht ist eine Sucht, die es offiziell nicht gibt. Gehen Sie zu Ihrem Hausarzt und sagen Sie ihm: „Ich bin Raucher." Er wird Ihnen Kurse, Medikamente, Nikotinpflaster oder einen auf Raucherentwöhnung spezialisierten Therapeuten empfehlen. Sagen Sie ihm: „Ich bin Alkoholiker." Er wird Ihnen helfen. Ihr Arzt hat Verständnis, er kümmert sich um Sie, und er kann sie nötigenfalls in eine Klinik überweisen: Auf einen Alkoholiker warten Kuren, Kliniken, Schutzgesetze, Betreuung.

Sagen zu Ihrem Hausarzt: „Helfen Sie mir, ich bin zuckersüchtig."

Er wird die Stirn runzeln und sagen: „Sie spinnen."

Sie spinnen nicht. Zucker kann süchtig machen – und süchtige Menschen wollen Zucker. Die Mechanismen, die einen Alkoholiker dazu bringen zu trinken, sind die gleichen, die einen Raucher dazu bringen zu rauchen, den Kokainsüchtigen motivieren zu schnupfen und den Zuckersüchtigen zu essen. Es ist immer die gleiche biochemische Situation, die ein Gehirn veranlasst, „süchtig" zu werden – und Sucht hört erst auf, wenn diese biochemische Situation verändert ist.

Zuckersucht ist ein reales Phänomen. Es gibt Zuckersucht, es gibt Menschen, die darunter leiden – und es gibt eine Lösung.

Wenn ich im Folgenden von „Zuckersucht" spreche, meine ich mit „Zucker" nicht nur jenen Zucker, der traditionellerweise als „Zucker" bezeichnet wird, also den Haushaltszucker oder chemisch: die →Saccharose, die aus einem Molekül →Glukose und einem Molekül →Fructose besteht, sondern ich meine sämtliche Formen von Kohlenhydraten, die Glukose enthalten. Ich gehe auch nicht davon aus, dass die Suche nach dem Geschmackserlebnis „süß" das Kennzeichen von Zuckersucht ist. Jemand, der leidenschaftlich gern Chips oder Haferflocken verzehrt, der zu jeder warmen Mahlzeit seine Pasta braucht oder zwischendurch immer mal wieder Currywurst mit viel Ketchup verdrückt, kann genauso als zuckersüchtig bezeichnet werden wie jemand, der vor allem Schokolade futtert oder Bonbons lutscht. Zuckersucht ist deshalb auch kein geschlechtsspezifisches Phänomen. Männer suchen häufig nicht so sehr nach dem Geschmack von „süß" wie Frauen, sie sind nicht so verrückt nach dem zarten Schmelz der Schokolade – daher werden Frauen sehr viel eher mit dem Stempel „essgestört" versehen. Es gibt Umfragen, wonach Männer sich vornehmlich mit Bier belohnen, während Frauen die Pralinen bevorzugen. Aber Bier besteht aus Maltose, Maltose besteht aus zwei Molekülen Glukose und wirkt deshalb auf den menschlichen Körper noch stärker „zuckrig" als der weiße Haushaltszucker. Männer bevorzugen zudem häufig eher das Geschmackserlebnis „salzig" und essen lieber Hotdog als Pralinés, was aber nicht bedeutet, dass sie nicht zuckersüchtig sind. Denn Zuckersucht ist keineswegs an den Konsum von Haushaltszucker bzw. das Geschmackserlebnis „süß" gebunden.

Zuckersucht verstehe ich als die Sucht nach dem Glukosemolekül – folglich ist Zuckersucht eine Reaktion des menschlichen Organismus auf Glukose. Wer zuckersüchtig ist, konsumiert bevorzugt Lebensmittel, die viel Glukose enthalten: Kartoffeln, Brot, Bier, Schokolade, Kuchen etc., häufig kombiniert mit Fett, denn Zucker und Fett hängen eng zusammen.

Zuckersucht ist ein Zustand, in welchem der Mensch zuckrige und fetthaltige Nahrungsmittel isst, um die Biochemie seines Gehirnes so zu manipulieren, dass er sich anschließend gut fühlt. Die Forschung hat gezeigt: Bietet man Menschen entweder reines Fett oder puren Zucker an, dann essen sie gerade so viel, wie sie zum Überleben brauchen, und nehmen nicht zu. Reines Fett schmeckt eklig, und man äße es nur, wenn man sonst verhungern würde. Zucker alleine schmeckt auch nicht besonders, die wenigsten zuckersüchtigen Menschen essen löffelweise puren Haushaltszucker. Werden aber in einer Speise Fett und Zucker in einem Verhältnis von 40 : 60 kombiniert, entwickeln sie einen so lustvollen Charakter, dass sie fast unbegrenzt konsumiert werden.[1] Die meisten industriell hergestellten Produkte, alle verpackten Kuchen, Schokolade, Kekse, Fertiggerichte weisen genau dieses Fett-Zucker-Verhältnis auf. Menschen überessen sich an einer Speise nur dann, wenn das Verhältnis von Fett zu Zucker „stimmt". Zucker „maskiert" das Fett in Nahrungsmitteln. Das Fett ist nicht mehr zu schmecken, wenn als Gegengewicht genügend Zucker vorhanden ist. Und Fett wiederum verhindert seinerseits, dass ein Lebensmittel als zu süß empfunden wird. Wenn ein Produkt ca. 70 Prozent Zucker und 30 Prozent Fett enthält – also der Fettmenge entspricht, die von Ernährungswissenschaftlern der „Low Fat"-Fraktion empfohlen wird – beurteilen es die meisten Erwachsenen geschmacklich als zu süß – und kaufen es nicht.

Fazit: Fett macht ein Nahrungsmittel begehrenswert, und Zucker vertuscht den „Fettgeschmack".[2] Das Resultat ist eine süß-cremige Speise, die von den Konsumenten gekauft und tatsächlich massenweise verzehrt wird.

Die Ergebnisse entsprechender Forschungen waren so eindrucksvoll, dass viele amerikanische Ernährungswissenschaftler es heute als unethisch empfinden, Menschen zu raten, sie mögen sich auf ihren Geschmack und ihren Appetit verlassen, um zu einer gesunden Diät zu finden.

Anders als in früheren Generationen wissen wir Menschen heute sehr exakt, welche und wie viele Nährstoffe unsere Spezies braucht, um gesund und schlank zu bleiben, noch nie war die Allgemeinheit so umfassend über gesunde Ernährung informiert wie heute …

Aber auch noch nie wurden so viele Lebensmittel ver- und gekauft, die weder gesund noch schlank machend sind. Es gibt Zahlen, wonach mit jedem verkauften Ratgeber zu gesunder Ernährung auch die Menge des verkauften Junk Foods steigt, jene gefährliche, cremig-süße Kombination, die im menschlichen Gehirn tatsächlich eine unabweisbare Gier nach mehr auslösen kann. Das heißt also: Je mehr Menschen wissen, was ihnen gut tut, desto weniger Menschen richten sich danach.[3] Ich behaupte, dies ist kein böser Wille, keine Disziplinlosigkeit, kein Versagen, sondern die erklärbare Reaktion auf einen bestimmten biochemischen Zustand des Gehirns. Solange dieser Zustand besteht, kommt man gegen den Impuls, etwas „Verbotenes“ zu essen, nicht an – und aus guten Gründen hat die Natur dafür gesorgt, dass die Fähigkeit, diesen Impuls durch bewusstes Handeln zu hemmen, in bestimmten Situationen noch weiter vermindert wird.

Dies ist natürlich *auch* ein Buch über gesunde Ernährung, es befasst sich *auch* mit der Frage, was Menschen essen sollten, um gesund und schlank zu bleiben. Vor allem aber befasst es sich mit der Frage: Warum verzehren so viele Menschen gerade nicht die gesunden, sondern stattdessen all die anderen, Sucht erzeugenden Speisen? In der Beantwortung dieser Frage liegt bereits die Lösung des Problems: Was können Betroffene tun, um jener gnadenlosen Gier zu entgehen?

1. Kapitel
Der Hunger, die Sucht und das Überleben

Es heißt häufig, dicke Menschen oder solche, die viel Süßes essen, seien Genussmenschen. Sie gelten als humorvolle, gemütliche Dickerchen, die dem Leben und seinen Verlockungen eben zugetan sind.

Das konkrete eigene Erleben ist oft sehr viel anders und hat relativ wenig oder gar nichts mit Genuss zu tun. „Ich esse Schokolade und hasse mich dabei", erzählt eine Betroffene, „ich hasse mich dabei und mache es dennoch."

Zucker- und Esssucht werden häufig als unkalkulierbar, unkontrollierbar erlebt, als so genannte Heißhungerattacken. Diese Attacken verlaufen in tranceähnlichem Zustand. Die Betroffenen wissen, was sie tun werden, sie kaufen dafür ein – wenn „es" passiert, haben sie ein Gefühl rasender Geschwindigkeit. Und dennoch stehen sie ohnmächtig und wie gelähmt neben sich. Wie in einem Albtraum möchten sie ihr Verhalten stoppen, können es aber nicht. Es ist, als ob plötzlich jegliche Impulskontrolle verschwunden sei, sich ein bestimmtes Programm vom „Ich" und seinen Wünschen abgespalten und selbständig gemacht habe und jetzt nur noch abläuft – so wie ein Albtraum ausgeträumt werden muss, bis man endlich irgendwann schweißgebadet aufwacht.

Selbst wenn es keine ausgeprägten Heißhungerattacken mit einigen 1000 →Kalorien sind, sondern nur der „ganz normale" Impuls, zu viel zu essen – hier noch ein Eis, eine Currywurst, dort noch ein Käsebrot, da mal ein bisschen und dort einen Happen, stets und ständig von Schuldgefühlen begleitet –, wird dieses Essverhalten subjektiv meist nicht so erlebt, als würde es vom bewussten Wollen, also aktiv und selbstbestimmt gesteuert. Das Kränkende und Zermürbende ist der ständige Konflikt mit dem Anspruch an sich selbst, der

„freie" Wille sollte doch eigentlich fähig sein, den Impuls zu essen in dem Moment zu hemmen, wenn eigentlich genug gegessen wurde und gar kein Energiebedarf mehr besteht.

Es gibt wissenschaftliche Irrtümer, die so sehr Allgemeingut geworden sind, dass sie fast jeder glaubt. Es gibt Theorien, die zur Zeit ihrer Entstehung eine angemessene und wichtige, vermeintlich richtige wissenschaftliche Leistung waren und sich nach und nach in alle Richtungen verbreitet haben. Einmal in den Massenmedien angekommen und in den Gehirnen zahlreicher Menschen tief eingegraben, noch mal und noch mal wiederholt, abgeschrieben und von Buch zu Buch weitergegeben, verwandeln sie sich von einer Theorie in eine – von allen geglaubte – „Wahrheit". Irgendwann wird diese Wahrheit samt ihren Vorannahmen so selbstverständlich, dass sie unser Handeln bestimmt … aber ohne dass uns das bewusst ist.

Jahre später gibt es neue technische Möglichkeiten, neue Ergebnisse und eine junge Generation von Wissenschaftlern. Die alten Theorien werden revidiert, denn die jüngsten wissenschaftlichen Erkenntnisse widersprechen den alten „Wahrheiten".

Eine dieser alten, aber nachhaltigen Theorien betrifft die Steuerung von Hunger und Sättigung. Es ist eine Theorie, die, außer den Fachleuten, kaum jemand namentlich benennen kann, geschweige denn explizit kennt – die aber fast jeder unbewusst glaubt. Sie stammt aus den vierziger und fünfziger Jahren des letzten Jahrhunderts und geht davon aus, dass das Essen von einer Art Sollwertsystem reguliert wird, so wie ein Heizkörper: Wenn die Raumtemperatur absinkt, beginnt er zu heizen, weil ein Thermostat ihm das so befiehlt. Ist die Raumtemperatur hoch genug, wird dies vom Thermostat registriert, und der Heizkörper stellt das Heizen ein. Auf diese Weise bleibt die Raumtemperatur in einer gewissen Schwankungsbreite konstant.

Nach dieser Theorie wird das Hungergefühl von einem Absinken des →Blutzuckerspiegels bestimmt und das Sättigungsgefühl von einem Ansteigen des Blutzuckerspiegels. Der regulierende Thermostat ist das subjektiv erlebte Hunger- und Sättigungsgefühl.

Diese Theorie heißt in Fachkreisen: „*Die glucostatische Theorie von Hunger und Sättigung*".[1]

Sie sollte erklären, warum wir mit einer Mahlzeit beginnen und warum wir mit dem Essen aufhören. Das Fatale an dieser Theorie ist, dass sie so simpel wie einleuchtend ist, scheinbar genau den Alltagserfahrungen entspricht – und dennoch nicht stimmt: Der Magen knurrt, wir fühlen uns ein bisschen schwummrig, wir haben einen Unterzucker und brauchen eine Bockwurst, Schokolade, eine Portion Pommes. Erstens suggeriert diese Blutzucker-Theorie, dass vor dem Blutzucker alle Lebensmittel gleich sind, dass quasi Energie gleich Energie ist, egal, ob diese Kalorien nun als Schoko oder Gemüse daherkommen. Und zweitens will sie uns weismachen, dass eigentlich jeder Mensch „wissen" müsste, wann er satt ist, und zwar sobald er jenes mit dem Ansteigen des Blutzuckers verbundene Sättigungsgefühl registriert, es bewusst wahrnimmt, um sich dann entsprechend zu verhalten. Demnach sollte ein Mensch satt sein und mit dem Essen aufhören, wenn er genügend Energie (gemessen in Kalorien) aufgenommen hat.

Tut ein Mensch das nicht, so die Konsequenz dieser Theorie, misst er seinen Energiebedarf nicht richtig. Folglich isst er oder sie aus emotionalen Gründen. In diesem Fall gelte es, diese emotionalen Gründe – meist Ärger, Langeweile, Traurigkeit, Einsamkeit – herauszufinden und „auszudrücken" oder „auszuschalten".

Diese Theorie ist allein sachlich schlicht falsch: Es ist falsch, dass nur ein Mangel an verbrauchten Kalorien den Blutzucker reguliert. Vielmehr wird der Blutzuckerspiegel des Menschen durch zahlreiche Faktoren beeinflusst: durch Stress und Angst, aber auch durch Nahrungsmittel wie Süßigkeiten oder Kaffee. Ferner ist es falsch, dass das Sättigungsgefühl durch das Ansteigen des Blutzuckers verursacht wird. Es wird zwar dadurch mitbeeinflusst, doch spielen weitere Faktoren ebenso eine wesentliche Rolle. Wenn ein Mensch über einen längeren Zeitraum hungern muss, greift der Körper zu Überlebensmechanismen und hält den Blutzuckerspiegel durch einen Prozess stabil, der „*Glukoneogenese*" heißt und bei welchem aus Eiweiß und Fett letztlich die für das Gehirn dringend benötigte →Glukose hergestellt wird. Der Blutzuckerspiegel steigt wieder an, und zwar fast auf den ursprünglichen Ausgangswert – zumindest solange der Körper noch genügend Reserven hat.[2]

Weiterhin ist es falsch anzunehmen, es gebe für jeden und für alle ein Sättigungsgefühl, wenn nur der Blutzuckerspiegel hoch genug ist. Aber so einfach ist das leider nicht; denn es ist keinesfalls allein der Blutzuckerspiegel, der unser Sättigungsgefühl reguliert. Das Essverhalten wird über ein unglaublich kompliziertes Zusammenspiel von Botenstoffen im Gehirn gesteuert – ein Erkenntnisstand, den man in den vierziger und fünfziger Jahren des letzten Jahrhunderts noch nicht haben konnte. Alles, was in dieses Zusammenspiel eingreift, beeinflusst auch den Appetit und das Essverhalten.

Die folgenreichste Vorannahme der längst überholten Blutzucker-Theorie ist jedoch, das Essverhalten werde vom „freien Willen" bestimmt. Das wurde von den Wissenschaftlern zwar nie explizit so gesagt, dennoch glaubten es die meisten Menschen – und das führte nicht nur zu ungezählten Schuld- und Schamgefühlen bei den Betroffenen, sondern auch zu psychologisch bedenklichen Theorien.

Denn genau das Gegenteil ist der Fall: Ein ausgeklügeltes System von Botenstoffen sorgt dafür, dass der „freie Wille" im Moment des akuten Mangels außer Kraft gesetzt wird und der Mensch gegen seine erklärte Absicht isst (oder raucht, trinkt etc.). Das war ursprünglich überlebensnotwendig. Man stelle sich vor, der Mensch der Urzeit sitzt in seiner Höhle. Drinnen prasselt das bereits entdeckte Feuer – aber draußen ist es bitterkalt, und wilde Tiere lauern. Hunger quält den Höhlenmenschen, er bräuchte dringend etwas zu essen; das aber brauchen die Wölfe auch.

Nehmen wir an, die Natur hätte diesen Menschen mit einem „freien“ Willen ausgestattet. Unser Höhlenmensch, hungrig am Feuer sitzend, verfügt über Willen und Vernunft. Begabt mit diesen Fähigkeiten, kalkuliert er realistisch, dass in diesem verdammt kalten Winter die Wahrscheinlichkeit, gefressen zu werden, höher ist als die, selbst etwas zum Essen zu finden.

Der Gedanke an eine warme Mahlzeit beginnt sein Gehirn immer intensiver zu beschäftigen, doch diesen Gedanke überschattet eine Erinnerung: Erst gestern wurde einer der Mithöhlenmenschen vor seinen Augen gefressen, und die Schreie des vom Bären Zerrissenen hat er noch im Ohr. Während er so über eine warme Mahlzeit nachdenkt, packt ihn die Angst.

Angenommen, Hunger wäre weniger unangenehm als Angst. Nehmen wir an, er wäre in unserem Sinne „vernünftig“, das heißt, er würde die Folgen seines Handelns voraussehen und das tun, was wahrscheinlich den geringsten Schaden und den größten Nutzen verursacht. Was geschähe?

Der Höhlenmensch wägt ab: Die hohe Wahrscheinlichkeit, vom Wolf gefressen zu werden, gegen eine einzige kleine Mahlzeit, eine Mahlzeit, die vielleicht einen Tag reicht, vielleicht aber auch nur einen halben Tag, vielleicht sogar drei Tage das Überleben sichert, immer vorausgesetzt, er kann genug Fleisch jagen. Angenommen, es gelänge ihm, den sehr unangenehmen Zustand „Hunger“ zu ignorieren, und er wäre außerdem fähig, den Impuls, sich etwas zu essen zu besorgen, beliebig lange zu hemmen. Angenommen, Impulskontrolle wäre etwas, das unendlich lange funktionieren könnte, trotz des Gebots des Mangels. Würde er aufstehen und die Höhle und das gemütliche Feuer zugunsten des kalten Winters und der Todesgefahr verlassen?

Sehr wahrscheinlich nicht! Er bliebe einfach sitzen, bis er irgendwann zu schwach wäre, sich noch Nahrung zu beschaffen … Und die Menschheit hätte nicht überlebt. Sie läsen dieses Buch nicht und ich hätte es nicht geschrieben.

Die Natur kann sich einen „freien“ Willen in Fragen, die dem Überleben dienen, nicht erlauben. Sie kann es sich nicht leisten, dass ein Höhlenmensch anfängt, mit ihr philosophisch über die Prinzipien der Vernunft zu diskutieren. Der Schmerz des Hungers muss irgendwann größer werden als die Angst. Irgendwann musste auch für unseren Höhlenmenschen der Gedanke „Ich will es jetzt haben“ so stark werden, dass er aufstand und jagen ging, aller Todesangst zum Trotze. Der Schmerz des Hungers musste fähig sein, die Impulskontrolle außer Kraft zu setzen.

Es gibt jedoch eine Situation, in der unser Höhlenmensch den nagenden Hunger akzeptieren und nötigenfalls verhungern müsste: Wenn das Wolfsrudel bereits vor der Höhle umherstreifen würde und er sicher wüsste, dass jeder Versuch, sich nach draußen zu wagen, sinnlos wäre. Wenn er nur noch zwischen Tod und Tod wählen könnte, könnte er den Impuls, nach draußen zu gehen, hemmen, jedem noch so bitteren Nahrungsbedürfnis widerstehen. Dieser Tatsache entsprechen auch Berichte von wochenlangen Belagerungen in Kriegszeiten, während derer Menschen eher verhungerten, als sich dem Feind zu ergeben.

Ob wir nun aufstehen und jagen gehen, arbeiten oder einkaufen, hängt davon ab, wie wir die Situation einschätzen: Gibt es eine Möglichkeit, den Mangel zu beheben, dann ist der Impuls, sich das Gewünschte auch zu besorgen, kaum noch zu hemmen, sofern der Mangel – subjektiv oder objektiv – groß genug ist. Gibt es keine Möglichkeit, dem Mangel abzuhelfen, oder wird diese bloß nicht gesehen, sinkt die Motivation und mit ihr die körperliche Fähigkeit, aufzustehen und sich das Gewünschte auch zu besorgen.

Warum Sucht dem Überleben dient

Sucht gibt es, weil der Höhlenmensch aufstehen und jagen gehen musste. Er musste süchtig danach werden, das Richtige zu tun. Er musste auf der Basis von Schmerz im Moment des Mangels irrational handeln, und er musste für sein Handeln durch Wohlgefühl belohnt werden. Er musste sein Verhalten, das ihm dazu verholfen hatte, einen akuten Mangel zu beheben, fast zwanghaft wiederholen, nochmals und nochmals – auch unter Lebensgefahr. Die Mechanismen des menschlichen Gehirns, die dafür zuständig waren, gibt es noch heute. Sowohl die Sucht nach Essen als auch die Sucht nach allen anderen Drogen basieren genau auf diesem Mechanismus.[3]

Sucht bedeutet, so der amerikanische Arzt Ronald A. Ruden: „Ich will es haben. Ich will es *jetzt* haben, unbedingt". Drogen sind Stoffe, die dem Gehirn suggerieren können, irgendein akuter Mangel sei behoben, und die für einen Moment vom Stress und Schmerz des Mangels erlösen. Daher werden Drogen, wenn das Gehirn einmal gelernt hat, sie für die unbedingt notwendige Lösung zu halten, vom →limbischen System so behandelt wie die ursprünglich überlebensnotwendige Nahrung. Wenn der Drang, die begehrte Droge zu konsumieren, auftaucht, zählt folglich keine rationale Überlegung mehr. Es zählt keine Freundschaft, keine Ehre, keine Selbstachtung … Sucht bedeutet: Ich will *jetzt* die Schokolade, *jetzt* das Bier, *jetzt* die Linie … Ich will es *jetzt* haben und essen, schniefen, spritzen. Nichts zählt, nichts außer dem Gedanken, ich will es haben![4] Ich will keinen Apfel. Ich will Schoko. Größe 38? Ist mir *jetzt* egal. Ich will nicht ins Gefängnis, aber ich will *jetzt* Heroin. Ich will gesund bleiben, aber ich will *jetzt* eine Zigarette. Ich will es. Und zwar *j e t z t*.

Man bringt sich in Gefahr. Man riskiert Gesundheit und physische Sicherheit, genau wie der Höhlenmensch, wenn er bei Minusgraden gegen jede Vernunft jagen ging.[5]

Hat man das Begehrte schließlich, wird es gegiert, verschlungen, geschnupft, gespritzt. Und was dann eintritt, ist das unendlich erlösende, befreiende, erleichternde Gefühl, nach dem man sich so sehr gesehnt hat. „Ich hab' es!“ Einige Drogen machen wach und leistungsfähig, andere dagegen wirken beruhigend, aber allen gemeinsam ist, dass man sie erst verzweifelt und mit einer gewissen inneren Spannung haben möchte und sie dann, in dem Moment, wo man sie endlich hat, jenes befreiende, ermutigende, angstmildernde Gefühl des „Ich hab' es!“ auslösen. Es ist die Entspannung, die wir Glück nennen.

Die Natur hat den Mangel benutzt, um uns zum Handeln zu motivieren. Wenn der Mangel groß genug ist, wird die Fähigkeit des Verstandes ausgeschaltet, Verhaltensweisen zu hemmen, die den Mangel beheben könnten.

Der reale Mangel oder aber das Gefühl, ein Mangel bestünde, bringen uns dazu zu denken: „Ich will es haben!“ Akuter Mangel führt dazu, dass jedes andere Ziel aus den Augen verloren wird außer dem einen: „es“ zu bekommen. Es zu bekommen verspricht jenes erlösende, befreiende Gefühl des „Ich hab' es!“.

Was immer „es“ ist.

Sucht ist also kein Zufall. Das limbische System, der für das Phänomen „Sucht“ zuständige Gehirnteil, ist gewohnt, sich um jeden Preis durchzusetzen, und er ist gar nicht fähig, soziale Folgen zu antizipieren. Überlegungen anzustellen wie „Ich könnte weiterhin wegen meines Übergewichtes verachtet werden, wenn ich jetzt drei Tafeln Schokolade esse“ ist eine Fähigkeit des orbitofrontalen und des präfrontalen →Cortex[6], Gehirnteilen, die aus sozialen Folgen des Handelns lernen können – aber genau diese Gehirnteile werden im Moment des akuten Begehrens von anderen Bereichen des Gehirns, jenen Strukturen des limbischen Systems, quasi ausgeknipst. Das Begehren wird über uralte Mechanismen gesteuert.

Und eben das ist der Grund, warum alle Versuche, Drogensucht mittels Strafen zu bekämpfen oder Esssucht mittels moralischen Forderungen zu beheben, erfolglos bleiben müssen – und auch stets erfolglos geblieben sind.

Im Moment des Begehrens zählt keine soziale Konsequenz.

Botenstoffe und Mangel

Das „Ich will es haben"-Gefühl ist das, was wir subjektiv erleben, wenn das limbische System einen Mangel registriert hat und uns auf die Suche schickt, um das Gewünschte zu besorgen.

Entsprechend ist jenes „Ich hab' es"-Gefühl das, was wir subjektiv erleben, wenn das Gehirn meint, der Mangel sei behoben. Im Gehirn werden die beiden Zustände, „Ich will es haben" und „Ich hab' es!", mit Hilfe von →Botenstoffen hergestellt. Das Gehirn „denkt", es sei ein Mangel da, wenn →Serotonin fehlt; und es „denkt", es sei genug da, wenn es selbst genügend Serotonin produzieren kann.

Serotonin ist das Wohlfühlhormon, jenes Hormon, das anzeigt: „Ich hab' es!" Serotonin stoppt ein zwanghaftes Verhalten, Serotonin macht friedlich und entspannt, es befähigt zum Umgang mit Stress und hilft uns, unerwünschte Impulse von Seiten des limbischen Systems zu hemmen. Serotonin ist der Botenstoff der Erleichterung. Er wird ausgeschüttet, wenn wir satt sind, nach befriedigendem Sex oder wenn wir an einem sicheren Ort sind, uns geborgen fühlen.

Je ausgeprägter ein Mangel ist, desto mehr sorgt das limbische System dafür, dass sich die Menge des im Gehirn verfügbaren Serotonins verringert: Es erzeugt Stress – und Stress senkt den Serotoninspiegel.

Je größer der Mangel, desto tiefer der Serotoninspiegel.

Jene Macht wiederum, die uns zum Handeln zwingt, wird im →„Nucleus accumbens" erzeugt.

Kommunikation zwischen zwei Neuronen

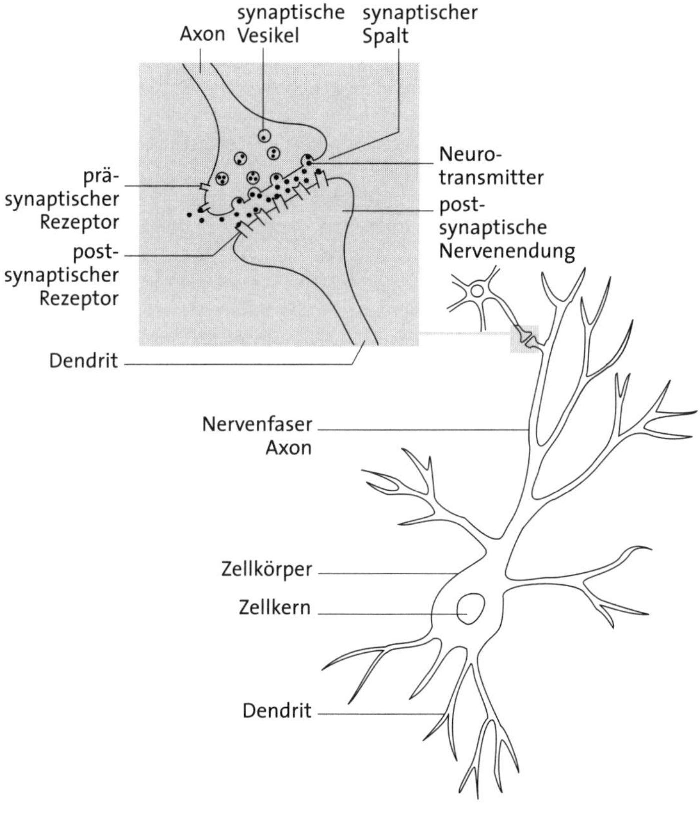

Kommunikation im Gehirn

Botenstoffe

Neurotransmitter, Neuropeptide, Neurohormone, Hormone usw. kann man unter dem Begriff „Botenstoffe“ zusammenfassen, denn sie alle überbringen im Gehirn und im Körper Informationen. Neurotransmitter sind Botenstoffe, die Nachrichten zwischen zwei Nervenzellen übertragen.[7] Ohne Neurotransmitter keine oder die falsche Nachricht. Und ohne entsprechende andere Botenstoffe gibt es kein Verhalten und kein Gefühl.

Im Gehirn existieren Milliarden von Nervenzellen – kein Forscher weiß exakt, wie viele. Zwischen diesen Nervenzellen gibt es Trillionen von Verbindungen. Jede Nervenzelle hat mehrere „Arme“, so genannte Dendriten, und einen etwas längeren Fortsatz, ein Axon. Mit Hilfe dieser Fortsätze kommuniziert die Nervenzelle mit anderen Nervenzellen. Das Axon ist der Sender der Nervenzelle, die Dendriten die Empfänger. Über das Axon, den Sender der Nervenzelle, werden Signale bis in weit entfernte Gebiete im Gehirn zu anderen Nervenzellen weitergegeben.

Die Signalübertragung geschieht in Form von so genannten Aktionspotenzialen: Jeder Gedanke, alles, was man als Emotion empfindet, jede Intuition wird in elektrische Signale umgewandelt. Alles, was ein Mensch sieht, hört, fühlt und schmeckt, wird zu elektrischen Signalen, die durch das Nervensystem im Körper und im Gehirn rasen.

Die Empfänger für diese Impulse sind die Dendriten der anderen Nervenzelle. Dendriten kann man sich wie Ausstülpungen aus dem Zellkörper vorstellen. Während eine Nervenzelle nur ein Axon als Sender hat, das sich allerdings an seinem Ende stark verzweigen kann, hat sie manchmal wenige, manchmal riesige Mengen von Dendriten. Ein Neuron hat immer nur einen Sender, aber viele verschiedene Empfänger. Der Sender kann jedoch, wenn er sich am Ende verzweigt, viele andere Zellen erreichen, und die Empfänger können von vielen anderen Zellen Informationen empfangen.

Der synaptische Spalt

Nervenzellen sind nicht miteinander verschaltet wie elektrische Drähte. Zwischen Sender und Empfänger befindet sich ein winziger Spalt. Dieser Spalt muss „irgendwie“ überwunden werden – daher wird zwischen zwei Nervenzellen der elektrische Impuls in ein chemisches Sig-

Der Nucleus accumbens

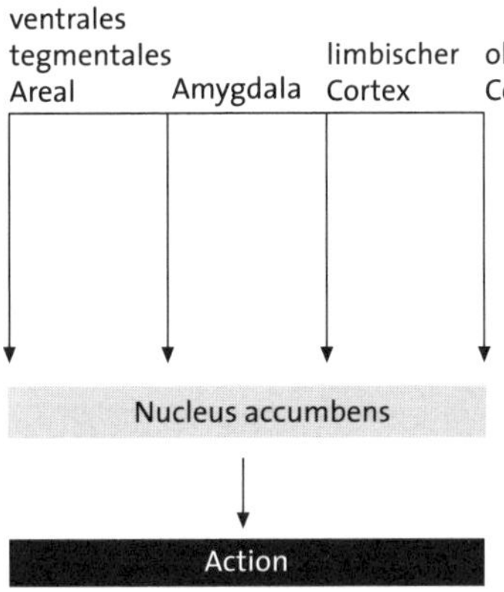

Das ventrale tegmentale Areal ist an der Belohnung von Verhalten beteiligt.

Die Amygdala ist an den emotionalen und motivationalen Aspekten von Verhalten beteiligt.

Der limbische Cortex ist an der Erhaltung des Selbst und der Art beteiligt.

Der olfaktorische Cortex ist an der Reaktion unseres Körpers auf Gerüche beteiligt.

Der Nucleus accumbens erhält Informationen vom limbischen System. Er erhält sowohl Daten der internalen oder externalen Umgebung als auch Daten zu unserem aktuellen emotionalen Zustand. Zusätzlich bekommt er Informationen über die relative Wichtigkeit der einzelnen Daten, die hier verarbeitet werden. Es ist das limbische System, das uns sagt, was wir brauchen. Es ist der Nucleus accumbens, der die Informationen von verschiedenen Hirnzentren verarbeitet und dann die benötigte Reaktion produziert: „Gehe los und tue es.“ Der Nucleus accumbens funktioniert als eine Art „Integrationszentrum“, das alle Informationen aufnimmt und ein motivierendes Signal zu anderen Gehirnzentren sendet, den Auftrag aufzuführen. Der Nucleus accumbens erfüllt diese Funktion im Sinne der drei primären Überlebensaufgaben: satt sein, zur Herde gehören und einen sicheren Platz finden sowie Sex haben.

nal umgewandelt. Dieses chemische Signal sind die Neurotransmitter. Von der Art des Gedankens oder des Signals hängt ab, welches elektrische Signal in welchen Transmitter umgewandelt wird. Die Kommunikation zwischen zwei Nervenzellen geschieht also abwechselnd chemisch und elektrisch.

Innerhalb des synaptischen Spaltes verläuft die Kommunikation auf folgendem Wege: Die Sender- und die Empfängerzelle haben jeweils am Ende kleine Ausstülpungen, in denen Neurotransmitter aufbewahrt und „losgeschickt" werden. Diese Ausstülpungen sind hochkomplizierte, winzig kleine Organe, richtige Wunderwerke der Natur, und heißen Synapsen.

Wenn ein Impuls am Ende eines Axons ankommt, schüttet die Synapse des Senders den Botenstoff aus. Dieser schwimmt dann durch den Spalt zur Synapse der Empfängerzelle. Die von der Sender-Synapse ausgeschüttete Menge des jeweiligen Transmitters entspricht der Intensität, mit der die sendende Nervenzelle feuert. Wenn ein Neuron stark feuert, wird am Ende des Axons eine größere Transmittermenge ausgeschüttet, feuert es schwach, werden auch nur wenige Transmitter gebraucht. An der gegenüberliegenden Seite wird der Botenstoff von so genannten Rezeptoren eingefangen.

Rezeptoren

Die gegenüberliegende Nervenzelle hat an den Synapsen ihrer Dendriten Rezeptoren, an denen der Botenstoff andocken kann, so wie jeder Schlüssel in ein bestimmtes Schloss passt. Wenn der Botenstoff angedockt hat, ist die Botschaft überbracht.

Erst durch das Zusammenwirken von Rezeptor und Transmitter entsteht die Nachricht – der Transmitter allein ist also nicht die Botschaft. Ein bestimmter Transmitter kann nur an den für ihn passenden Rezeptor andocken. Sind Transmitter und Rezeptor zusammengetroffen und eine Botschaft ist entstanden, wird die Zelle zu irgendeiner Reaktion veranlasst. Sie könnte ein Aktionspotenzial weitergeben, sie könnte feuern, sie könnte auch gehemmt werden und gerade nicht feuern.

Man nimmt heute an, dass weit verstreute Zellgruppen und Gehirnteile in Netzwerken kooperieren, um ein Verhalten, ein Gefühl, einen Gedanken hervorzubringen. Durch das System der auf bestimmte Transmitter spezialisierten Neurone und den jenem Transmitter zugeordneten Rezeptoren werden die Netzwerke gebildet, die zusammenarbeiten sollen. Man kann es sich vorstellen wie das Telefonnetz: Es käme zu kei-

Die Gehirnteile, die den tiefen Serotoninspiegel erkannt haben, stimulieren den Nucleus accumbens, und dieser reagiert prompt: Er schüttet einen anderen Botenstoff aus, das →Dopamin.

Dopamin ist der Botenstoff des „Ich will es haben“. Die Dopaminkonzentration im Nucleus accumbens ist während der Phase eines zielgerichteten Verhaltens am höchsten.

Je größer der Mangel, desto stärker die Ausschüttung von Dopamin. Je schneller und je intensiver die Ausschüttung von Dopamin im Nucleus accumbens, desto stärker die Reaktion, desto motivierter die Suche. Die Menge des ausgeschütteten Dopamins soll im optimalen Falle der Intensität des Stresses entsprechen. Je mehr Dopamin, desto mehr wollen wir handeln.

Der Nucleus accumbens und das Sehzentrum des Gehirns sind eng miteinander verbunden. Wenn man etwas sieht, das den Mangel beheben könnte, sei es ein Symbol oder ein konkretes Objekt, steigt die Ausschüttung von Dopamin, und zwar sowohl im Nucleus accumbens als auch im Rest des Gehirns. Dopamin ist nicht nur der Transmitter, der für Motivation zuständig ist, es ist auch der Transmitter, der die motorischen Bewegungen ermöglicht, nach dem Gewünschten zu greifen. Wenn wir nach etwas Gewünschtem gegriffen und es verzehrt haben, wird im Nucleus accumbens – quasi als Belohnung dafür, dass etwas Erfolgreiches getan wurde – noch mehr Dopamin ausgeschüttet, so dass wir nach noch mehr desselben greifen.

Beim Essen bestimmt diese Schleife die Geschwindigkeit, mit der Nahrung verzehrt wird. Je schneller gegessen wird, desto mehr Dopamin wird im Nucleus accumbens ausgeschüttet. Schon während der Mahlzeit, also sobald die Nahrungsaufnahme begonnen wurde, wirkt Dopamin durch Einwirken auf andere Stellen des Gehirns auch appetithemmend. Dies hängt wiederum mit dem Anstieg von Serotonin zusammen. Letztlich bestimmt Serotonin, ob die Schleife *Sehen – Greifen – Verzehren – mehr Verzehren* zum Abschluss kommt.

ner Kommunikation, wenn nicht Sender und Empfänger durch eine bestimmte Nummer miteinander verbunden wären. Neurotransmitter mit ihren Rezeptoren sorgen dafür, dass die „richtigen" Neurone miteinander verbunden sind, um die zahlreichen Informationen zu integrieren, die gebraucht werden, damit der Verhaltensoutput für den Organismus am Ende günstig ist. Transmitter verbinden verschiedene Gehirnteile zu so genannten Pathways.

Stehen die Kommunikationssignale, die Neurotransmitter, nicht zur Verfügung, können sich die verschiedenen lokalen Netzwerke des Gehirns nicht mehr miteinander abstimmen. Die Folge sind kognitive und emotionale Fehleinschätzungen und entsprechend veränderte oder gestörte Verhaltensmuster.

Einige Neurotransmitter haben noch eine weitere Funktion – und diese ist in dem hier genannten Zusammenhang entscheidend. Sie wirken als so genannte →Neuromodulatoren. Neuromodulatoren beeinflussen die Arbeit anderer Neurotransmitter – sie verlangsamen z. B. die Rate, mit der ein Neuron feuert, oder sie beschleunigen sie.

Neuromodulatoren sind wie Filter. Sie bewirken, dass entweder mehr oder weniger Informationen verarbeitet werden. Botenstoffe in ihrer Rolle als Neuromodulatoren beeinflussen die Art und Weise, wie Hormone und die Umwelt eines Menschen die Gesamtsituation des Gehirns gestalten. Es sind die Level von Dopamin und Serotonin außerhalb des →Nucleus accumbens, die unsere Fähigkeiten, erstens Sinneseindrücke in Wahrnehmung und zweitens Wahrnehmung in eine Reaktion umzuwandeln, beeinflussen.

Das Wechselspiel zwischen Signalübertragung und Modulation der Signalübertragung macht eine flexible Anpassung an die Umgebung, in der ein Mensch lebt, möglich. Denn dadurch kann auf das Verhalten, mit dem er auf diese Umgebung reagiert, je nach Notwendigkeit eingewirkt werden. Sind in einer bestimmten Umgebung sehr viele hemmende Signale erforderlich, können diese durch Transmitter und Neuromodulatoren hervorgerufen werden. Wenn es günstig ist, dass sehr viele aktivierende Signale entstehen, kann dies ebenfalls durch Transmitter beeinflusst werden. Gäbe es im Gehirn nur simple elektrische Drähte wie beim Stromkreislauf, die fest verschaltet sind, dann könnte es nur eine einzige „verdrahtete" Reaktion geben. Wäre diese irgendwann nicht mehr günstig, stünden dem Individuum keine Anpassungsmöglichkeiten mehr zur Verfügung. Es würde – in einer natürlichen Umwelt – aussterben.

Der Mangel motiviert zum Handeln. Dopamin steigt. Ist das Gewünschte vorhanden und der Mangel schließlich behoben, steigt Serotonin, und Dopamin sinkt etwas, das heißt, man ist weniger motiviert zu handeln.

Serotonin signalisiert uns, dass der Schmerz zu Ende ist: „Ich hab' es!" Serotonin (im Zusammenspiel mit anderen Botenstoffen) belohnt uns. Wir fühlen uns satt, entspannt, geborgen und zufrieden.

Serotonin erlöst von der Qual des Mangels. Und alles, was einen wie auch immer gefühlten Mangel behebt, steigert Serotonin. Es ist die Information des Gehirns an sich selbst, dass Angst und Schmerz vorbei sind. Serotonin führt gleichzeitig zur Ausschüttung von →Endorphinen, jenen Botenstoffen, mit denen das Gehirn sich im Grunde selbst belohnt, sobald seiner Ansicht nach etwas Gutes passiert ist. Endorphine verteilen sich über das Gehirn und führen zu einem Gefühl von Glück – bis hin zur Ekstase.

Im Gehirn hat Serotonin die Aufgabe, das motivierende Dopamin gewissermaßen zu bremsen. Steigt Serotonin an, sinkt Dopamin (zumindest etwas) – und der Drang, etwas zu tun, lässt nach.

Ohne Serotonin gibt es keine Erlösung. Ohne Serotonin kann die Wirkung von Dopamin nicht gebremst werden.[8]

Der Machtkampf „freier Wille gegen limbisches System" ist schon von Millionen Menschen geführt worden. Bei einem Serotoninmangel gibt es Fähigkeiten wie Impulskontrolle oder rationale Überlegungen nicht oder nur in einem sehr eingeschränkten Maße. Daher wird dieser Machtkampf immer verloren, solange es zu wenig Serotonin gibt. Der „freie Wille" ist kein psychologisches Konzept, das unabhängig von den biochemischen Voraussetzungen des Gehirns gedacht werden kann. Versucht man dies trotzdem, gelangt man zu einem inhumanen Menschenbild, weil man dann von Menschen etwas verlangt, woran sie aufgrund ihrer biochemischen Konstruktion scheitern *müssen*. Man macht Menschen für etwas verantwortlich, wofür sie nichts können, statt ihnen einen Weg zu wei-

So passt das Gehirn sich an seine Umgebung an. Diese Anpassung geschieht mit einer gewissen Zeitverzögerung, weil es seine Zeit braucht, bis alle Neurotransmitter, Neuromodulatoren, Enzyme und Rezeptoren „kapiert“ haben, dass sich die Umgebung verändert.

Es gibt fünf wesentliche Neurotransmitter, die das Erleben und Verhalten eines Menschen entscheidend bestimmen: Dopamin, Noradrenalin, Serotonin, Acetylcholin und GABA. Dopamin und Serotonin werden von vielen Wissenschaftlern als jene Neurotransmitter angesehen, die auf einer übergeordneten Ebene die Funktion der anderen mitregulieren.

Dopamin und Serotonin funktionieren unter anderem, indem sie Typus und Quantum von Informationen, die verarbeitet werden, modulieren. Die Balance zwischen Dopamin und Serotonin bestimmt, was wir wahrnehmen und was nicht. Insofern beeinflussen sie nicht nur die Stimmung und das soziale Verhalten, sondern auch – und zwar entscheidend – das Essverhalten.

Es sind die Level von Dopamin und Serotonin außerhalb des Nucleus accumbens, die unsere Fähigkeiten, Sinneseindrücke in Wahrnehmung und Wahrnehmung in eine Reaktion umzuwandeln, beeinflussen.

sen, wie sie die biochemischen Voraussetzungen für Verantwortung herstellen können. Solange das Gehirn ständig vom Gedanken des „Ich will es haben“ gepeinigt wird, gibt es keine bewusste Verantwortung.

Sucht ist ein Zustand, in dem Erlösung unmöglich ist, weil der Mangel nicht behoben wird. Das kann verschiedene Gründe haben, denn die Gehirnchemie wird nicht nur durch Ernährung bestimmt, sondern auch durch Erinnerungen und unbewusste Glaubenssätze, die ebenfalls den Serotoninspiegel senken können – besonders aber durch soziale Erfahrungen.

Sucht wird nicht beendet, indem man den Suchtstoff vermeidet. Solange Serotonin fehlt, will das Gehirn Zucker (oder Alkohol oder Nikotin oder ...). Sucht wird beendet mit Hilfe einer veränderten biochemischen Konfiguration: Der gleiche Stoff, der früher so heiß begehrt war, ist einem plötzlich egal, wenn er nicht mehr als Lösung für den Schmerz des Mangels erscheint.

Den befreiten Zustand erlaubt nur ein Gehirn, in welchem Serotonin hoch und Dopamin nicht mehr derart angestiegen ist, dass es ein Handeln unbedingt erzwingt, aber doch hoch genug, um sich wohl zu fühlen – denn auch Dopamin trägt zum Wohlgefühl bei.

Dopamin soll zum Handeln motivieren. Folglich führt ein hoher Dopaminspiegel zu einem Gefühl von Stärke, Vitalität, Energie und persönlicher Überzeugungskraft. Fehlt Dopamin, dann leiden Menschen unter Lethargie, Schwäche und einer Art vegetativer Depression.

Den Zustand des erlösten Gehirnes, in dem die beiden Transmitter Serotonin und Dopamin zwar hoch, aber nicht zu hoch sind, nennt Ruden den Zustand der „Biobalance“.[9]

2. Kapitel
Die drei Überlebenssysteme

Was ist ein Mangel? Zucker- oder esssüchtige Menschen nehmen meist an, „Mangel“ bedeute, dass dem Körper Energie oder Nährstoffe fehlen. Es gibt jedoch auch andere überlebenswichtige Bedürfnisse, deren mangelnde Befriedigung Sucht erzeugen kann.

Die drei Überlebenssysteme

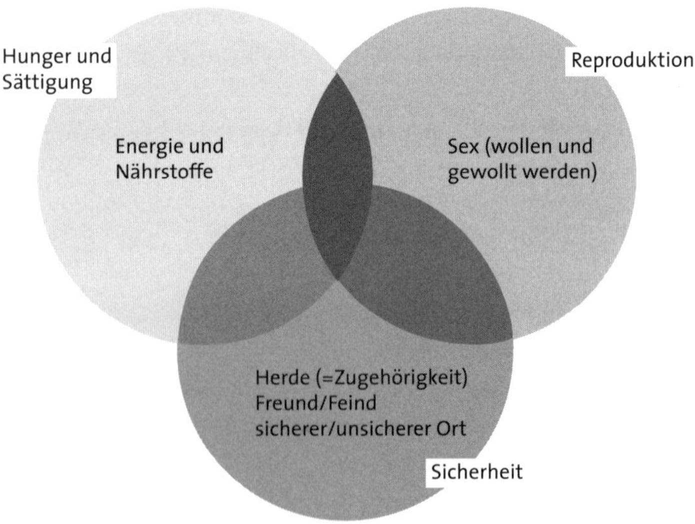

Ein Mangel in einem oder mehreren der Überlebenssysteme bedeutet Stress mit messbaren physiologischen Folgen.

Serotonin↓ Dopamin↑ = Action, Heißhunger

Serotonin↓ Dopamin↓ = Lähmung, Hoffnungslosigkeit, ständiger Appetit

Ruden unterteilt die Arbeit des →limbischen Systems in drei Teilbereiche (vgl. Ruden: *The Craving Brain – dt.: Das süchtige Gehirn*). Jeder Mangel in einem dieser drei so genannten Überlebenssysteme setzt einen realen physiologischen Prozess in Gang, an dessen Ende eine Veränderung der Gehirnchemie steht. Es handelt sich also nicht „nur" um psychologische Konzepte, die so oder auch anders gedacht werden können, es handelt sich um messbare physiologische Veränderungen.

Die drei Überlebenssysteme

Hunger und Sättigung
Das erste Überlebenssystem ist das System „Hunger und Sättigung". Das ist jenes System, das uns antreibt, nach Nahrung zu suchen und dafür zu jagen, zu sammeln, zu arbeiten. Dieses System erzeugt den Schmerz des Mangels, wenn tatsächlich Energie, spezifische Nährstoffe (z. B. Eiweiß, Kohlenhydrate oder Fett) oder auch bestimmte Vitamine und Spurenelemente fehlen.
Es arbeitet vom Moment der Geburt an und bringt den Säugling dazu, an der Mutterbrust zu saugen.

Verspürt ein Mensch also Hunger, löst dieses limbische Teilsystem „Stress" aus. „Mangel" bedeutet hier folglich einen tatsächlich nachweisbaren Mangel an Energie oder Nährstoffen.

Sicherheit
Das zweite System ist das Überlebenssystem „Sicherheit". Damit ist nicht die Sicherheit der aktuellen „Fight-or-Flight"-, also Kampf oder Flucht-Reaktion gemeint, sondern die langfristige Sicherheit.

Primäres Ziel dieses Systems ist es, uns aus Schwierigkeiten herauszuhalten und dafür zu sorgen, dass wir nicht das Opfer von „Raubtieren" werden. Daher können Menschen – wie alle höheren Tiere – sowohl zwei Formen von Lebewesen unterscheiden: „Raubtiere" und „keine Raubtiere" (sprich Feind und Freund) als auch zwei Typen von Orten: unsichere und sichere Orte.

Die Begegnung mit Raubtieren oder schon mit Anzeichen bzw. Symbolen für „Raubtier" und unsicheren Plätzen löst Angst aus. Diese Angst legt sich erst wieder, wenn wir dem Raubtier entkommen sind, es ausgeschaltet haben oder sicher sein können, dass dieses andere Lebewesen doch kein Raubtier ist. Ein Ort, an welchem keine Gefahr besteht, gefressen zu werden, ist ein sicherer Ort. Ein Ort, an dem wir gefressen werden könnten, ist ein unsicherer Ort. An einem sicheren Ort fühlt sich der Mensch ruhig und geborgen.

Solange man nicht genau weiß, ob man geborgen, das heißt nicht von „Raubtiere" (Feinden) umzingelt ist, so lange empfindet man physiologischen und psychologischen Stress.

Anders als Tiere, die ihre Feinde kennen, müssen Menschen erst lernen, welche Mitmenschen „Raubtiere" und welche „keine Raubtiere" sind: Wer ist Freund, wer Feind? Dieses System ist daher auch für die Nähe-Distanz-Regulation zuständig: In Zeiten der konkurrierenden Urhorden war es buchstäblich lebensgefährlich, dem anderen zu nahe zu kommen. Ob wir nun versuchen, uns einem Feind zu nähern, oder ein Leben ohne Freund führen müssen – das System erzeugt jeweils gleich viel Stress. Im menschlichen Leben gibt es, anders als bei vielen Tierarten, Zwischenformen von Freund und Feind: Zum einen kann man sein Gegenüber ein bisschen als Freund und ein bisschen als Feind erleben; zum anderen ist das subjektive „Freund"- oder „Feind"-Bild durchaus wandelbar. Nähe und Distanz müssen daher ständig neu verhandelt werden.

Um ihre Angst einzudämmen oder zu mindern, finden sich zahlreiche Tierarten – auch der Mensch – zu Gruppen, zu „Herden", zusammen. „Herde" bedeutet, dass da jemand ist, der *vor* dir gefressen werden könnte, es erhöht die Wahrscheinlichkeit, selbst zu überleben – und das beendet die durch Isolation und damit verbundene Gefahr ausgelöste Angst.

Dieser Umstand einer archaischen, limbischen Basis zum „Herdentrieb" ändert nichts an der besonderen menschlichen Fähigkeit zur Freundschaft, zum Altruismus; ändert nichts an der Bedeutung einer Mutter Teresa. Doch selbst die größte Spende und das edelste Verhalten sind durch dieses Teilsystem motiviert. Der Feuerwehrmann, der unter Lebensgefahr ein Kind rettet, der Arzt, der in ein Katastrophengebiet fliegt … sie alle wollen auf einer gewissen Ebene dazugehören, zu einer konkreten oder auch imaginären „Herde", sei es die „Herde" Feuerwehr oder die „Herde" humanistische Gemeinschaft. Das System kann in der Bindung an die Mafia und in der Bindung an ein Kloster, an eine Familie, die Armee oder an das Vaterland gelebt werden, in einer Sekte und in enger Freundschaft: Menschen sind nicht wie Graugänse für immer an die „Herde" gebunden, in der sie geboren wurden; vielmehr bestimmt der Einzelne, welche „Herde" er sich aussucht und welche Bindungen er eingeht. Der Mensch hat jedoch *nicht* die Wahl, *keine* Bindungen einzugehen. Denn dann wird er mit Sicherheit körperlich krank oder depressiv oder süchtig …

Für Alkoholiker sind die *Anonymen Alkoholiker* eine „Herde", die ihnen genügend Geborgenheit bietet, um den Stress innerhalb des Teilsystems „Sicherheit" so weit zu beenden, dass sie auf die →Serotonin stimulierende Droge, den Alkohol, verzichten können. Jedes Mal, wenn man das Gefühl hat, verstanden zu werden, fühlt man sich eingebunden – und das beendet den Schmerz dieses Systems. Daher sollte sich jeder Einzelne vollständig verstanden und ernst genommen fühlen. Alkoholiker verstehen Alkoholiker am besten, Esssüchtige verstehen Esssüchtige am besten, und Spieler können sich am besten in andere Spieler einfühlen. Aus diesem Grund brauchen die verschiedenen Suchtformen auch verschiedene Organisationen (Anonyme Alkoholiker; Anonyme Overeaters etc.). Obwohl nach Ruden alle Süchte durch dasselbe System ausgelöst werden, wäre es nicht sinnvoll, zur Behebung von Sucht nur eine einzige Organisation namens „Anonyme Süchtige" zu gründen; denn Alkoholiker und Kokainsüchtige, Spieler und Esssüchtige würden sich niemals so verstehen, dass der gewünschte, Serotonin steigernde „Herdeneffekt" eintritt. Das limbische „Sicherheitssystem" ist dafür verantwortlich, dass wir spezifische Selbsthilfegruppen gründen.

Dieses System ist aber ebenso dafür verantwortlich, dass wir uns ein großes Auto kaufen, weil der Nachbar auch so eines hat; dass wir die „richtige" Kleidung wollen und den „richtigen" Schmuck, dass die Mode uns ins beste Licht rückt – aber stets im Mainstream der „Herde". Mode wirbt zwar bis zu einem gewissen Grade mit Individualität, wird jedoch immer getragen, weil sie uns optisch der Masse anpasst und so dem limbischen System des anderen übermittelt: Keine Gefahr! Ähnliche Urhorde!

Unserem „Sicherheitssystem" ist es zu verdanken, dass wir einen Job, dass wir immer irgendwo dazugehören wollen: Es sorgt für Sozialverhalten.

Weil das System vor allem an der „Herde" orientiert ist, bildet es auch die Basis für das so genannte Statusverhalten. In allen „Herden", sei es die von Tieren oder Menschen, ist es scheinbar überlebensnotwendig, dass es eine Hierarchie gibt – und diese Hierarchie wird ausgefochten. Sowohl bei Menschen als auch bei Primaten ist ein hoher Rang innerhalb der „Herde" mit einem hohen Serotoninspiegel verbunden. Der Serotoninspiegel steigt, wenn man innerhalb der „Herde" Rang gewinnt, und er fällt, sobald man seinen Rang verliert. Meist steigt der Rang mit dem Ausmaß an Macht oder Einfluss, den ein Mensch hat. Doch sehr häufig gilt auch der umgekehrte Zusammenhang: Menschen bekommen in einer „Herde" (z. B. in einer Firma) genau die Macht und den Einfluss, die ihrem Serotoninspiegel entsprechen.

In einer Affenherde steigert der Blick des unterlegenen Männchens den Serotoninspiegel des höher gestellten Männchens. Es wurde nachgewiesen, dass dieser Blick wirklich gesehen werden muss, damit der Serotoninspiegel des ranghöchsten Affen ansteigt. Der Blick eines unterlegenen Weibchens genügt nicht, es muss ein unterlegenes *Männchen* sein.[1]

Bei Menschen führt auch der Besitz von Statussymbolen zu einem steigenden Serotoninspiegel – ausgelöst vom Blick dessen, der unser Auto bewundernd betrachtet. Es ist erstaunlich, wie genau in Firmen darauf geachtet wird, dass niemand ein Auto fährt, das seinen Rang schmälert oder zu stark betont. Man stelle sich den Banker vor, der zur Vorstandssitzung im Smart kommt, weil er das wirtschaftlicher findet: Er wäre nicht lange Banker.

Das Teilsystem „Sicherheit" sorgt somit für unser Streben nach jenen Statussymbolen, die uns in der jeweiligen „Herde" einen höheren Rang geben. Die Modewelt bedarf zwar anderer Symbole als die Kirche, das Prinzip ist aber immer dasselbe: Die Serotoninsteigerung durch Symbole ist konditionierbar, das heißt, das Gehirn kann lernen, automatisch auf bestimmte Symbole mit einem erwünschten biochemischen Prozess zu reagieren. Das führt schließlich dazu, dass eben diese Symbole gewollt werden. Wenn ein Symbol seinen Wert als Statussymbol verliert, sinkt meist auch sein materieller Wert. Nichts ist so billig wie die Designerbluse vom letzten Jahr, mag die Qualität auch die gleiche geblieben sein.

Da das limbische „Sicherheitssystem" für alle Formen von Bindungen zuständig ist und lernen kann, auf Symbole zu reagieren, kann es durch soziale Erfahrungen deformiert werden. So ist es durchaus möglich, dass es eben jenes Sicherheitssystem ist, das dafür verantwortlich ist, dass sich manche Menschen im Knast oder in der Psychiatrie wohler fühlen als „draußen" und sich entsprechend verhalten. Sobald sie „endlich" frei sind, verüben sie eine neue Straftat und sind – wenn auch normalerweise auf einer unbewussten Ebene – froh, wieder im Gefängnis zu sein, weil sie „da draußen" keine Bindungen eingehen können, die ihnen genügend Sicherheit bieten, um den vom entsprechenden limbischen Teilsystem erzeugten Stress zu beenden. „Drinnen“ gibt es Wärter oder Ärzte und Schwestern, deren Beruf es ist, die notwendige Beziehung herzustellen.

Das System „Sicherheit“ sorgt auch dafür, dass Menschen nach einem Ort suchen, an dem sie geschützt sind: eine zuverlässige Höhle, nicht nur einen Unterschlupf gegen die Kälte, sondern eine heimelige, gemütliche Höhle. Die Höhle kann ein Palast sein, eine Eigentumswohnung, eine Mietwohnung, ein Gefängnis ... Die „sichere Höhle“ ist der Ort, an welchem wir uns geschützt fühlen. Das System „Sicherheit“ motiviert uns, im Restaurant einen Stuhl mit dem Rücken zur Wand zu wählen und lieber mit dem Auto zu fahren als mit der U-Bahn. Es motiviert einige von uns, stundenlang auf einen Berg zu klettern, nur um den Genuss einer Aussicht zu erleben, und andere, im Restaurant den teuren Tisch am Fenster zu bezahlen – denn Aussicht bedeutete in Vorzeiten: Ich kann das Raubtier sehen, bevor es mich bemerkt und anspringt.

Gerade diesem Teilsystem galt und gilt noch heute das Hauptaugenmerk der Psychotherapie. Denn die primären Bindungen zu Mutter und Vater bestimmen ein Leben lang alle weiteren wichtigen engen Bindungen. Die hier einmal erlernten Muster sind so tief in das limbische System eingegraben, dass sie nur sehr, sehr schwer wieder „gelöscht“ oder verändert werden können. Dennoch ist dies möglich.

Ein schmerzhafter Mangel dieses Systems ist beendet, sobald wir einen sicheren Ort und eine sichere Beziehung gefunden und dies auch erkannt haben.

Reproduktion

Dieses Überlebenssystem sorgt für alles, was mit Reproduktion zusammenhängt. Es sorgt dafür, dass wir Sex und (manchmal) Kinder wollen. Es schüttet Hormone aus, die bedeuten, dass wir wollen bzw. dass wir gewollt sein wollen. Es lässt uns Lippenstift auflegen und teuere Designerklamotten kaufen, motiviert uns zum Flirt und zur Zurückweisung, ist verantwortlich fürs Begehren und all die subtilen Signale, die einem potenziellen Sexualpartner anzeigen, dass man will. Wenn das sexuelle Begehren groß genug ist, verläuft die Suche nach einem Partner so ähnlich wie die Suche nach einem Suchtmittel: Ich will es haben, *jetzt*.

Nach dem Sex tritt jenes erlösende Gefühl ein, das bedeutet: Ich hab' es. Entspannung.

Essstörungen beginnen nicht zufällig sehr oft in der Pubertät, mit 13 oder 14 Jahren, wenn das Überlebenssystem „Reproduktion", gesteuert über die →Hormone Testosteron (beim Jungen) und Östrogen (beim Mädchen), seine Arbeit aufnimmt. In diesen Jahren ist der Körper zwar schon bereit für die Reproduktion und möchte Sex, aber die Erziehung spricht oftmals dagegen.

Als Sigmund Freud seine Arbeit begann, lebte er in einer Gesellschaft, die Sexualität unterdrückte und verachtete, weshalb zu seiner Zeit größter Mangel auf diesem Gebiet herrschte – und somit der intensivste Stress. Daher nahm Freud an, dass dieses System – als zentrales und damit wichtigstes System – für die Ausbildung von jeglichen Symptomen zuständig sei. Heute weiß man jedoch, dass das nicht stimmt. Dieses System ist wichtig. Aber die nach Freud kommenden Psychoanalytiker, wie John Bowlby („Das Glück und die Trauer"), haben gezeigt, dass die Probleme im System „Sicherheit" mindestens ebenso schwerwiegend sind.

Botenstoffe und Wahrnehmung

Schneller, höher, weiter, greifen: Dopamin

Werden wir mit einem herausfordernden mentalen oder physischen Problem oder einer bedrohlichen Situation konfrontiert – wir befinden uns beispielsweise in einem offenen Streit, werden von einem Polizeiauto gestoppt oder von einer Autorität kritisiert –, wird der

→Transmitter ausgeschüttet, der uns für eine entsprechende Reaktion fit machen soll: →Dopamin. Die Dopaminausschüttung ist gekoppelt an eine aufregende Aktivität wie Sex, Sport oder jegliche Form von Konkurrenzsituation.

Daher sorgt bereits der Gedanke an eine solche Situation – auch dann, wenn er uns nicht bewusst wird –, dass Dopamin ausgeschüttet wird. Der Herzschlag geht sofort hoch. Die Koordination der Muskeln wird optimiert. Das bewirkt eine größere physische Beweglichkeit und die Kraft, schneller zu rennen, höher zu springen und sich mit mehr Energie zu bewegen.

Dopamin aktiviert die Neuronen-Fähigkeit, zu feuern und →Impulse zu senden. Es treibt die Übermittlung von Nervenimpulsen von einem →Neuron zum nächsten an und fördert somit nicht nur die Geschwindigkeit des Denkens und physischer Reaktionen, sondern auch deren Präzision. Mit erhöhten Mengen von Dopamin arbeitet der Geist intensiver an der Problemlösung. Wir denken und sprechen schneller.

Dopamin steigert unsere Fähigkeit, uns auf unsere Sinne zu konzentrieren, da es in der Lage ist, die Aufmerksamkeit im Gehirn zu fokussieren. Auf der alltäglichen Basis, außerhalb des →Nucleus accumbens, scheint es unsere Levels von Wachheit und Aufgewecktheit zu prägen.

Dopamin verstärkt die Fähigkeit, Assoziationen herzustellen (während Serotonin diese Fähigkeit balanciert). Ein hoher Dopaminspiegel führt daher unter Umständen zu einer Schwarz-Weiß-Sicht: Grautöne gehen verloren. Die Konturen werden schärfer. Ein hoher Dopaminspiegel bedeutet schärferes Denken und fokussiertes Verhalten.

Die zentrale Funktion von Dopamin liegt darin, den Arousal-Zustand (siehe 4. Kapitel) zu steigern und somit die Verarbeitung von sensorischem Input zu beschleunigen und zu präzisieren. Dopamin vermindert die Schwelle für ablenkende Assoziationen und fördert den Mechanismus, mit dessen Hilfe wir einen Reiz, eine Wahrnehmung, eine Erkenntnis, eine Idee als „wichtig“ beurteilen. Alles, was eine Dopaminausschüttung bewirkt, hat im Erleben eines Menschen eine hohe Priorität.

Dopamin ist zudem notwendig, um die Reaktionen zu lernen, die für das Überleben erforderlich sind. Das heißt: Bei einem hohen Dopaminspiegel lernt man die Verbindung zwischen einem Symbol und dem gewünschten Objekt oder auch einer befreienden Lösung besonders gut. Das diente ursprünglich dazu, bereits auf den Anblick von Fußspuren einer potenziellen Beute hoch motiviert zu reagieren und loszuziehen. Heute nutzt jede Firma, die uns ihr Logo wieder und wieder ins Gehirn schreibt, diesen Mechanismus: die Assoziation zwischen Zigarette und Freiheit, zwischen Coca-Cola und Lebensfreude, zwischen Mercedes und beruflichem Erfolg.

Die Gefühle und Gedanken, die ein hoher Dopaminspiegel auslöst, sind durch erhebliche Energie gekennzeichnet. Sie sind schnell und stimulierend.

Dopamin motiviert ein Verhalten, wenn es im →Nucleus accumbens ausgeschüttet wird. Die Dopamin-Konzentration im Nucleus accumbens ist in Phasen, in denen ein Tier sich Nahrung sucht und das Ergebnis antizipiert, am höchsten. Sehr viel Dopamin wird also gerade dann ausgeschüttet, wenn ein gewünschtes Ereignis noch nicht eingetreten ist, wir aber auf der Suche nach einer Lösung für das Problem bzw. den Mangel sind.

Bestimmte Signale oder Verhaltensmuster, die eine Ausschüttung von Dopamin in diesem Gehirnzentrum bewirken, sorgen für die aktivierende Botschaft: Das will ich haben. Zusätzlich zu seiner neuralen Informations- und →Neurotransmitterrolle treibt Dopamin auch das motorische System an. Das motorische Zentrum und der Nucleus accumbens liegen Seite an Seite im Gehirn.

Darüber hinaus besteht eine enge Verbindung zwischen visuellen Zentren und dem Nucleus accumbens. Ein überaus sinnvoller

Zusammenhang. Denn wenn wir etwas sehen, was wir brauchen, sollte sich der Körper auch dahin bewegen können, um es zu bekommen.

Ist die Verfügbarkeit von Dopamin unausgewogen, kann das die Psyche beeinflussen. Diese Unausgewogenheit kreiert dann Verzerrungen in der Wahrnehmung – und zwar stärker als eine Unausgeglichenheit beim →Noradrenalin. Menschen mit sehr niedrigem oder sehr hohem Dopaminspiegel tendieren dazu, große Schwierigkeiten damit zu haben, das Leben angemessen wahrzunehmen.

Ein ausbalancierter, den Umständen entsprechender Dopaminspiegel ist folglich essentiell für eine gesunde Realitätswahrnehmung. Ein adäquat erhöhter Dopaminspiegel steigert Wachsamkeit und Aufgewecktheit, Bestimmtheit, Aggression, Respiration (Atem), cardiovasculäre (Herz-Kreislauf) und muskuläre Energie.

Ein sichtlich überhöhter Dopaminspiegel führt zu Angst, Furcht, Gefühlen von Leere und Bodenlosigkeit, übermäßiger Energie, Schlafstörungen, gesteigerten sexuellen Bedürfnissen.

Ein stark erhöhter Dopaminspiegel, der chronisch auf diesem Höchstniveau bleibt, kann zu Illusionen, Halluzinationen, unangemessenen Reaktionen und Affekten, Paranoia, sozialer Isolation, Schizophrenie und Psychosen führen.

Wenig Dopamin hingegen bedeutet: wenig Energie.

Ein niedriger Dopaminlevel bewirkt Depression, unklares Denken. Man verliert die Fähigkeit, irrelevante Signale abzublocken. Generell sinkt der Dopaminspiegel im Laufe des Tages durch den ständigen Verbrauch, so dass auch die Konzentrationsfähigkeit am späten Abend nachlässt. Da Dopamin auch für das Ausmaß an Konzentration verantwortlich ist, das wir aufbringen können, nimmt die Konzentrationsfähigkeit tagsüber ab, und morgens sieht alles anders aus, wenn man die Nacht über gut geschlafen hat.

Ein zu niedriger Dopaminspiegel über einen längeren Zeitraum bedeutet: sehr wenig Energie, Depression, Muskelstörungen. Die

Parkinson-Erkrankung wird ausgelöst durch eine Verarmung des dopaminergen Systems, das besonders für Bewegungssteuerung zuständig ist.

Diese gehirnchemische Situation führt zu dem Bedürfnis, viel zu schlafen, im Extremfall zu Rückzug, zwanghaftem Nachdenken über den eigenen Tod oder gar Selbstmord.

Erlernte Hilflosigkeit und Dopaminmangel

Es gab, wie dargestellt, schon in der Urhorde eine Situation, in welcher der Höhlenmensch selbst bei größtem Mangel nicht aufgestanden wäre, nicht gehandelt hätte. Und zwar, wenn er die Aussicht, den Mangel zu beheben, als hoffnungslos eingeschätzt hätte. Angenommen, die Natur hätte den Menschen gezwungen, bei jedem Mangel ohne Fähigkeit zur Impulskontrolle zu handeln: Allzu häufig hätte er sich in äußerst gefährliche Situationen begeben und wäre darin umgekommen. Das heißt, in einem solchen Falle musste der Dopaminspiegel sinken.

Die kognitive Beurteilung einer Situation beeinflusst also die Gehirnchemie. Eine der subjektiven Einschätzungen, die den Spiegel aller →Katecholamine (Dopamin und Noradrenalin) im Gehirn senken, ist der Eindruck, man sei der Situation hilflos, ohnmächtig ausgeliefert. Es macht durchaus Sinn, dass der Gedanke, man könnte vom Wolf verspeist werden, einen daran hindert, spontan nach draußen zu laufen. Doch der gleiche Mechanismus gilt leider auch, wenn Menschen innerhalb von sozialen Beziehungen langfristig Hilf- und Hoffnungslosigkeit erleben. Transportieren die vom Gehirn erkannten Beziehungsmuster und der gedankliche Prozess Gefühle wie Resignation und Ohnmacht, dann senkt diese Mustererkennung sowohl den Serotoninspiegel als auch den Dopaminspiegel. Der nun niedrige Dopaminspiegel verringert die Fähigkeit, Muster von Härte und Aggression wiederzuerkennen, und unterbindet jene Assoziation, über welche die Bilder ins Bewusstsein rücken. Dies vermindert massiv den →Dysstress. Das ist einer der Gründe, warum Menschen, die einmal massiv traumatisiert worden sind, in genau diese Beziehungen wieder und wieder hineinstolpern: Sie erkennen die Muster nicht wieder.

Der Psychologe Martin Seligmann hat ein Phänomen untersucht, das er später als „erlernte Hilflosigkeit" bezeichnete:[2] Ein Mensch fühlt sich einer Konsequenz gegenüber hilflos ausgeliefert, wenn diese scheinbar oder faktisch unabhängig von all seinen willentlichen Reaktionen auftritt. Das bedeutet nichts anderes, als dass der Mensch bzw. das Tier mehrfach erlebt hat, nichts ausrichten zu können, um eine unangenehme Erfahrung zu beeinflussen. Das betrifft vor allem soziale Beziehungen. Eine Erfahrung, bei der sich die meisten Menschen schnell hilflos und überwältigt fühlen, ist die direkte Konfrontation mit körperlicher Gewalt. Wer ins Visier eines Heckenschützen gerät oder miterlebt, wie eine Bombe zahlreiche Menschen um ihn herum tötet oder verwundet, leidet häufig noch Jahre nach dieser Erfahrung unter den Folgen – und zwar wegen einer oftmals radikal veränderten Gehirnchemie, die unmittelbar zu einer veränderten Emotionalität und dem entsprechenden Verhalten führt.[3]

So schlimm offene Gewalt ist, es gibt durchaus subtile und damit besonders schwer zu durchschauende Formen von Beziehungen, die ebenfalls den Dopaminspiegel sehr stark beeinflussen können. Dies sind vor allem Beziehungen, in denen Macht und Ohnmacht eine prägende Rolle spielen. Die Folge ist ein extrem niedriger Dopaminspiegel. Andere Beziehungsformen, z. B. bei ständiger offener Bedrohung, lassen den Dopaminspiegel (wie den Noradrenalinspiegel) sehr stark ansteigen. Beide Beziehungsmuster mit ihren jeweiligen biochemischen Veränderungen können zu spezifischen Formen von Essstörungen führen.

Wenn ein Mensch mit einer Konsequenz konfrontiert wird, die unabhängig von seiner Reaktion ist, *lernt* er, dass die Konsequenz von seinen Reaktionen unabhängig ist. Wird ein Kind bestraft, gleichgültig, ob es sich nun richtig oder falsch verhalten hat, *lernt* es, dass die Bestrafung losgelöst ist vom eigenen Verhalten. Es fühlt sich hilflos. Wird ein Kind hingegen wiederholt belohnt, obwohl es gar nichts Wünschenswertes getan hat, *lernt* es, dass sein eigenes Verhalten keinen Einfluss darauf hat, ob es belohnt wird oder nicht – und fühlt sich genauso hilflos.

Auf der Verhaltensebene führt „erlernte Hilflosigkeit" schließlich dazu, dass der Mensch seine Bereitschaft, auf Konsequenzen aktiv zu reagieren und sie damit zu kontrollieren, verringert. Er unternimmt selbst dann nichts mehr, wenn er noch Schaden abwenden könnte. Kognitiv bildet er die Überzeugung aus, seine eigene Reaktion bliebe prinzipiell unwirksam. Er wird glauben, dass sein eigenes Verhalten nichts zum Zustand seines Wohlbefindens beiträgt – und passiv bleiben. Diese innere Überzeugung erschwert es dem Betroffenen zu lernen, dass nur Reagieren Erfolg bringt. Emotional wird dies – traumatisierende Konsequenzen vorausgesetzt – zu immer stärkeren Ängsten führen, gefolgt von Depressionen.

Forschungsergebnisse[4] zeigten schon bald, dass der durch das Gefühl der Unkontrollierbarkeit hervorgerufene psychische Zustand der „Hilflosigkeit" die Initiative zu aktivem Handeln generell beeinträchtigt. Das Gefühl der Hilflosigkeit ist ein Unglück für jeden Organismus, der lernen kann, dass er hilflos ist. Die Motivation zu aktivem, rationalem Handeln wird erschöpft, die Fähigkeit, Erfolge als solche wahrzunehmen, gestört. Dadurch steigt die Tendenz zu emotionalen, von einer mitunter realitätsfernen Wahrnehmung beeinflussten Reaktionen.

Taucht also in einem der drei Teilsysteme, „Hunger und Sättigung", „Sicherheit" und „Reproduktion" der kontinuierliche Stress eines Mangels auf, versagt die normale Reaktion: aktive Suche nach Ausgleich des Mangels. Dann ist zwar permanent Schmerz da, aber nicht mehr genug Energie, etwas dagegen zu unternehmen. Die Heilung eines solchen Zustandes besteht darin, dass ein Mensch wieder lernt, zwischen seinem Verhalten und den Konsequenzen eine Verbindung herzustellen. Er wird wieder „Herr im eigenen Haus“. Das steigert – über die veränderte Wahrnehmung der Welt – mit der Zeit auch den Spiegel von Dopamin und Noradrenalin. Denn der Mensch erlebt sich wieder als handlungsfähig, definiert seine Bedürfnisse neu, unternimmt etwas, um sie zu befriedigen … und das verringert wiederum den Stress, wodurch sich seine Gehirnchemie auf die Dauer wieder normalisieren kann.

Bremse und Entschleunigung: Serotonin

Wie der Neurotransmitter und →Neuromodulator Dopamin, so beeinflusst auch Serotonin zahlreiche verschiedene Bereiche im Gehirn.

Während Dopamin den Fluss der Informationen erleichtert, begrenzt Serotonin diesen. Das Wechselspiel beider Transmitter bestimmt somit die Bewusstseins-„Helligkeit“, also ob wir wach und extrovertiert oder eher gedämpft und introvertiert sind. Serotonin vermindert die Fähigkeit, Assoziationen (Verbindungen) herzustellen. Zustände mit hohem Serotoninspiegel machen es schwieriger, sich an Dinge zu erinnern. Wird die Bedeutung eines Objektes gesteigert, steigt Dopamin an. Soll die Bedeutung eines Objektes hingegen vermindert werden, muss der Serotoninspiegel steigen.

Im Bereich der Wahrnehmung kann Serotonin als „Grenzsetzer“ bezeichnet werden, denn seine Aufgabe besteht nicht in der völligen Unterdrückung von Informationen, sondern allein in der Anhebung der Schwelle, bis diese Informationen bewusst werden. Somit übernimmt Serotonin eine wichtige Funktion: Indem es die Informationsmenge, die verarbeitet werden soll, kontrolliert, verhindert es einen „Systemüberlauf“.

Das Bedürfnis, einen solchen Überlauf zu verhindern, ist letztlich das Bedürfnis nach einem Abschluss, dem Beenden einer Aufgabe, also das Bedürfnis nach Ruhe. Serotonin ist notwendig, um Stimmungen zu regulieren, die Aufmerksamkeit auf etwas Bestimmtes zu richten und kognitive Flexibilität herzustellen.

Im emotionalen Bereich sorgt Serotonin für angenehme und entspannende Gefühle. Es beruhigt und erzeugt Wohlgefühl („Entspanne dich, es ist alles gut!“).

Über das Gefühl von Wohlbefinden hinaus transportiert ein hoher Serotoninspiegel auch das Gefühl persönlicher Sicherheit, Vertrauen und Selbstachtung. Alle positiven Emotionen wie Zufriedenheit und Freude sind mit einem normalen bis leicht erhöhten Serotoninspiegel assoziiert.

Serotonin verstärkt Gefühle und Glaubenssysteme, die auf Optimismus, Selbstwert, Entspannung und Sicherheit beruhen.

Ist das Serotonin optimal, sind die Menschen entspannt. Sie empfinden nur sehr selten Angst und Furcht.

Ein hoher Serotoninspiegel hilft bei der Bewältigung aller stressigen Situationen, indem er die Impulskontrolle verbessert – das heißt, die eigenen Fähigkeiten stehen einem im gegenwärtigen Moment tatsächlich zur Verfügung, und man handelt lösungsorientiert.

Menschen mit einem normalen Serotoninspiegel machen sich grundsätzlich weniger Sorgen über mögliche negative Ereignisse. Es ist daher sehr wahrscheinlich, dass sie diesen, sollten sie eintreten, eher offensiv und selbstsicher begegnen. Umgekehrt: Je niedriger der Serotoninspiegel ist, desto größer ist die Angst vor heraufziehenden unangenehmen Situationen. Daher besteht auch eine verstärkte Tendenz, all jene Ereignisse zu vermeiden, von denen man annimmt, dass sie schwierig werden könnten. Ob sich ein Mensch einer Problemsituation stellt oder vor ihr flieht, hinge letztlich, so meinen einige Experten, vom Serotoninspiegel ab.

Serotonin begrenzt bzw. stoppt normalerweise ab einem bestimmten Zeitpunkt das von Dopamin ausgelöste Verhalten. Wird beispielsweise dem Gehirn einer Ratte Serotonin entfernt, hat das

Tier permanent Sex und frisst ungebremst: Die Wirkung von Dopamin wird also nicht mehr eingeschränkt. Die Ratte unterlässt ihr maßloses Verhalten auch dann nicht, wenn ein Warnzeichen für einen Schock oder sogar der Schock selbst eintritt. Drohende Bestrafung scheint ein Gehirn mit niedrigem Serotoninspiegel nicht zu beeindrucken; das Dopamin setzt seinen Antrieb ungebremst fort. Und genau dieses Phänomen macht eine Gier zügellos.

Serotonin ist darüber hinaus dafür verantwortlich, die Aktivität des →limbischen Systems insgesamt zu hemmen. Eine Verminderung serotonerger Aktivität im Vorderhirn führt daher zu erhöhter Irritabilität, labiler Stimmung, reduzierten Stress-Bewältigungs-Fähigkeiten, impulsiven Aggressionen und intensiviert reizsuchendes bzw. risikofreudiges Verhalten. Wenn Serotonin fehlt, setzen sich alle Impulse des limbischen Systems quasi unkontrolliert und ungebremst durch.

Obwohl ein hoher Serotoninspiegel im Allgemeinen wünschenswert ist, gibt es jedoch auch den Fall, dass der Serotoninspiegel zu hoch wird. Dies geschieht in extremen Angst- oder Bedrohungssituationen und bewirkt genau das Gegenteil eines niedrigen Serotoninspiegels. Die Bremsen blockieren. Das Gehirn wird „eiskalt erwischt", es traut sich nicht mehr, überhaupt noch etwas zu unternehmen – wie ein Tier, das erstarrt, wenn es mit einem überlegenen Raubtier konfrontiert wird.

Ein allzu niedriger Serotoninspiegel erlaubt, so viele Verbindungen im Gehirn herzustellen, dass uns plötzlich alles Mögliche wichtig erscheint. Unsere Gedanken werden entweder zwanghaft, oder das Gehirn wird überladen und kann nichts mehr verarbeiten. Ein tiefer Serotoninspiegel führt auch dazu, dass man sich zu viele Gedanken darüber macht, was andere von einem denken, und dann den Zwang fühlt, alle Wünsche und Erwartungen sofort zu erfüllen. Wird jedoch zu viel Energie darauf verwendet, sich damit zu beschäftigen, was die anderen denken oder auch nur denken könnten, wenn ..., dann hat man nicht mehr die Zeit zu definieren, was man selber möchte.

Mittlere bis normale Level von Serotonin sind mit der Abwesenheit von negativen emotionalen Zuständen wie Angst, Unsicherheit, Ärger, Furcht und Paranoia verbunden. Ein niedriger Serotoninspiegel ist deshalb die Keimzelle für all diese negativen Gefühlszustände. Sämtliche Phobien werden infolgedessen durch einen erheblichen Serotoninmangel ausgelöst.

Das heißt: Je niedriger der Serotoninspiegel, desto ausgeprägter die Tendenz zu Niedergeschlagenheit und einer Verschlechterung der jeweiligen Stimmung. Ein niedriger Serotoninspiegel führt zu Depressionen, Energielosigkeit und Müdigkeit, geringer Selbstachtung, Konzentrationsstörungen, Verwirrung, Schwierigkeiten, Entscheidungen zu treffen, Fluktuationen im Appetit (beispielsweise die Gier nach Kohlenhydraten, kombiniert mit wenig Appetit auf andere Nahrung), verminderter sexueller Lust sowie zu ausgeprägten Gefühlen von Schuld und Unwert. Konsequenzen eines starken Serotoninmangels über einen langen Zeitraum sind antisoziales Verhalten, Gewalt oder sogar Selbstmord.

Die Wahrscheinlichkeit für Suchtverhalten steigt in dem Maße, in dem der Serotoninspiegel absinkt, denn ein niedriger Serotoninspiegel zeigt bekanntlich einen Mangel in einem der drei Teilsysteme an.[5]

Normalerweise unterliegt der Serotoninspiegel einer permanenten Erosion und muss deshalb immer wieder aufgefüllt werden. Dies geschieht einerseits über die Ernährung, andererseits über die ständige Stimulation durch befriedigende Erlebnisse in Sport, Musik, Kunst, Literatur oder sozialen Kontakten – also über die Befriedigung von Bedürfnissen in einem der drei Überlebenssysteme.

Nur sehr wenige Menschen haben natürlicherweise einen hohen Serotoninspiegel, die meisten Menschen sind zunächst dank eines durchschnittlichen Serotoninspiegels gegen Angst und Depressionen gewappnet.[6] Unsere Gesellschaft ist daher eingeteilt in jene, die fähig sind, einen normalen Serotoninspiegel zu produzieren, und jene, die es nicht können. Praktisch alle Verhaltensweisen und Fähigkeiten, die als wünschenswert gelten und einen sozialen Aufstieg ermöglichen – Impulskontrolle, Konzentrationsfähigkeit, Flexibilität, Kontaktfreudigkeit, Lösungsorientierung und, last but not least, eine schlanke Figur[7] –, setzen einen hohen Serotoninspiegel voraus. Ein niedriger Serotoninspiegel führt nämlich unter anderem dazu, dass sich der Betroffene weigert oder nicht in der Lage sieht, Sport zu treiben, während ein Mensch mit hohem Serotoninspiegel frisch und fröhlich seine Joggingrunden absolviert – und Sport zählt schließlich ebenfalls zu den von der modernen westlichen Gesellschaft erwünschten Verhaltensweisen. Deshalb gilt praktisch alles, was zur Steigerung des Serotoninspiegels beiträgt, als hoher Wert. Das heißt, alles, was in einem der drei Überlebenssysteme den Serotoninspiegel steigern kann (Nahrung – vor allem Kohlenhydrate –, soziale Bindungen und Sex), wird angestrebt, heiß begehrt und – wenn nötig –heiß umkämpft.

Die biochemische „Baseline“ des menschlichen Gehirns

Das menschliche Leben wird also wesentlich von zwei Parametern bestimmt:

Wie hoch oder wie niedrig ist der Serotoninspiegel?

Und wie hoch oder wie tief ist der Dopaminspiegel?

Wie ausgeprägt ist der Mangel? Und als wie aussichtsreich wird die eigene Fähigkeit und Möglichkeit eingeschätzt, diesen zu beheben? Jeder Gedanke, jedes Gefühl und jede Verhaltensweise wird von diesen beiden Transmittern (mit-)bestimmt – und bestimmt gleichzeitig den Spiegel dieser Transmitter. Jede nach außen, aber auch jede nach innen gerichtete Verhaltensweise, sei sie konkreter oder symbolischer Natur, sei sie heilsam oder zerstörerisch, sei sie wirkungsvoll oder bereits im Ansatz verfehlt, hat auf der biochemischen Ebene des Gehirns nur ein Ziel: die Biobalance des eigenen Gehirns, also das Glücksgefühl, das entsteht, wenn sowohl der Serotoninspiegel als auch der Dopaminspiegel hoch sind.

Zusammen mit den anderen Transmittern Noradrenalin, →Acetylcholin und →GABA bestimmen Dopamin und Serotonin weitestgehend das, was der Amerikaner Dr. Joel Robertson die „chemische Baseline" des Gehirns nennt.[8] Im Unterschied zu jenen →Neuronen, die Transmitter wie GABA ausschütten, reagieren die Neuronen, die Serotonin und Dopamin produzieren, relativ langsam. Ihre „Feuerungsrate" ist nicht nur eher niedrig und stabil, was eine konstante Ausschüttung der Substanzen gewährleistet, sie ist auch begrenzt, das heißt, die „Serotonin-Dopamin-Neuronen" sind unfähig, hohe Level von Aktivität zu erreichen. Sie verhalten sich so, als sei es für die Dopamin- und Serotoninlevels sehr wichtig, sich innerhalb einer gewissen Spannbreite von Werten zu bewegen – eine Regulierung, vergleichbar mit der Körpertemperatur, die innerhalb eines bestimmten Wertebereiches bleiben muss.[9] Menschen müssen also einen internen Level chemischer Balance aufrechterhalten, und zwar im Rahmen sehr spezifischer Grenzen.

Sie tun dies, indem sie nur *die* Verhaltensweisen zeigen, nur *die* Gedanken denken und nur *die* Gefühle fühlen, die diesen Level erfahrungsgemäß nicht gefährden.

Eben dieses Muster konsistenter Verhaltensweisen nennt Robertson die Gehirn-Chemie-Baseline oder schlicht „Baseline".[10] Jedes Gehirn hat seine einzigartige Baseline von Dopamin und Serotonin.

Typischerweise verhalten sich Menschen so, dass sie die aktuelle gehirnchemische Konfiguration bestätigen. Dies wiederum verstärkt die jeweilige Laune und den psychologischen Ist-Zustand.

Feste Glaubenssätze und Überzeugungen beeinflussen die Gehirnchemie. Denn selbst wenn die chemische Baseline einer kurzfristigen und allzu radikalen Änderung widersteht – wenn sich die Verhältnisse langfristig ändern, passt sie sich an. Ändern sich Glaubenssätze, verändern sie die Gehirnchemie – sowohl zum Positiven wie auch zum Negativen. Sie können den Serotonin-, Dopamin- und Noradrenalinspiegel heben, aber auch senken. Das Gehirn fängt an, die jeweilige Baseline, sei sie optimal oder destruktiv, als die einzig mögliche Normalität zu empfinden. Wenn es sich um eine starke Imbalance handelt, wird auch diese Imbalance als „normal" empfunden.

Hat die biochemische Baseline erst mal registriert: „Das bin ich", dann weigert sich das Gehirn, sich nochmals zu ändern. Die neue Gehirnchemie ist die neue Basis für Identität – und wir werden biologisch und oft psychologisch dafür belohnt, wenn wir diese Identität aufrechterhalten. Man bewahrt seinen Sinn für die eigene Identität, indem man diese chemische Balance, diese Baseline, stabilisiert. Das gilt besonders für so genannte physiologische Belohnungen durch →Endorphine. Endorphine sind zunächst Lust erzeugende Botenstoffe im Gehirn, die immer dann ausgeschüttet werden, wenn das Gehirn seiner Meinung nach etwas Richtiges geleistet oder Angenehmes erfahren hat und daher der Auffassung ist, genau dieses Verhalten sollte – um der Belohnung willen – häufiger wiederholt werden.[11]

Darüber hinaus belohnen Endorphine unter Umständen auch dann ein Verhalten – und machen es für das Gehirn attraktiv –, wenn wir es psychologisch als →Dysstress erleben.[12]

Es ist jedoch nicht nur das Gehirn, seine Kognition und Wahrnehmung, das darüber bestimmt, wie sich ein Mensch fühlt und verhält. Das eindimensionale Modell, wonach das Gehirn wahrnimmt, denkt und letztlich entscheidet, während der Körper die entsprechenden Befehle einfach nur ausführt, ist falsch. Das Gehirn und sein Körper sind durch →Botenstoffe miteinander verbunden. Diese entscheiden gemeinsam in einer komplizierten Wechselwirkung, wie sich ein Mensch fühlt, wie er die Welt wahrnimmt und welches Verhalten er schließlich nach außen wie nach innen zeigt.

Die Verbindung zwischen Körper, Wahrnehmung und Motivation: Cortisol

Ein Mangel soll zum Handeln motivieren. Dafür ist es nicht notwendig, dass ein Mangel bewusst als solcher wahrgenommen wird. Denn jeder Mangel, ob bewusst wahrgenommen oder nicht, löst Stress aus. Stress kann den Dopaminspiegel entweder senken oder steigern, wird aber immer den Serotoninspiegel senken. In beiden Fällen wird der →Nucleus accumbens sensibilisiert, und zwar durch den zumindest kurzfristig erhöhten Cortisolspiegel.[13]

Ein Mangel in einem der Überlebenssysteme erzeugt, wie gesagt, immer Stress. Aber was ist eigentlich „Stress“? Bei Stress handelt es sich zunächst ganz allgemein um eine relativ unspezifische Reaktion des Organismus auf physische oder psychische Belastungen.[14]

Sobald das Gehirn „Stress“ registriert, veranlasst es über die so genannte →HHN-Achse (Hypothalamus-Hypophyse-Nebenniere) den Körper (genauer die →Nebennierenrinde), das Hormon →Cortisol auszuschütten.

Cortisol hat die Aufgabe, den Menschen körperlich für die vom Gehirn erkannte oder antizipierte Belastung fit zu machen. Es versetzt den Menschen in Kampfbereitschaft: Es steigert Blutdruck, Herzschlag und die Energieversorgung der Muskeln und dämpft Hunger und Sexualtrieb. Um die Energieversorgung der Muskeln sicherzustellen, ist Cortisol zusammen mit anderen Stresshormonen (besonders Adrenalin) für die Regulierung des Blutzuckers verantwortlich. Cortisol hebt den Blutzuckerspiegel, indem es körpereigene Re-

Funktioniert die Nebennierenrinde normal, sondert sie regelmäßig sehr kleine, aber präzise ausbalancierte Mengen von Steroidhormonen, besonders Cortisol, ab. Das Nebennierenmark schüttet Noradrenalin und Adrenalin aus. In Stresssituationen wird der Cortisolspiegel schlagartig erhöht.

Wird allerdings sehr häufig eine große Cortisolmenge angefordert, weil der Stress aus irgendeinem Grunde nie nachlässt, kommt es zu folgendem destruktiven Prozess: Die →Hypophyse produziert dauerhaft zu viel →ACTH und somit die Nebenniere zu viel Cortisol, woraus zunächst eine erhöhte Kampfbereitschaft resultiert. Gleichzeitig versagt die Rückkopplung, die sonst dazu führt, dass Cortisol langfristig die ACTH-Produktion wieder drosselt. Die Folge ist erst chronischer Stress, bei welchem alle Werte erhöht sind. Das geht mit stark erhöhter Ängstlichkeit einher. Irgendwann reagiert die Nebenniere, um nicht vollständig überlastet zu werden. Sie macht ihre →Rezeptoren für ACTH unempfindlicher, legt sich „ein dickes Fell zu", ein Prozess, den man auch „Down-Regulation" nennt. Sie reagiert wie ein überforderter Arbeitnehmer und geht in die innere Kündigung.[18]

Die Folge: Von nun an wird bei einer Stressreaktion zu wenig Cortisol ausgeschüttet. Der Körper ist nicht mehr kampfbereit. Er ist müde und lethargisch.

Die Stressreaktion des menschlichen Körpers war einst so angelegt, dass auf eine Phase der Belastung eine Phase der Ruhe folgte. In dieser hatte die Nebennierenrinde Zeit, sich zu erholen. Nach einer Extrembelastung braucht die Nebennierenrinde ungefähr 24 bis 48 Stunden, um bei der nächsten Belastung wieder voll einsatzfähig zu sein. Unsere Vorfahren in Urzeiten wussten das instinktiv – und um sich nicht zu gefährden, ruhten sie entsprechend lange in der Höhle aus. Wer dem Säbelzahntiger entronnen war, verkroch sich. Wer gejagt hatte, aß und regenerierte sich. Die Feedbackschleife zwischen Körper und Psyche wurde respektiert. Niemand nahm an, dass der Körper beliebig belastbar wäre.

Heute setzen wir das voraus. Wir tun so, als seien psychologische Konzepte, wie beispielsweise „Motivation", etwas, was vom realen physiologischen Geschehen unabhängig gedacht werden kann. Die physiologischen Abläufe werden ignoriert – und das hat Folgen.

Die HHN-Achse (Hypothalamus-Hypophyse-Nebenniere)

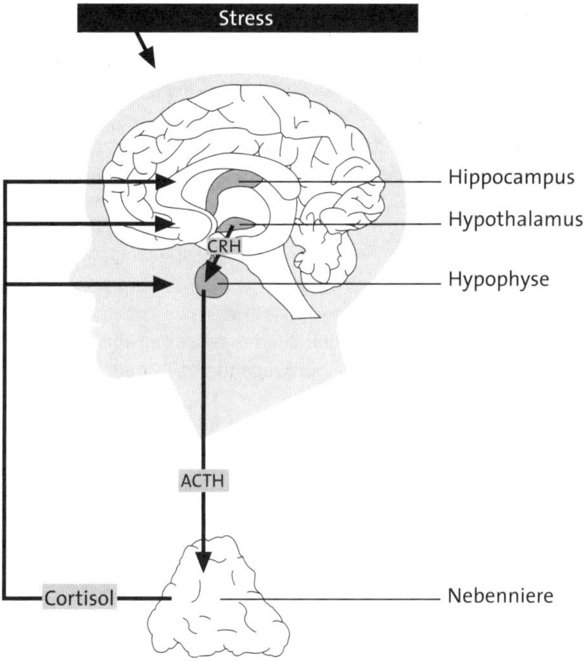

Bei Stress sorgt der Hypothalamus dafür, dass das Hormon CRH in die Hypophyse ausgeschüttet wird. CRH veranlasst die Hypophysee ACTH auszuschütten. ACTH gelangt ins Blut und informiert die Nebenniere, dass Cortisol benötigt wird. Cortisol gelangt über die Blutbahn ins Gehirn und sorgt vor allem im Hippocampus, aber auch im Hypothalamus und in der Hypophyse dafür, dass die weitere Ausschüttung von Cortisol in der Nebenniere unterbunden wird.

Solange der Stress bestehen bleibt, kommt es zum Konflikt zwischen weiterer Ausschüttung von CRH durch den Hypothalamus und einer Hemmung der weiteren Ausschüttung von Cortisol im Hippocampus. Mit der Zeit kann Cortisol im Gehirn immer weniger wirksam werden, und der Körper wird von Stresshormonen überschwemmt. Das führt zu zahlreichen Problemen, unter anderem zu Essstörungen.

Menschen mit einer exzessiven Funktion der Nebennierenrinde sind eher extrovertiert; Menschen mit einer weniger gut funktionierenden Nebennierenrinde verhalten sich introvertiert. Extrovertiertes Verhalten wird in unserer Gesellschaft höher geschätzt und daher stärker belohnt als introvertiertes Verhalten. Doch eben jene Verhaltensweisen, die gelernt werden, um diesen gesellschaftlichen Erwartungen zu entsprechen, können durch die ständige erhöhte Belastung irgendwann die Nebennierenrinde ruinieren. Dann kommt es zu einer Krankheit, die der amerikanische Arzt James L. Wilson die „Erschöpfung der Nebennierenrinde" nannte.

„Adrenal Fatigue" ist ein Funktionsmangel der Nebennierenrinde, der zu einer reduzierten Ausschüttung von Cortisol und allen anderen von der Nebenniere produzierten Hormonen führt.[19]

Das hat für die Ernährung wie für das gesamte Fühlen, Denken und Verhalten eines Menschen schwerwiegende Konsequenzen.

Der stressgeplagte Mensch des modernen Lebens hat – wie aus heiterem Himmel – nicht mehr die Energie zur Verfügung, die er für seinen 17-Stunden-Hochleistungstag bräuchte. Er ertappt sich dabei, wie er mehr und mehr isst, mehr Kaffee trinkt, mehr raucht. Schlafstörungen machen ihm zu schaffen. Er wundert sich. Eigentlich sollte er doch gesund sein?!

Dabei müssen die Stressoren nicht unbedingt von außen kommen. Innerer Stress, entstanden durch einen Mangel in einem der drei Überlebenssysteme, kann die Nebennieren genauso „auspowern" wie ein anstrengender Arbeitstag. Die Stressereignisse, die entstehen, weil es einen unlösbaren Konflikt in der Firma oder der Familie gibt, sind häufig viel belastender und krankmachender als das Quantum der zu erledigenden Arbeit.

Die verminderte Aktivität der Nebennierenrinde, resultierend aus ihrer eigenen Erschöpfung, kann in ihrer Ausprägung zwischen fast null und fast normal rangieren. Wenn sie gegen null tendiert oder gar beim Minimum angelangt ist, leidet der Betroffene unter der so genannten Addinson-Krankheit.

„Adrenal Fatigue" ist eine Vorstufe dieser Krankheit: Die Nebenniere ist schwächer geworden, aber noch nicht so schwach oder gar ausgefallen wie bei der Addinson-Krankheit.[20]

serven abbaut. Es sorgt somit dafür, dass genügend Energie in Form von →Glukose („Zellennahrung“) bereitsteht. Das Hormon →Insulin, das gleichzeitig von der →Bauchspeicheldrüse ausgeschüttet wird, reguliert die Balance: Es verhindert, dass der Blutzuckerspiegel zu hoch ansteigt, und ist dafür zuständig, dass die Glukose tatsächlich in die Zellen – zwecks Energiegewinnung – hineintransportiert wird.

Auf diese Weise sind die Zellen optimal versorgt, und eine optimale Versorgung ist die Basis für einen leistungsfähigen Körper.[15]

Die Nebennierenrinde schüttet nicht nur bei akutem Stress, sondern täglich und in kontinuierlichen Schüben Cortisol aus.[16] Dadurch ist gewährleistet, dass die Menschen tagsüber fähig sind, ihre Aufgaben auch wirklich anzugehen und mögliche Probleme zu lösen. Ohne Cortisol würde der Mensch umgehend schlapp machen und selbst geringste Anforderungen nicht mehr bewältigen. Cortisol bestimmt, wann wir tagsüber Hunger haben, und ist ein wichtiger Teil der „inneren Uhr“, denn es regelt den circadianen Rhythmus von Aktivierung und Erholung innerhalb von 24 Stunden.[17]

Im Falle eines Mangels oder eines Angriffs muss der Körper nicht nur über die notwendige Energie verfügen, sich zu bewegen, zu laufen, zu rennen, zu kämpfen. Das Gehirn muss vor allem fähig und motiviert sein, den Fokus der Aufmerksamkeit auf ein bestimmtes Ziel zu lenken und dort auch zu halten. Und dafür ist Cortisol zuständig.

Im Gehirn senkt Cortisol den Serotoninspiegel und hebt den Dopaminspiegel. Damit beeinflusst Cortisol wesentlich das Ausmaß, in welchem ein Mensch motiviert ist, zielgerichtet zu handeln.

Normalerweise gilt: Je ausgeprägter der Mangel an Bedürfnisbefriedigung in einem der drei Überlebenssysteme, desto schlimmer der Stress, desto mehr Energie wird über Cortisol bereitgestellt, und desto zielgerichteter handelt der Mensch.

Die wichtigsten Symptome dieser Krankheit sind – nach James L. Wilson: *deutsche Übersetzung: die Autorin*

1. Schwierigkeiten, morgens aufzuwachen und aufzustehen. Man lässt drei Wecker klingeln und fühlt sich immer noch nicht munter und stark genug, um den Kopf vom Kissen zu erheben.

2. Eine ständige, lähmende Müdigkeit, die durch Schlaf nicht behoben werden kann. Auch wenn man nachts gut geschlafen hat, wacht man nicht erholt auf.

3. Gier nach Salz und salzigem Essen. Man verschlingt die ganze Tüte Kartoffelchips; bereits salziges Essen wird noch kräftig nachgesalzen.

4. Lethargie (Mangel an Energie). Alles erscheint wie eine lästige Pflicht, auch die Dinge, die man normalerweise gerne mag. Häufig erfordert es schon viel zu viel Energie, um überhaupt vom Stuhl aufzustehen. Daher ist eine gesteigerte Anstrengung notwendig, um irgendwelche Dinge zu erledigen; und allzu oft erscheinen einem auch kleine Aufgaben wie ein riesiger Berg.

5. Die sexuelle Lust und das sexuelle Interesse sinken.

6. Verminderte Fähigkeit, mit Stress umzugehen.

7. Menschen, die unter Addinson leiden, brauchen sehr viel länger als andere, um sich von Krankheiten, Verletzungen oder Traumata zu erholen. Ein Schnupfen bleibt mitunter wochenlang. Und zwei Jahre nach dem Tod des Vaters leidet man immer noch permanent unter starker Trauer.

8. Schwindelgefühle bei zu abruptem Aufstehen.

9. Leichte Depression. Warum sich noch anstrengen, wenn eh alles so egal ist?

10. Weniger Freude an den schönen Dingen des Lebens. Gesteigertes Desinteresse an allem und jedem. Arbeit und zwischenmenschliche Beziehungen fühlen sich leer an; und man unternimmt nur noch äußerst selten etwas, um Spaß zu haben.

11. Bei Frauen: intensivere PMS-Symptome.

12. Unkontrollierte, unangemessen üppige oder häufige Mahlzeiten. Man rettet sich mit Snacks, Cola und Kaffee über den Tag, nur um nicht zusammenzubrechen.

13. Die Gedanken sind unkonzentriert („fuzzy"), abschweifend, weniger fokussiert. Man verliert die gerichtete, wache Aufmerksamkeit; Entscheidungen zu treffen wird immer schwieriger. Entsprechend nimmt die Produktivität ab. Die Erledigung von Aufgaben bedarf einer längeren Zeit, und es ist schwieriger, bei einer Aufgabe zu bleiben.

Über die Manipulation von Serotonin und Dopamin im Gehirn wirkt das Hormon Cortisol also zusätzlich auf die emotionale und kognitive Bewertung einer Situation.

Zuerst schätzt das Gehirn das Problem ein und meldet die Gefahr über die HHN-Achse an den Körper. Der Körper liefert über die Feedbackschleife die Information ans Gehirn, wie *fähig* jemand ist, auf den erkannten Stress zu reagieren.

Schüttet die Nebennierenrinde bei Stress – entsprechend den vom Gehirn gemessenen Anforderungen – genügend Cortisol aus, dann kann man sowohl physisch als auch psychisch adäquat auf das Geschehen reagieren.

Menschen, die auf Stress mit einer *überhöhten* Ausschüttung von Cortisol reagieren, handeln übermotiviert und aggressiv, weil der Serotoninspiegel schnell sehr niedrig und der Dopaminspiegel zu hoch wird. Sie haben viel Energie, und kognitiv wird die Situation allzu leicht „schwarz-weiß" wahrgenommen: Der hohe Dopaminspiegel macht das erwünschte Objekt äußerst bedeutsam und verhindert, andere, relativierende Aspekte der Situation wahrzunehmen. Es zählt nur noch das, was den Mangel im jeweiligen Überlebenssystem beheben könnte. Der Körper will kämpfen, und er hat auch die Energie. Die Seele ist kaum noch zu bremsen. Der Mensch legt los. Er will es, er will es jetzt. Sofort.

Ein stark erhöhter Dopaminspiegel im Gehirn führt mitunter dazu, dass eine Situation als allzu positiv oder unrealistisch angstbesetzt beurteilt wird.

Alles, was Angst erzeugt, lässt den Dopaminspiegel stark ansteigen, weil man die Energie braucht, dem Angst auslösenden Ereignis zu begegnen. Ein hoher Dopaminspiegel, hervorgerufen durch eine tatkräftige und gut funktionierende Nebennierenrinde, bedeutet zunächst Energie und Lebenskraft. Doch ein *zu hoher* Dopaminspiegel löst mitunter Ängstlichkeit, Furcht, starke nervöse Spannung,

14. Sich zu erinnern, Dinge zu behalten fällt schwer („Wie hieß der Mensch da gerade noch? Was hat er jetzt bloß gesagt? Was sollte ich noch tun?").

15. Sinkende Toleranz. Andere Menschen erscheinen immer irritierender. Man beginnt, normale oder sogar freundliche Verhaltensweisen als bedrohlich oder bösartig einzuschätzen – was zu entsprechenden Konflikten führt, die wiederum die Situation verschärfen können.

16. Zu den Tageszeiten: Der unter Addinson leidende Mensch wird vor 10.00 Uhr nicht richtig wach. Nachmittagstief zwischen 15.00 und 16.00 Uhr. Erst nach dem Abendessen (nach 18.00 Uhr) fühlt sich der Betroffene besser, lebendiger.[21]

„Adrenal Fatigue" ist eine Erkrankung, die meist Menschen befällt, die über einen langen Zeitraum eher übermotiviert waren und eine gut funktionierende Nebennierenrinde mit hohem Cortisolspiegel hatten; Menschen, die gewohnt sind, viel Energie und zahlreiche Möglichkeiten zu haben, und sich daher ständig in Richtung ihrer Ziele pushen.

Sie müssen, zumindest dem eigenen Anspruch nach, permanent die extrovertierten Leistungsträger der modernen Gesellschaft darstellen. Diese Menschen haben in der Regel eine Baseline mit hohem Dopamin- und mittlerem bis niedrigem Serotoninspiegel. Entsprechend dieser gehirnchemischen Situation, suchen sie nach herausforderndem Stress.

Irgendwann klafft bei diesen Menschen eine Lücke zwischen psychischem Anspruch und körperlichen Möglichkeiten. Eine Zeit lang lässt sich die Differenz noch mit Rauchen oder Trinken – oder einer Essstörung – ausgleichen. Sie versuchen, den reduzierten Cortisolspiegel auf das alte Niveau zu pushen. Irgendwann aber sackt das System in sich zusammen. Die unendlich scheinende Energie lässt nach, und sie merken, dass sie dem eigenen Anspruch nicht mehr gerecht werden. Adrenal Fatigue geht häufig mit einer so genannten Satiation-Depression (vgl. 5. Kapitel)[22] einher, einem Zustand mit unterfunktionierender Nebennierenrinde, gesunkenem Serotonin und Katecholamin (Dopamin, Noradrenalin). Adrenal Fatigue ist jedoch auch ein Zustand, der durch extreme Schockerlebnisse ausgelöst werden kann, wie beispielsweise einen Autounfall, einen Todesfall, eine Naturkatastrophe. Die Nebenniere macht dann schlapp, wenn der Schreck vorüber ist. Sogar nach einer wichtigen Prüfung, die nicht bestanden wurde, kann es dazu kommen. Die Symptome können kurz- oder längerfristig anhalten – wichtig ist es, diesen Zustand nicht zu überrennen, sondern ihn auszuheilen.

Der Zusammenhang zwischen der Reaktion der Nebennierenrinde und der Reaktion auf Stress

Ein Mensch mit einer erschöpften oder unterfunktionierenden Nebenniere

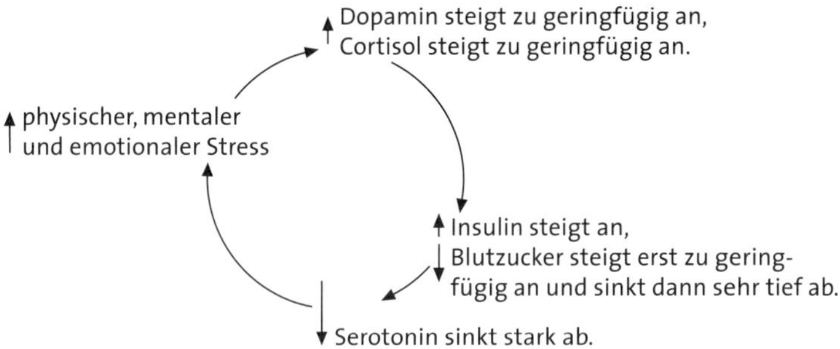

Ein Mensch mit einer unterfunktionierenden Nebenniere fühlt sich bei Stress eher gelähmt und wenig motiviert. Sein Körper verfügt über zu wenig Energie.

Ein Mensch mit einer überfunktionierenden Nebenniere

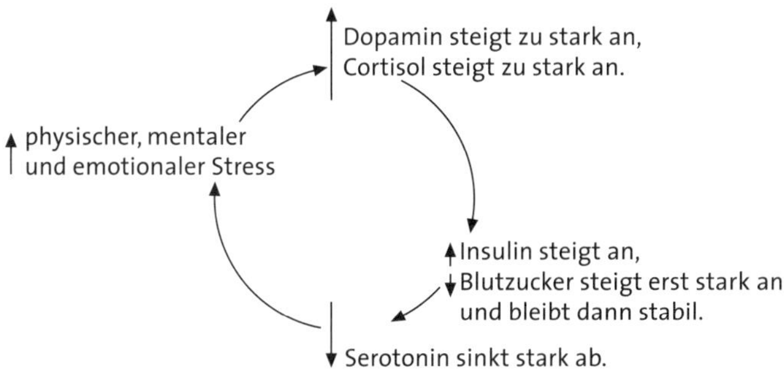

Ein Mensch mit einer überfunktionierenden Nebenniere reagiert auf Stress übermotiviert. Sein Körper hat viel Energie bzw. eher zu viel Energie zur Verfügung.

Ein Mensch mit einer angemessen funktionierenden Nebenniere

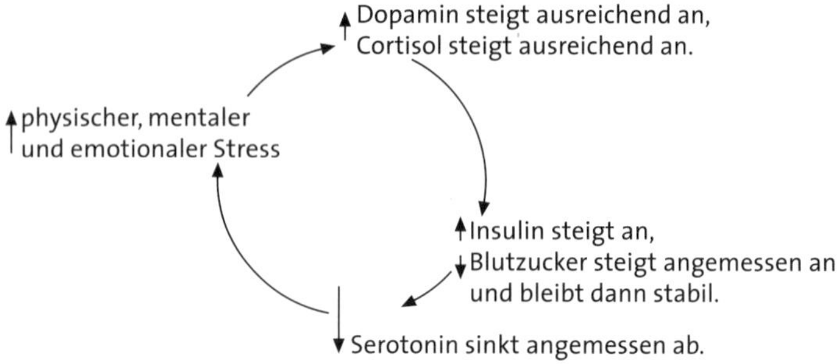

Ein Mensch mit einer normal funktionierenden Nebenniere reagiert auf Stress mit angemessener Motivation, und sein Körper hat genügend Energie.

Paranoia und Halluzinationen aus. Der Stress führt also zu einer Cortisolausschüttung in der Nebennierenrinde, und Cortisol wiederum erhöht die Sekretion von Dopamin. Stressoren wie Diäten und exzessiver Sport können somit durchaus zu einer Belohnungsreaktion führen … Denn eine erhöhte Dopaminausschüttung fühlt sich erst einmal gut an.

Durch die Konditionierung besteht allerdings die Gefahr einer körperlichen Abhängigkeit von bestimmten Stressoren. Dann braucht man den Hunger, weil er Stress auslöst, oder das Bungee-Springen, um an die guten Gefühle zu gelangen, die diese Erfahrungen letztlich erzeugen.

Wenn sich herausstellt, dass die körperlichen Voraussetzungen, zu jagen und zu rennen, nicht gegeben sind, versiegt auch jede positive kognitive Einschätzung: Der Mensch wird gewissermaßen von seiner Nebennierenrinde „lahm gelegt“.

Menschen, die auf Stress mit einer *verminderten* Ausschüttung von Cortisol reagieren, neigen gegenüber den Stressoren eher zu gelähmtem oder passivem Verhalten. Zwar ist bei ihnen häufig zusätzlich der Serotoninspiegel zu niedrig, was an und für sich Handlungsbereitschaft erzeugen müsste, doch auch der Dopaminspiegel weist einen zu niedrigen Level auf. Das heißt also: Je niedriger der Cortisolspiegel aufgrund der „lahm gelegten" Nebennierenrinde ist, desto weniger Dopamin steht im Gehirn zur Verfügung – und dies veranlasst den Betroffenen wiederum dazu, die Situation selbst als noch hoffnungsloser zu beurteilen, als sie eigentlich ist.

Während also der eine vielleicht glaubt, er könne sich bei Gefahr oder im Falle eines Mangels überhaupt nicht bewegen, meint der andere, er könne fliegen, zaubern oder gefahrlos gegen eine übermächtige Gegnerschaft ankämpfen. Beides kann riskant sein.

3. Kapitel
Des einen Nahrung ist des anderen Gift: Neurotransmitter und Ernährung

Zum ersten Mal in der Menschheitsgeschichte haben die meisten Bewohner der Nordhalbkugel genügend zu essen – und sie wissen auch, dass das mit hoher Wahrscheinlichkeit für den Rest ihres Lebens so sein wird. Wenn hingegen Menschen auf der Südhalbkugel unter Nahrungsmangel leiden, ist dies heute kein Problem der Nahrungsmittelproduktion mehr, sondern der Verteilung. Denn weltweit werden heute genügend →Kalorien produziert, um (theoretisch) jeden Menschen auf der Erde ausreichend ernähren zu können.[1]

In unseren Breitengraden gibt es nicht nur genügend Kalorien für alle (sondern eher zu viele), es ist auch erstmals so, dass man wählen kann. Dabei liegt die Wahl nicht zwischen *Bohnen heute? Morgen Kohl?*, nicht mehr zwischen drei oder vier Grundnahrungsmitteln. Und auch der Hunger ist mittlerweile weit mehr als der Indikator eines Mangels; er ist das willkommene Anzeichen, dass es wieder Zeit ist, sich das Vergnügen des Essens zu gönnen. Zudem weiß man heute zunehmend, dass die getroffene Entscheidung für diese oder jene Speise und diese oder jene Art der Zubereitung auch Wohlbefinden und Gesundheit bestimmt.

Seit der Mensch wählen kann, hat er die Verantwortung. Er kann es sowohl richtig als auch falsch machen – und das löst Angst aus: Er könnte zu wenig Obst essen und folglich nicht ausreichend Vitamine bekommen, also möglicherweise selbst schuld sein, wenn er krank wird; er könnte nicht genug Milch trinken und später an Kalziummangel leiden. Er könnte zu viel Fett essen, so dass sein →Cholesterinspiegel steigt und steigt und er schließlich einen Herzinfarkt bekommt. Er könnte zu viele Kalorien essen und folglich zu sehr zunehmen.

Und er könnte sogar süchtig werden, wenn er zu viel →Zucker isst (Näheres siehe unten).

Je mehr Wissen bezüglich Ernährung und Gesundheit allgemein vorhanden ist, desto komplizierter und schwieriger wird die Wahl. Jede Woche erscheint eine neue Studie, die entweder beweist, dass man Nudeln essen soll oder eben nicht; dass Möhren gesund – nein, doch ungesund sind; dass dieses Vitamin gegen jene Krankheit hilft und gerade *das* Mittelchen gegen eine rundliche Figur. Die Folge ist eine massive Verunsicherung der Verbraucher. Wer es richtig machen könnte, will es richtig machen und ist für jede Anweisung, wie er sich denn nun zu verhalten hätte, empfänglich.

Es gibt Hunderte von Theorien über Ernährung, die alle für sich beanspruchen, dem irritierten modernen Menschen zu sagen, wie er es „richtig" macht.

Die jeweiligen Aussagen sind jedoch bisweilen äußerst widersprüchlich. So wird ein Teil dieser Theorien von der Lebensmittelindustrie bezahlt – vorausgesetzt er entspricht deren Interessen[2]; ein anderer Teil wird von Ärzten und Gesundheitsgurus gelehrt, teils ebenfalls aus Gewinnstreben, teils weil sie deren innerste Überzeugung widerspiegeln.

Sehr vielen dieser Theorien ist gemeinsam, dass sie darauf bestehen, ihre Ernährungsform sei für alle Menschen, alle Stoffwechsel, alle psycho-physiologischen Konstellationen gleichermaßen gesund. Der „Eiweißguru" möchte, dass wir alle mehr Eiweiß essen; der Anhänger der Kohlenhydrattheorie findet Kohlenhydrate für uns alle gut. Und praktisch sämtliche Ernährungstheorien – ob sie sich nun darauf beziehen, wie man dünn bleibt oder wie man gesund bleibt – haben ihre Apostel.

Das hat mitunter unbeabsichtigte physische Folgen, die sich auch auf die Psyche auswirken:

Der dauerhafte Verzicht auf ein Lebensmittel oder eine Lebensmittelgruppe, weil sie gerade als „falsch“ oder „ungesund“ klassifiziert worden ist, führt dazu, dass dem Körper entsprechende Nährstoffe fehlen. Das bekannteste Desaster in dieser Hinsicht war sicher die von jedem Ernährungsberater wiederholte Empfehlung an den Schlankheitswilligen oder Herzinfarktgeplagten, unbedingt Fett zu sparen, denn Fett, so die einhellige Meinung, mache dick oder krank. Nun machen einige Fette, die so genannten →Transfette, tatsächlich krank, und ohne Zweifel hat Fett viele Kalorien ... Aber es gibt gesunde Fette, die so genannten →Omega-3-Fette, die der Körper und das Gehirn für ein angemessenes Funktionieren brauchen. Ohne diese Fette kommt es erstens zu unkontrollierbaren Heißhungerattacken.[3] Zweitens kann ein Mangel an Fett den Stoffwechsel so behindern, dass man tatsächlich eher zu- als abnimmt.[4] Und drittens ist ein absoluter Mangel an Omega-3-Fettsäuren mitunter verantwortlich für Depressionen.[5] Da ein →Serotoninmangel, ausgelöst durch *zu wenig Fett*, auch zu Herzinfarkten beitragen kann,[6] ist es durchaus möglich, an den falschen Empfehlungen zu sterben.

Der Versuch, es unbedingt richtig machen zu wollen, kann aber auch auf der psychologischen Ebene entgleisen.

Im Jahre 2000 beschrieb der amerikanische Arzt Steven Bratman eine neue Essstörung, die er – in Abgrenzung zur →„Anorexia nervosa“ – „Orthorexia nervosa“ nannte. „Ortho“ kommt aus dem Griechischen und bedeutet „richtig“, „korrekt“ oder „wahr“. Orthorexia nervosa besagt, dass der oder die Betroffene darauf fixiert ist, unbedingt die „richtige“ oder „gesunde“ Nahrung essen zu wollen – und „richtig“ oder „gesund“ ist das, was entweder die aktuelle Ernährungswissenschaft lehrt, ein Arzt empfiehlt oder ein prominenter Gesundheitsguru predigt. Bratman beschreibt sehr anschaulich die verschiedenen Formen akuter Auszehrung, die er in seiner Praxis sah, und zwar bei Menschen, die – anders als Patienten mit Anorexia nervosa – eigentlich nicht hungern wollten, sondern die sich einfach strikt an die Weisungen eines Gurus hielten, um ja alles richtig zu machen.[7]

Orthorexia nervosa beginnt, so Bratman, häufig mit dem legitimen Wunsch, eine chronische Krankheit zu überwinden, das Übergewicht zu verlieren, den allgemeinen Gesundheitszustand zu verbessern, *political correctness* zu praktizieren, Spiritualität zu entwickeln. Ernährungsumstellung ist keine leichte Aufgabe – und wenn man es geschafft hat, fühlt man sich wohl und belohnt. Hat man etwas Richtiges gemacht, werden im Gehirn →Endorphine ausgeschüttet, gewissermaßen als Belohnung.[8] Daher kann man tatsächlich nach jedem Verhalten süchtig werden, das zu einer Endorphinausschüttung führt. Je einsamer, je verlassener man sich fühlt, desto höher ist auch der Mangel an Endorphinen[9], und desto mehr sucht man nach allem, was eine Endorphinausschüttung provoziert. Folglich möchte man es noch ein bisschen richtiger machen … und noch ein bisschen richtiger … Es fühlt sich gar so gut an … Und irgendwann füllt sich der Tag mit Weizengrassaft, Tofu, Quinoa-Keksen, der Zubereitung von Biogemüse, dem abendlichen Einweichen von Linsen, dem morgendlichen Mahlen von Frischkornbrei, dem Abzählen von Vitamintabletten, dem stundenlangen Sport, obwohl die Knochen längst vor Erschöpfung brechen.

Und wehe, man verlässt den Pfad der Tugend: Das Gewissen straft augenblicklich. Ganz besonders schlimm ist Fett. Der Anblick von Fett alleine kann bei manchen Menschen bereits massive Ängste auslösen. Aber auch der Genuss eines Stückchens Torte wird zum Verbrechen, und ein BigMäc bedeutet eine politische Todsünde.

Denn es ist nicht nur so, dass man mit seinem Bemühen um gesunde Ernährung das „Richtige“ für seinen Körper tun will. Man gehört nun auch zu einer neuen „Herde“, der „Herde“ der Heiligen, der Richtigen, der Gesunden, der Spirituellen, der Schlanken, der Gewinner … Und bekanntlich stabilisiert das den Serotoninspiegel. Wenn man diese „Herde“ durch irgendeinen Fehler verlässt, ist man nicht nur vergiftet oder fühlt sich dick wie eine Tonne, sondern ist irgendwie auch ein bisschen weniger heilig, ein bisschen weniger gebunden, ein Ausgestoßener – und der Absturz in die Depression, ausgelöst durch einen Serotoninmangel, droht. Man muss sich reinigen, um in die heilige „Herde" wieder aufgenommen zu werden, reinigen, indem man es die nächsten Tage noch korrekter macht, nur noch Gemüse isst, basische Mineralien konsumiert, mehr Sport als sonst treibt oder einfach fastet.

Da man den ganzen Tag damit beschäftigt ist, biologisch angebaute Nahrung einzukaufen und diese dann „richtig" zuzubereiten, nimmt man kaum wahr, dass man allenfalls zu einer imaginären „Herde" gehört und in Wirklichkeit einsam ist. Während man so gewissenhaft und verbissen die Linsen einweicht, hätte man vielleicht lieber einen Mann oder eine Frau. Aber – der oder die „Richtige" findet sich trotz aller Bemühungen häufig nicht („Alle Männer, die ich kennen lerne, sind entweder schwul oder werden gerade zum zweiten Mal Vater!"). Also sucht man Ersatz in der eigenen Perfektion. Der Tag ist auf diese Weise ausgefüllt mit einem Sinngebungsprozess, der schließlich alle anderen Sinngebungsprozesse verdrängt. Indem man die Probleme des einen Überlebenssystems mit absoluter Perfektion löst, fühlt man sich ein bisschen besser und registriert daher nicht mehr, dass man die Bedürfnisse der Systeme „Sicherheit" und „Reproduktion" vernachlässigt.

Ärzte, Psychologen und Psychotherapeuten haben die oben geschilderten Probleme allzu oft bei ihren so genannten essgestörten Patienten beobachtet. Sie haben oft gehört, dass jemand nicht zu einer Party ging, weil es dort Fett gab, und haben zusehen müssen, wie jemand vor ihren Augen zum physischen Wrack wurde, weil er einem absoluten Schlankheitsideal hinterherlief. Sie wurden Zeugen von einer zerstörten Biographie nach der anderen und haben, häufig voller heimlichem Schmerz und heimlicher Hilflosigkeit, mitgefühlt, weshalb sie selbst manchmal das Gegenteil allzu stark als Lösung betonten. Während ihr Klient (meist ihre Klientin) *total* dem Ideal der perfekten oder schlank machenden Ernährung folgt, versuchen sie ihn davon zu überzeugen, dass sein Problem eigentlich *gar nichts* mit Essen zu tun hat, sondern *nur* im System „Sicherheit" zu suchen ist. Sie versuchen, ihn dazu zu bewegen, eine wie auch immer definierte narzisstische Fixierung auf das eigene Körperbild aufzugeben, reale Beziehungen mit realen Menschen einzugehen, und hoffen, auf diesem Wege werde die Essstörung von alleine verschwinden.

Betrachtet man diese psychologische Theorie aus der Perspektive der hier entwickelten Gedanken zum Thema Gehirnchemie, ist die hinter dieser therapeutischen Aufforderung steckende Überlegung nicht falsch: Echte Beziehungen heben den Serotoninspiegel tatsächlich, sie vermindern das emotionale Defizit, das zu einer permanenten Sehnsucht nach Verhaltensweisen führt, die Endorphine stimulieren könnten – und wenn es gesunde Beziehungen sind, heben sie auch den →Dopaminspiegel. Kurzum, reale gute Beziehungen verändern die Biochemie des Gehirns: weg von einer Suchtkonfiguration, hin zu einem gesünderen Zustand der Biobalance, in welchem die Suchtgefahr vermindert ist.

Doch kein System kann durch das andere ersetzt werden, weder in die eine Richtung noch in die andere. Man kann das System „Sicherheit" gewiss nicht mittels einer wie auch immer gearteten Perfektion im System „Hunger und Sättigung" befriedigen. Und umgekehrt gilt leider auch, dass allein eine Befriedigung der Bedürfnisse im System „Sicherheit" durch ein verbessertes Beziehungsverhalten niemals die Probleme des Systems „Hunger und Sättigung" löst.

Daher heilen Essstörungen häufig langsamer aus als eigentlich nötig.

„Ungestörtes Eßverhalten", so die Ärzte Ulrich Cuntz und Andreas Hillert in ihrem Buch über Essstörungen, „ist gekennzeichnet durch ein bei gleichen Umgebungsbedingungen weitgehend konstantes Körpergewicht. Die Nahrungsaufnahme weist einen stabilen Tagesrhythmus auf. Bei ungestörtem Eßverhalten wird die Nahrungsaufnahme ohne bewußte Einflußnahme so gesteuert, daß die Energiebilanz zwischen Kalorienaufnahme und Kalorienverbrauch ausgeglichen bleibt und die Fettvorräte des Körpers konstant bleiben.“[10]

Kurzum, der ideale, psychisch gesunde Mensch des hier formulierten Weltbildes kann alles essen und wird dennoch nicht dick.

Erstens ist es sehr die Frage, ob es überhaupt jemals einen in diesem Sinne idealen Menschen gegeben hat. Der Mensch ist biologisch darauf programmiert zuzunehmen, sobald genügend Essen da ist. Ein nicht essgestörter Steinzeitmensch im Sinne der Definition von Cuntz und Hillert hätte den ersten harten Winter nicht überlebt; und kein einziges Steinzeitbaby wäre je groß geworden, hätte es eine im obigen Sinne ideale Steinzeitmutter gehabt, die sich während des Sommers keine Fettreserven zulegt, weil sie unbewusst darauf achtet, dass die Fettreserven konstant bleiben. Im nächsten Winter hätte sie plötzlich während der damals etwa dreijährigen Stillzeit nichts mehr zuzusetzen gehabt, und das arme Baby wäre an der nicht-essgestörten Mutterbrust kläglich verhungert. Die weiblichen Geschlechtshormone, besonders Östrogen, sind nicht umsonst appetitfördernd.

Ein wesentliches Problem ist heute jedoch nicht nur, dass es viel zu viel Nahrung gibt. Es gibt vor allem die falsche.

Die moderne westliche Diät ist durch „Nahrungs“mittel gekennzeichnet, an die der Mensch nicht angepasst ist. Es geht nicht nur um das Quantum aufgenommener Kalorien. Je stärker ein Lebensmittel verarbeitet wurde (zerschnetzelt, pulverisiert, zerstört und dann neu zusammengesetzt), desto belohnender und Sucht fördernder wirkt es auf den Konsumenten – und gewinnsteigernd aus Sicht der Lebensmittelindustrie[11], denn durch den Verarbeitungsprozess wurde dem ursprünglichen Lebensmittel mehr „Wert" hinzugefügt. Eine Tüte Kartoffelbrei zum Anrühren ist erstens ein ökologisches Desaster (Aluminium für die Tüte mit den Flocken, Packung, Aufdruck, Transport in LKW, Müll), und zweitens kostet eine Kalorie, gewonnen durch Kartoffelpulver, im Vergleich zum Grundnahrungsmittel „Kartoffel", das Vielfache, bringt für die Industrie wesentlich mehr Gewinn, wirkt „dank" des zugesetzten „Mehrwerts" der Verarbeitung wesentlich belohnender[12] und steigert daher den Appetit auf eine zweite oder gar dritte Portion. Das menschliche Appetit- und Belohnungszentrum und die finanziellen Interessen der Lebensmittelindustrie arbeiten Hand in Hand – mit dem Resultat von, laut WHO, etwa einer Milliarde schwerst Übergewichtiger.[13] Eines der Sucht förderndsten „Lebens"mittel überhaupt ist Zucker. Zucker kann langfristig den Serotoninspiegel absenken, auch wenn er ihn kurzfristig steigert, weshalb die Annahme von Psychologen und Ärzten, Essstörungen hätten nichts mit der aufgenommenen Nahrung zu tun, eindeutig falsch ist. Es ist sehr wohl möglich, Essstörungen und Heißhungerattacken mittels einer angemessenen Ernährung zu behandeln.

Die Lösung für das Problem aller Essstörungen liegt in einer gesunden Balance zwischen den Bedürfnissen aller drei Systeme, „Hunger und Sättigung", „Sicherheit" und „Reproduktion". Es ist weder richtig, das System „Hunger und Sättigung" bei der Heilung von Süchten zu vernachlässigen, noch ist es sinnvoll, es übermäßig zu betonen. Jeder Mangel, egal aus welchem der drei Systeme er stammt, erzeugt die Baseline der Sucht. Insofern kann auch die perfekteste aller möglichen Ernährungen den Mangel, beispielsweise im System „Sicherheit", nicht ausgleichen – selbst dann nicht, wenn der Serotoninspiegel durch die Ernährung optimal unterstützt wird.[14]

Umgekehrt aber kann eine falsche Ernährung sehr wohl die Situation verschlimmern.

Mood and Food: Dopamin, Serotonin und Ernährung

„Eigentlich", sagt sie, „eigentlich bin ich gar nicht depressiv ... Wenn es mit dem Essen klappt, dann ist bei mir alles in Ordnung. Letzten Sommer ging es mir gut, da hatte ich keine Essattacken. Wenn es mit dem Essen klappt, fühle ich mich wohl."

Wenn.

Wenn nicht, fühlt sie sich wie eine leere Haut, wie eine Maschine, die zum Bäcker geht und weiß, was sie tun wird. Sie weiß, dass es falsch ist, was sie tun wird, sie weiß, dass sie zu viele Streuselschnecken, Pfannkuchen und Tortenstücke kaufen wird.

„Ich könnte mich auch schneiden", sagt sie, „ich wüsste genauso, dass es falsch ist."

Sie fühlt sich wie ein ferngesteuerter Roboter, der auf sein eigenes Handeln keinerlei Einfluss mehr hat. Es geht gewiss nicht um Wissen oder Erkenntnis. Es geht um den momentanen Zustand, in welchem man zu einer emotionslosen Maschine wird.

Irgendetwas, eine Erinnerung, ein Ereignis, aber auch eine falsche Ernährung kann diesen Zustand auslösen.

Menschen mit hohem →Cortisolspiegel, relativ hohem Dopaminspiegel und niedrigem Serotoninspiegel leiden unter akuten, nicht zu beherrschenden Heißhungerattacken, und zwar in Momenten, in denen der Cortisol- und der Serotoninspiegel natürlicherweise absacken – und das ist meist nachmittags. Wer unter einer Essstörung leidet, leidet sehr häufig nachmittags zwischen 16.00 und 18.00 Uhr unter dieser Essstörung.

Anders ergeht es Menschen, die unter einer Konstellation mit niedrigem Cortisol-, niedrigem Serotonin- und niedrigem Dopaminspiegel leiden. Diese Menschen essen in der Regel den ganzen

Der Effekt einer Mahlzeit auf die Gehirnchemie

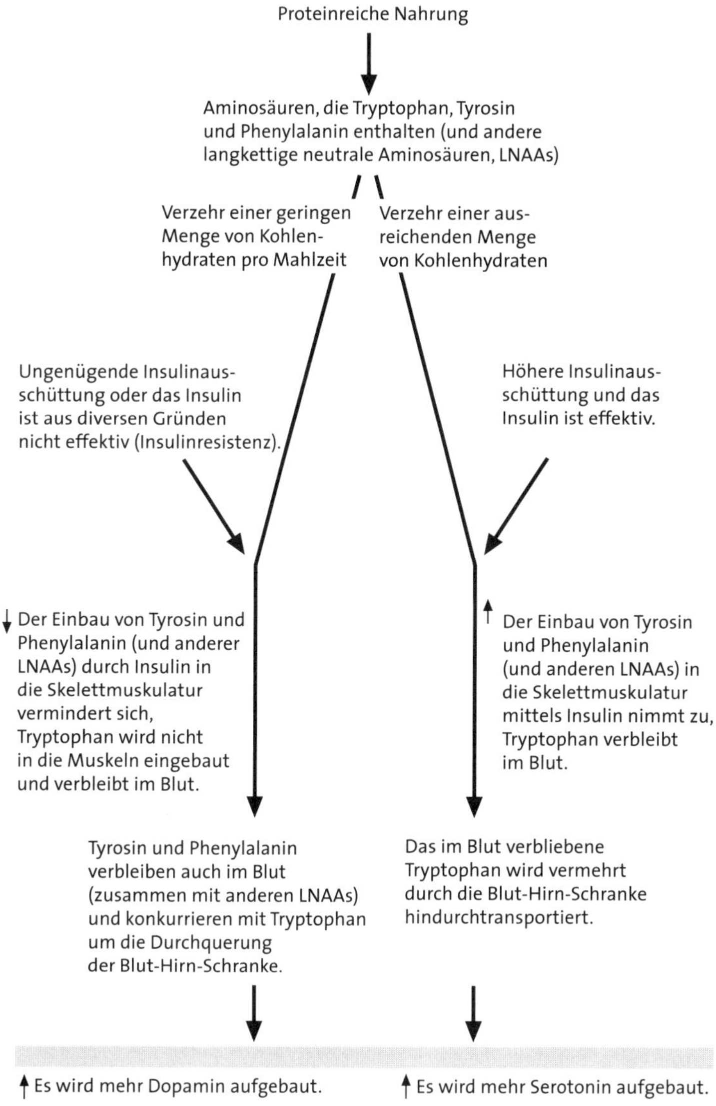

Wie Serotonin entsteht

1. Die Ausgangssubstanz: Tryptophan in der Nahrung

Tryptophan ist eine der acht so genannten essentiellen Aminosäuren, die der Körper nicht selbst herstellen kann und die daher unbedingt mit der täglichen Nahrung zugeführt werden müssen.

Tryptophan ist in den meisten Nahrungsmitteln kaum vorhanden. Das übliche mit der Nahrung aufgenommene Eiweiß enthält nur etwa 1,5 Prozent Tryptophan. Gute Quellen für Tryptophan sind Milch und Milchprodukte, Fisch, Meeresfrüchte, Rind-, Kalbs- und Schweinefleisch, Geflügel, Hülsenfrüchte, Soja (Tofu), grüne Bohnen, Nüsse (vor allem Mandeln und Erdnüsse), Eigelb, Bananen, Ananas, Datteln, Feigen. Aber auch Weizen enthält Tryptophan. Viele Menschen leiden unter Eiweißmangel – und zwar häufig, ohne es zu wissen.[18] Es gibt Untersuchungsergebnisse, die belegen, dass in Familien von Menschen, die später an Depressionen erkranken, der Tryptophanspiegel im Blut häufig zu niedrig ist.

Eiweißmangel kann verschiedene Ursachen haben. Zum Beispiel eine zu einseitige Ernährung, bei der Eiweiß fehlt, weil beispielsweise versucht wird, nur von Salat zu leben, aber auch Unterernährung, Magersucht, Krankheiten. Oder die Eiweißverwertung im Magen ist aufgrund fehlender Salzsäure mangelhaft, so dass am Ende zu viel Eiweiß ungenutzt wieder ausgeschieden wird.

2. Der Verbrauch im Stoffwechsel:
Wie viel Tryptophan bleibt für die Serotoninproduktion
im Gehirn schließlich übrig?

Tryptophan hat im Stoffwechsel noch andere, sehr wichtige Aufgaben, die teilweise Vorrang haben, so dass dessen Verfügbarkeit für die Serotoninproduktion in Gehirn und Rückenmark stark reduziert sein kann. Serotonin ist für das Überleben nicht so wichtig wie andere Stoffwechselaufgaben, und der Körper verwendet das vorhandene Tryptophan entsprechend einer Hierarchie, die das Überleben des Organismus sichern soll.[19]

Eine der entscheidenden Aufgaben von Tryptophan im Körper, also außerhalb von Gehirn und Rückenmark, besteht darin sicherzustellen, dass genügend Niacin (Vitamin B3) zur Verfügung steht.

Niacin ist für die Energieproduktion in der Zelle wichtig. Ohne ausreichend Niacin wäre das Überleben des Körpers gefährdet, weil das

Tag „so vor sich hin", können zwar nach einem Stück Torte aufhören, haben aber bereits eine Stunde später Appetit auf ein Würstchen oder ein Käsebrot.

Entsprechend der unterschiedlichen Situation haben die Betroffenen jeweils „typische" Essprobleme.

Für alle Formen von Essstörungen bzw. Zuckersucht ist der Serotoninspiegel entscheidend. Serotonin spielt eine wichtige Rolle sowohl bei der Begrenzung in der Aufnahme, also dem „Stopp"-Sagen, als auch beim Appetit auf Kohlenhydrate. Das liegt daran, wie Serotonin im Gehirn aufgebaut wird.

Neurotransmitter und Nahrung: Der Aufbau von Serotonin und Dopamin

Der Körper und sein Gehirn sind so eingerichtet, dass bei einer Mahlzeit entweder überwiegend Serotonin oder überwiegend Dopamin aufgebaut werden kann. Man kann so essen, dass man sich entspannt, oder so essen, dass man sich aktiviert. Nur bedingt ist beides gleichzeitig möglich. Dieser Regelmechanismus steuert im Prinzip die Nahrungsaufnahme sehr exakt.

Dopamin und Serotonin werden aus unterschiedlichen Ausgangsstoffen hergestellt. Während Serotonin aus Tryptophan hergestellt wird (siehe Seite 75ff), wird Dopamin aus Tyrosin aufgebaut. Aus den unten dargestellten Gründen besteht nicht die Möglichkeit, dass zur gleichen Zeit die gleiche Menge der beiden Ausgangsstoffe ins Gehirn gelangt. Es ist zwar nicht so, dass entweder „nur" Tryptophan ins Gehirn gelangt oder „nur" Tyrosin, aber es kann nur entweder überwiegend Serotonin aufgebaut werden oder überwiegend Dopamin. Bei einem gesunden Menschen bestimmen die Menge und die Art der während einer Mahlzeit verzehrten →Kohlenhydrate, wie viel Serotonin und wie viel Dopamin letztlich aufgebaut wird.

Gewebe mangels Versorgung mit Energie schnell absterben würde. Niacin ist so lebenswichtig, dass der Körper ein Sicherungssystem eingerichtet hat, das ermöglicht, Niacin aus Tryptophan zu bilden. 60 mg Tryptophan können zu 1 mg Niacin umgewandelt werden.[20]

Frauen brauchen etwa 13 bis 15 Milligramm Niacin am Tag, Männer zwischen 15 und 20 Milligramm. Niacin ist vor allem in magerem Fleisch, in Leber, Fisch, Geflügel sowie in Eiern und in geringer Menge in Milch und Gemüse vorhanden. Wenn Kalorien gespart werden sollen oder sich jemand strikt vegetarisch ernährt, hat er häufig einen Niacinmangel, ohne es zu wissen.

Bei einer eiweißarmen Ernährung fehlt also nicht nur Tryptophan, sondern auch das lebenswichtige Niacin. Somit werden bei Niacinmangel zuallererst sämtliche noch vorhandenen Tryptophan-Restchen in Niacin umgewandelt – und dann fehlt Tryptophan. Es bleibt nichts übrig für die Serotoninproduktion. Die schlimmsten Feinde von Niacin sind Zucker und Weißmehl. Je mehr davon konsumiert wird, desto weniger Niacin wird aufgenommen, desto mehr Tryptophan muss stattdessen verstoffwechselt werden – und dieses fehlt dann entsprechend beim Serotoninaufbau.[21]

Ein weiterer wesentlicher Faktor für die Verfügbarkeit von Tryptophan ist Stress.

Stress reduziert beim Menschen generell die Eiweißvorräte, weil das vorhandene Eiweiß zur Bildung von Stresshormonen genutzt wird: Je mehr Stress, desto weniger Tryptophan, desto niedriger die Serotoninproduktion. Deshalb ist man bei Stress erstens häufig genervt, und hat zweitens oft Appetit auf Schokolade.

Entzündliche, bakterielle oder virale Infektionen können die Menge des verfügbaren Tryptophans im Blut ebenfalls vermindern, weil auch bei diesen Prozessen verstärkt Tryptophan abgebaut wird.[22]

Doch selbst angenommen, die Ernährung wäre so ausgewogen, dass sowohl genügend Tryptophan als auch genügend Niacin zur Verfügung stünde – dies hieße keineswegs, dass auch der Serotoninaufbau gewährleistet ist.

Denn damit aus Tryptophan schließlich Serotonin wird, muss es ins Gehirn gelangen, da es erst dort zu Serotonin umgewandelt werden kann. Und dieser Schritt ist kompliziert.

Serotonin und Blutzucker

Vom Moment der Nahrungsaufnahme an ist es ein langer Weg, bis schließlich Serotonin im Gehirn aufgebaut ist und zur Verfügung steht. Dieser Prozess ist vergleichbar mit einer Kette, und jede Kette ist nur so stark wie ihr schwächstes Glied. Das Fehlen eines einzigen Gliedes in dieser Kette kann daher Essstörungen mit auslösen oder aufrechterhalten.

Im menschlichen Körper zirkulieren ca. 10 Milligramm Serotonin, nur ein Milligramm davon findet sich im Gehirn.

Wenn diese Menge vorhanden ist, geht es dem Menschen gut, und das Serotonin erfüllt seine Aufgaben.[15]

Für die Synthese, den Aufbau von Serotonin in den Raphé-Kernen (spezifische Strukturen im Hirnstamm), wird eine bestimmte →Aminosäure, ein Eiweißbaustein namens L-Tryptophan (abgekürzt: Tryptophan) gebraucht. Die Menge des verfügbaren Serotonins hängt sehr stark von der Menge des im Blut verfügbaren Tryptophans ab. Je mehr Tryptophan im Blutplasma vorhanden ist, desto mehr Serotonin kann aufgebaut werden. Wenn nun aus irgendeinem Grunde Tryptophan im Blut fehlt, kommt es zu einem Serotoninmangel im Gehirn.

Diese Ausgangssubstanz für Serotonin, das Tryptophan, muss mit der Nahrung aufgenommen werden, muss also in der täglichen Nahrung auch vorhanden sein. Der Mensch braucht ca. 0,25 Gramm am Tag. Bei einer normalen Nahrungsaufnahme werden durchschnittlich 1,0 – 1,5 Gramm Tryptophan aufgenommen. Tryptophanarme Diäten haben folglich einen sehr negativen Einfluss auf die Serotoninsynthese, wohingegen eine Tryptophan-Supplementation, das heißt eine verstärkte Gabe von Tryptophan zu einer Stimulation der Serotoninsynthese führt.[16]

Nicht alles mit der Nahrung aufgenommene Tryptophan wird

3. Der Transport von Tryptophan ins Gehirn

Es wäre schön, wenn man Serotonin einfach essen könnte – aber das geht nicht. Das Gehirn ist vom peripheren Blutkreislauf, also vom Körper durch ein Filtersystem abgeschirmt, welches das Gehirn vor solchen Stoffen schützen soll, die verheerende Folgen für die Funktionsweise des Gehirns haben könnten. Dieses Filtersystem nennt man →„Blut-Hirn-Schranke".

Die Blut-Hirn-Schranke vermag nur ein Molekül zu passieren, das eine bestimmte Größe hat oder sich an ein entsprechendes Transportmolekül „dranhängen" kann. Das *fertige* Serotonin ist dafür zu groß. Aus diesem Grund kann man auch keine Medikamente herstellen, die Serotonin enthalten, um das Problem einfach mittels einer Tablette zu lösen.

Bestimmte Moleküle, die das Gehirn für seine Funktionsweise braucht, können diese Blut-Hirn-Schranke daher nur mit Hilfe eines Transportmoleküls überwinden, sozusagen mit einem Taxi.[23] Diese „Taxis" nennt man auch „Carrier-Moleküle". Im Gehirn wird aber nicht nur Tryptophan gebraucht, sondern auch 7 andere, so genannte neutrale Aminosäuren, die für den Hirnstoffwechsel ebenfalls von großer Bedeutung sind, vor allem Leuzin, Isoleuzin, Phenylalanin und Tyrosin.

Es gibt aber nur *ein* Carrier-System für sämtliche Aminosäuren, die ins Gehirn transportiert werden müssen. Tryptophan „konkurriert" folglich mit den anderen neutralen Aminosäuren. Die „Konkurrenz" ist jedoch zahlreicher vertreten als Tryptophan. Somit kriegen nur wenige Tryptophanmoleküle ihr „Taxi" und gelangen ins Gehirn.[24]

Je höher also die Konzentration von Tryptophan im Blut im Vergleich zu den konkurrierenden Aminosäuren, desto mehr Tryptophan kann ins Gehirn gelangen, und desto mehr Serotonin kann daraus aufgebaut werden.

Hierbei spielt das Hormon Insulin eine entscheidende Rolle.

Insulin ist bekanntermaßen das Hormon, das dabei hilft, den →Blutzuckerspiegel wieder zu senken, indem es Glukose in die Zellen hineintransportiert und ihnen so die dringend benötigte Energie verschafft. Aber Insulin entfernt nicht nur Zucker aus dem Blut, es versorgt auch die Muskeln mit Aminosäuren. Je mehr Insulin ausgeschüttet wird, desto mehr der 7 konkurrierenden Aminosäuren werden in die Muskeln eingebaut.[25]

Schließlich bleibt nur das Tryptophan zurück, so dass die Konzentration des Tryptophans im Blut im Verhältnis zur Menge der anderen neutralen Aminosäuren ansteigt. Auf diese Weise gelangt mehr

auch tatsächlich ins Gehirn transportiert. Sehr viel Tryptophan wird bereits im Körper abgebaut oder für andere Stoffwechselprozesse verbraucht, bevor es ins Gehirn gelangen kann. Nur etwa 1 Prozent des aufgenommenen Tryptophans wird zu Serotonin umgewandelt. Wie viel Tryptophan letztlich ins Gehirn gelangt, hängt insbesondere davon ab, wie viel Stress ein Mensch hat. Denn je mehr Stress, desto mehr Tryptophan wird bereits im Körper verbraucht, desto weniger Tryptophan steht für das Gehirn zur Verfügung, desto weniger Serotonin wird aufgebaut und … desto massiver der Heißhunger.[17]

Selbst wenn Tryptophan in ausreichender Menge im Körper vorhanden ist, muss es erst ins Gehirn transportiert werden. Dafür ist vor allem das Hormon →Insulin indirekt zuständig. Wenn dieser Transportweg nicht funktioniert, nützt es nichts, Tryptophan mit der Nahrung aufzunehmen, es gelangt nicht ins Gehirn. Zucker hilft zwar kurzfristig, das serotonerge System zu stabilisieren, schadet ihm jedoch langfristig. Wenn zu viel Zucker konsumiert wird, gelingt der Transport von Tryptophan ins Gehirn irgendwann nicht mehr richtig, weil – bedingt durch eine Insulinresistenz, die verhindert, dass Tyrosin in die Muskeln eingebaut wird – zu viel des Dopamin bildenden Eiweißstoffes im Blut verbleibt.

Im Gehirn angekommen, muss das Tryptophan zu Serotonin umgewandelt werden. Dabei gibt es den schon erwähnten geschwindigkeitslimitierenden Schritt: Nicht alles verfügbare Tryptophan kann sofort in Serotonin umgewandelt werden. Damit die Umwandlung tatsächlich stattfindet, bedarf es bestimmter Vitamine, Mineralstoffe und Spurenelemente. Fehlen diese in der Nahrung, kann nicht genug Serotonin aufgebaut werden.

Sobald auch nur einer dieser Schritte aus irgendeinem Grunde nicht funktioniert, kommt es zu einem Serotoninmangel im Gehirn und somit zu den beschriebenen Heißhungeranfällen bzw. allen anderen Symptomen bei Serotoninmangel.

Tryptophan ins Gehirn und kann zu Serotonin umgebaut werden: Die Stimmung bessert sich, der Heißhunger verschwindet.

Vereinfacht ausgedrückt: Je höher der Blutzuckerspiegel, desto höher der Insulinspiegel, desto höher der Serotoninspiegel.[26]

Kein anderer →Transmitter außer dem Serotonin bedient sich dieses Transportmechanismus. Der Serotoninspiegel ist also an die Höhe des Insulinspiegels gebunden und, da der Insulinspiegel letztlich den Blutzuckerspiegel „spiegelt", auch an die Höhe des Blutzuckerspiegels.

Wenn der Blutzucker- und mit ihm der Insulinspiegel absinken, strömen die Aminosäuren aus den Zellen wieder ins Blut, und sofort konkurrieren an der Blut-Hirn-Schranke zu viele Aminosäuren um den Zutritt ins Gehirn. Dann sinkt die Menge des verfügbaren Tryptophans und somit die Menge des produzierten Serotonins im Gehirn.[27]

Der Aufbau von Dopamin

Dopamin wird aus Tyrosin (und Phenylanin) aufgebaut. Wenn nach einer eiweißreichen Mahlzeit der Tyrosingehalt des Blutes im Verhältnis zum Tryptophan steigt, wird zunächst ein →Neurotransmitter namens „Dopa" aufgebaut, der mit der Hilfe von Vitamin B6 und Magnesium im Gehirn zu Dopamin umgewandelt wird. Das Dopamin wird in den Nervenzellen gespeichert oder mit Hilfe von Vitamin C, in →Noradrenalin umgewandelt. Daher steigt meist auch der Noradrenalinspiegel, wenn der Dopaminspiegel im Gehirn ansteigt.

Cortisol und Kalium: Die Verbrennungsgeschwindigkeit

Doch nicht nur Serotonin und Dopamin sind ausschlaggebend für das, was ein Mensch essen und vertragen kann. Auch der Cortisolspiegel spielt für den Stoffwechsel und somit die jeweiligen Bedürfnisse eine wesentliche Rolle.

Cortisol hat nämlich neben den schon geschilderten Aufgaben eine wichtige zusätzliche Funktion: Es steuert den →Kaliumgehalt des Körpers.[28] Ist der Cortisolspiegel hoch, ist es der Kaliumgehalt des Körpers auch. Ist er hingegen niedrig, gibt es zu wenig Kalium.

Wie der Arzt William Wolcott zeigte, hat das Verhältnis von Kalium zu →Kalzium innerhalb der einzelnen Zelle massive Auswirkungen auf die Geschwindigkeit, mit der der Körper →Kohlenhydrate in Energie umsetzen kann.[29] Wenn das Verhältnis von Kalium zu Kalzium in der Zelle zugunsten des Kaliums überwiegt, ist der Mensch nach Wolcott ein so genannter schneller Verbrenner, das heißt, er verbrennt Kohlenhydrate sehr schnell. Fällt das Verhältnis von Kalium zu Kalzium in der Zelle zugunsten des Kalziums aus, ist er ein so genannter langsamer Verbrenner, setzt Kohlenhydrate also recht langsam in Energie um.

Jedes Nahrungsmittel löst in jedem Körper eine Vielzahl von chemischen Reaktionen aus, an deren Ende die Gewinnung von Nährstoffen steht. Aber abhängig von den Gegebenheiten des jeweiligen Körpers und seines aktuellen psycho-physiologischen Zustandes kann ein Nahrungsmittel für den einen Körper eine nützliche, für den anderen eine sehr schädliche Wirkung haben – je nach Stoffwechsel. Zucker beispielsweise ist für den „schnellen Verbrenner" ebenso ungesund wie für den „langsamen". Doch während der „langsame Verbrenner" mit Zucker umzugehen weiß, kann der „schnelle Verbrenner" dies nicht. Er kann wirklich nicht mehr aufhören, wenn er mit Zucker erst einmal begonnen hat. Ein „schneller Verbrenner" braucht eine Diät, die mehr Kalzium erhält, damit er die Balance innerhalb seiner Zellen zugunsten des Kalziums verschieben kann. Grünes Blattgemüse, Milchprodukte etc. sind für diesen Typus angemessen. Ein „langsamer Verbrenner" braucht mehr Kalium, muss also z. B. mehr Früchte essen.

„Schnelle Verbrenner" neigen zu jenem rasenden, unkontrollierbaren Heißhunger auf Süßes, sie haben starke Blutzuckerschwankungen und eine hohe Insulinausschüttung in Reaktion auf Kohlenhydrate. Sie können daher nachmittägliche „normale" Blutzuckerschwankungen bei einer falschen Ernährung nicht mehr ausgleichen, und das Hunger-Sättigungs-System reagiert mit einem unstoppbaren Heißhunger.

Hunger und Sättigung im Hypothalamus

Hunger und Sättigung werden im Magen gefühlt, aber sie entstehen im Gehirn. Oberstes Organ für die Integration aller Signale zur Regulierung des Körpergewichtes ist der →Hypothalamus. Damit er die richtigen Entscheidungen treffen kann, muss er sowohl über die akuten Zu- und Abflüsse von Energie als auch über die Größe der längerfristig eher konstanten Fettreserven informiert sein. Diese Informationen werden ihm von Botenstoffe übermittelt.

Der Hypothalamus arbeitet, bildlich gesprochen, so, als sei eine ganze Kette von Ampeln über die Straße gespannt: Wenn mehr Ampeln grün zeigen, darf man fahren, wenn die überwiegende Anzahl auf rot steht, muss man halten. Melden mehr Botenstoffe „grün", also „Appetit auslösen", gibt er das Signal für „Hunger", und wenn mehr „rot" bzw. „Appetit hemmen" melden, gibt der Hypothalamus das Signal für „satt".[33]

Ob nun Nahrung aufgenommen wird und, wenn ja, welche, ob keine Nahrungsaufnahme stattfindet oder ob sie beendet wird, ergibt sich aus der Intensität des appetitauslösenden bzw. -hemmenden Gesamtsignals.[34] Die verschiedenen Hormone und andere Botenstoffe, so genannte Neurotransmitter, die beim Hypothalamus aus der Peripherie (dem Körper) oder anderen Zentren des Gehirns ankommen, wirken entweder appetitauslösend (orexigen) oder -hemmend (anorexigen).[35]

Orexigene Botenstoffe signalisieren, vermehrt Nahrung aufzunehmen und Energieträger ins Fettgewebe einzulagern. Anorexigene Signale bedeuten, die Nahrungsaufnahme einzuschränken und entsprechend die Einlagerung von Energieträgern ins Fettgewebe zu stoppen.

Appetitauslösende Botenstoffe sind unter anderen das so genannte Neuropeptid Y (→NPY), aber auch die →Katecholamine (die Neurotransmitter Noradrenalin, Adrenalin und Dopamin), die endogenen →opioiden Peptide, das Stresshormon Cortisol, Galanin, Beta-Endorphin und viele – z. T. noch nicht bekannte – andere Botenstoffe.

Wenn der Blutzuckerspiegel unter einen bestimmten Wert absackt, ist dies für den Hypothalamus fast immer ein sehr stark wirkendes Signal, umgehend Nahrungsaufnahme zu veranlassen. Dabei spielt keine Rolle, was das Absacken des Blutzuckerspiegels provozierte, ob echter Energiemangel oder ein anderes Ereignis.

Botenstoffe, die den Appetit hemmen, sind das Corticotropin-Releasing-Hormon (→CRH), das Adrenocorticotropine Hormon (→ACTH), das Glukagon-artige Peptid-1 (Glp-1) und das Cocain- und Am-

Um sich optimal wohl fühlen zu können, brauchen schnelle Verbrenner eigentlich eine Diät mit recht viel Protein und Fett[30] – etwas, was nach der derzeitigen offiziellen Ernährungslehre aber als dick und krank machend gilt. Doch wenn sich dieser Typus nur von Salat ernährt, weil er es „richtig“ machen will, können seine Zellen nicht angemessen funktionieren, weil diese einfach nicht genügend Energie kriegen – und so rächen sie sich mit jenen fürchterlichen Attacken.

„Langsame Verbrenner“ brauchen tatsächlich die Diät, die zurzeit als optimal angesehen wird: eine Diät mit vielen „gesunden“ Kohlenhydraten, reichlich Obst und Gemüse, fettarm und mit einem gewissen Maß an Eiweiß.[31] Aufgrund ihrer Stoffwechselsituation tendieren „langsame Verbrenner“ nicht zu einzelnen Attacken, sondern eher dazu, vor sich hinzunaschen. Der niedrige Cortisolspiegel sorgt in Kombination mit dem niedrigen Dopaminspiegel dafür, dass sie sich nie richtig satt fühlen. Wegen des Mangels an Cortisol haben sie ständig das Gefühl, sich noch mehr Energie zuführen zu müssen, und der Dopaminmangel erhöht die Lust auf belohnende Lebensmittel, auf die Kombination von Fett und Eiweiß. Sie wollen manchmal Schokolade, sie wollen häufig Steak.[32]

Die Appetitregulation funktioniert in etwa so wie eine Wippe: Je höher der Dopaminspiegel im Verhältnis zu Serotonin, desto größer der Appetit auf Kohlenhydrate. Je höher der Spiegel von Serotonin im Verhältnis zu Dopamin, desto stärker das Verlangen nach Eiweiß. Wenn die eine Mahlzeit besonders kohlenhydratreich war, hat man bei der nächsten eher Appetit auf Protein. Fehlt Serotonin, sehnt man sich nach allem, was den Serotoninspiegel wieder steigern könnte: vor allem nach Kohlenhydraten. Muss es sehr schnell gehen, wie im Falle eines sehr akuten Mangels, giert das Gehirn nicht nach Vollkornbrötchen, sondern nach Zucker und Weißmehl.

phetamin-regulierte Transcript (CART), das „Ich-bin-satt-Enzym" Cholecystokinin sowie Serotonin.

Hunger

„Hunger" entsteht unter anderem dadurch, dass in den dafür bestimmten Teilen des Hypothalamus eine erhöhte Menge von Noradrenalin ausgeschüttet wird. Bei einem gesunden Menschen geschieht dies in regelmäßigen Abständen, etwa 3 bis 4 Mal täglich.[36]

Der Neurotransmitter, der den Appetit zwischen den Mahlzeiten hemmt und so das Gefühl von „satt" vermittelt, ist Serotonin. Nach einer „normalen" Nahrungsaufnahme reicht die Menge des durch die Nahrung nachproduzierten Serotonins ca. 3 bis 4 Stunden für dessen unterschiedliche Funktionen. Dazu zählt auch die Hemmung von Hunger und Appetit auf Kohlenhydrate. Nach dieser Zeit ist die appetithemmende Wirkung des Serotonins erschöpft, und man bekommt wieder „Hunger".[37]

Das physiologisch gesunde Absinken des Serotoninspiegels geht nach einer gesunden Mahlzeit einher mit dem physiologischen Absinken des Blutzuckerspiegels. Ein niedriger Blutzuckerspiegel, zusammen mit einem niedrigen Insulinspiegel, ist ein orexigenes Signal. Der Hypothalamus misst den Blutzuckerspiegel, und wenn er zu tief ist, antwortet er mit der Ausschüttung von Neuropeptid Y, einem Neuropeptid, das insbesondere Hunger auf Kohlenhydrate auslöst.[38] Je niedriger also der Blutzuckerspiegel, desto mehr Neuropeptid Y wird ausgeschüttet. Bei einem tiefen Insulinspiegel wird zusätzlich ein weiterer Botenstoff ausgeschüttet, der Appetit auf Fett macht: Galanin. Auf diesem Wege sorgt eine leichte Unterzuckerung sowohl für einen angemessenen Appetit auf Kohlenhydrate als auch für den angemessenen Appetit auf Fett.[39]

Wenn der Insulinspiegel „normal" niedrig ist, das heißt nicht überproportional stark abgesackt, der Blutzuckerspiegel ebenfalls „normal" gesenkt ist, etwas Galanin und etwas Neuropeptid Y ausgeschüttet wurde, im Hypothalamus etwas Noradrenalin Hunger ausgelöst hat und der Serotoninspiegel zwar niedriger, aber nicht dramatisch tief ist, beginnt eine gesunde physiologische Nahrungsaufnahme. Was danach eintritt, ist eine ebenso gesunde

Sättigung

Noradrenalin und Serotonin sind nicht nur an der Entstehung von Hunger beteiligt, sondern auch an der Empfindung „satt". Bei der Entste-

Menschen mit Dopaminmangel mögen Schinken, Würstchen, Steak und andere stark fetthaltige Nahrungsmittel. Daher ist der jeweilige Appetit ein ziemlich präzises Messinstrument für fehlende bzw. überschüssige Botenstoffe im Gehirn.

Beide Transmitter spielen aber auch im Sättigungsprozess eine entscheidende Rolle.

Dopamin hemmt schon sehr kurze Zeit nach Beginn einer Mahlzeit den Bedarf nach Fett und Eiweiß. Serotonin mindert, wie dargestellt, den Bedarf nach Kohlenhydraten und begrenzt den Umfang einer Mahlzeit insgesamt.[44] Daher hat man nach Gänsebraten und Knödel (Dopamin wurde gesteigert, hoher Spiegel von Tyrosin im Blut) noch Appetit auf Schokopudding, weil dieser die Kohlenhydrate bereitstellt, um das für den endgültigen Zustand der Sättigung noch fehlende Serotonin aufbauen zu können. Und am Ende der Mahlzeit, wenn sowohl Dopamin als auch Serotonin hoch sind, empfinden wir jenes Glück der Biobalance.

Der Wechsel im Aufbau zwischen Serotonin und Dopamin ist Gesetz. Jede Diät, die entweder nur auf Kohlenhydrate oder nur auf Eiweiß setzt, führt früher oder später ins Desaster. Der ausschließliche Genuss von Kohlenhydraten sorgt dafür, dass wir wegen des Dopaminmangels Depressionen bekommen. Und weil uns das Eiweiß zum Aufbau von Serotonin fehlt, werden wir ebenfalls erst depressiv oder aggressiv und dann süchtig nach Süßem. Wird hingegen nur Eiweiß gegessen, führt das zu einem akuten Serotoninmangel im Gehirn und das wiederum zu einem Gefühl von Angst, Wut und den Heißhungerattacken auf Süßes. Der Körper und sein Gehirn funktionieren nach ihren eigenen, strikten Gesetzen. Und so wie Ebbe und Flut sind sie ewig und unwiderruflich, solange es Menschen gibt. Sie lassen sich nicht überreden, es gibt kein Verhandeln, und es gibt keinen Trick.

hung von Hunger sind sie Gegenspieler, bei der Entstehung des Sättigungsgefühls arbeiten sie zusammen.

Während des Essens werden bereits in den ersten Minuten nach der Nahrungsaufnahme bestimmte Hormone im Darm gebildet, die den weiteren Nahrungsaufnahmeprozess hemmen sollen. Wichtig ist das Verdauungshormon Cholecystokinin. Dieses Hormon wirkt im Gehirn als Sättigungssignal. Wie man heute vermutet, wird Cholecystokinin aber nur dann produziert, wenn dies durch Signale von Serotonin veranlasst wird.[40]

Unter dem Einfluss von Cholecystokinin beginnt Noradrenalin, anders mit den Zellen zu kommunizieren als in der Phase, in der es für Hunger sorgte – es spricht andere Rezeptoren an, und diese Wirkung ist dafür verantwortlich, dass man sich satt fühlt.[41]

Wenn der Blutzuckerspiegel steigt, steigt auch sofort der Insulinspiegel. Durch den Zucker werden die Gehirn-, Muskel- und Nervenzellen erneut mit Energie versorgt und melden dies dem Hypothalamus. Das mit dem Blutzuckerspiegel steigende Insulin hemmt im Hypothalamus die weitere Ausschüttung von NPY, dem Hungermacher.[42]

Das ausgeschüttete Insulin transportiert die Vorläufersubstanz Tryptophan, den Eiweißbaustein, der den Serotoninaufbau ermöglicht, ins Gehirn. Und so beginnt dort eine erneute Produktion von Serotonin. Insulin hemmt auch die weitere Ausschüttung von Galanin. Der Appetit auf Fett lässt folglich nach.

Etwa 30 Minuten nach Beginn einer Mahlzeit ist im Gehirn neues Serotonin aufgebaut worden. Dann hört der Hunger auf Kohlenhydrate auf, und man fühlt sich „satt und zufrieden".

Auch ein weiterer Transmitter, →Acetylcholin (ACh), trägt zum Sättigungsprozess bei: Wird ACh während einer Mahlzeit vermehrt ausgeschüttet, reduziert es die Aktivität, Nahrung aufzunehmen.

Dopamin, das den Beginn der Nahrungsaufnahme mit auslöst, dient während der Mahlzeit ebenfalls als Sättigungssignal, denn es hemmt selektiv die Aufnahme von Fett und Eiweiß. Dopamin wird besonders dann ausgeschüttet, wenn das Essen scharf gewürzt ist.[43]

Ein physiologischer Hunger in Verbindung mit einer physiologischen Nahrungsaufnahme sorgt für einen angemessenen Rhythmus von Hunger und Sättigung. Der Blutzuckerspiegel bleibt nach einer Mahlzeit stabil, bis er allmählich wieder sanft abnimmt, der Insulinspiegel wie der Serotoninspiegel sinken ebenfalls nur langsam. Zwischen den Mahlzeiten kann Serotonin seine appetithemmende Funktion erfüllen.

Die große Belohnung: Endorphine

Endorphine wurden bereits erwähnt. Ebenso wie Enkephaline sind es hirneigene „Belohnungsstoffe", so genannte endogene Opiate. Diese Stoffe sind Drogen chemisch sehr ähnlich, mit ihnen belohnt sich das Gehirn, wenn etwas Befriedigendes passiert ist oder das Gehirn etwas geleistet hat, das – seiner Meinung nach – eine Belohnung verdient. Diese Stoffe werden im Gehirn verteilt und gelangen auch in die Großhirnrinde. Wir fühlen uns dann, je nach Menge und Art der produzierten Substanzen, zufrieden, glücklich, euphorisch oder gar ekstatisch. Das hat zur Folge, dass wir dasjenige zu wiederholen oder wieder zu erlangen trachten, was diesen positiven Zustand herbeiführte.[45]

Endorphine können durchaus verwirrend sein, denn sie werden auch bei Schmerzzuständen ausgeschüttet.[46] Bei tiefer Bauchatmung bildet der Körper ebenfalls Endorphine, die an den →Synapsen der Nervenzellen die Weiterleitung der Schmerzinformation blockieren. Dies erhöht deutlich die Schmerzgrenze und führt zu einer besseren Kontrolle über den Körper. Jedes Verhalten, das bis zum Extrem getrieben wird, stimuliert Endorphine. Das Resultat: Man wird von diesem Verhalten abhängig.

Im Bereich der Ernährung sorgen Endorphine dafür, dass die Aufnahme von süßen, cremigen Nahrungsmitteln als lustvoll empfunden wird. Endorphine machen Appetit auf Kohlenhydrate, Fett und Süßes.[47] Die Endorphinausschüttung erfolgt nur nach dem Verzehr von „Verbotenem" und sorgt für die Lust auf mehr. Gesunde Lebens mittel provozieren eine viel geringere Endorphinausschüttung – darum überisst man sich meist nicht an Broccoli, sondern an Torte oder Pommes. Endorphine steigern *nur* das Bedürfnis nach Gummibärchen, Cookies, Eis und Schokoriegel.[48] Wenn man Ratten Endorphine injiziert, essen sie mehr Süßes und Geschmackvolles; gibt

Die Wiederherstellung eines gesunden und angemessenen Essverhaltens ist geglückt, wenn Noradrenalin und Serotonin wieder in einer ausgeglichenen Balance zusammenarbeiten und das Gehirn genügend →Rezeptoren aufgebaut hat, so dass beide Neurotransmitter im richtigen Moment ihre Botschaft wirksam vermitteln können.

man ihnen Nalaxon, also ein Medikament, das die Opiatrezeptoren (Empfangsstellen für Endorphine) blockiert, dann stoppt sofort das Bedürfnis nach geschmackvollem Essen.[49]

Endorphine verhalten sich so, dass – im Gegensatz zu anderen Transmittern – der Endorphinspiegel durch den Genuss von Süßem oder Gehaltvollem nicht ab-, sondern ansteigt. Das heißt, süßes oder gehaltvolles Essen sorgt dafür, dass man verstärkt Appetit auf solche lustfördernden „Nahrungsmittel" bekommt. Es ist also falsch, wenn viele Ernährungswissenschaftler behaupten, man solle sich bei Zuckersucht ruhig ein bisschen Zucker erlauben, weil das den Süßhunger befriedigt. Nein! Denn süß konditioniert auf mehr süß.[50]

Schon der Geschmack von Süßem oder gehaltvollem Essen auf der Zunge setzt diesen Teufelskreis in Gang, führt zur Ausschüttung von Endorphinen im Gehirn und macht den Geschmack augenblicklich genussvoll.[51]

Endorphine sind auch dafür verantwortlich, dass eine schwangere Frau unbedingt bestimmte Dinge essen möchte – hier besteht ein Zusammenspiel mit dem weiblichen Hormon Progesteron.

Darüber hinaus wird die unkontrollierbare Sehnsucht von Frauen nach Schokolade oder anderen Süßigkeiten, zwei Wochen vor der Regel, ebenfalls von Endorphinen bestimmt.

Je nachdem, wie viel und wie oft Endorphin erstens produziert und zweitens ausgeschüttet wird, reguliert sich das Gehirn. Wenn weniger Botenstoff ankommt, steigert sich auf jeder Zelle die Zahl

Der Teufelskreis Sucht: Endorphine

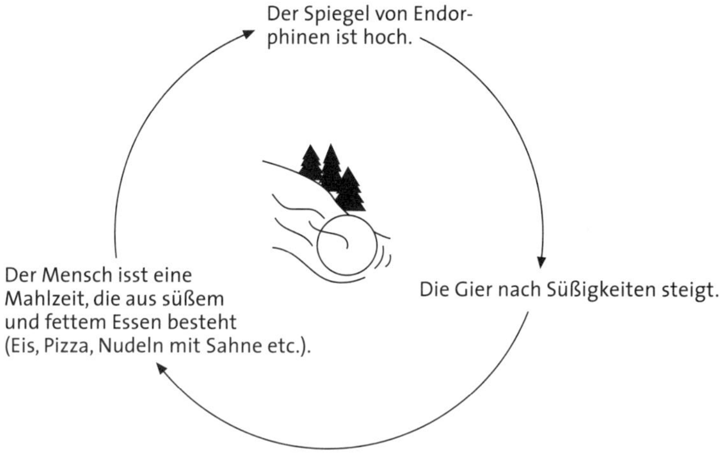

der Empfangsrezeptoren, was man „Up-Regulation" nennt. Das bedeutet, dass sich das Gehirn – oder bestimmte Gehirnteile – für Endorphine sensibler machen. Wenn über lange Zeit sehr viele Botenstoffe ankommen, entsteht der gegenteilige Effekt, „Down-Regulation" genannt. Das Gehirn stumpft regelrecht ab, indem es die Anzahl der Endorphinrezeptoren vermindert. In einem solchen Zustand braucht man nach und nach mehr und mehr Droge, um das gleiche Glücksgefühl zu erlangen. Wenn bei einem abgestumpften Zustand der Stoff plötzlich entzogen wird, kommt es zu einer sehr schnellen Up-Regulation, also Vermehrung der entsprechenden Rezeptoren, die dann dasitzen und warten und ihren Stoff haben wollen, was einen starken Druck auf ein Verhalten oder einen Konsum auslöst, das den entsprechenden Stoff wieder produzieren oder ausschütten würde. In diesem Fall ist es der Druck auf Endorphin ausschüttende Verhaltensweisen wie das Essen von cremigen, süßen und fetten Speisen – aber das gleiche Prinzip gilt letztlich für alle Botenstoffe, also auch für →Serotonin und Dopamin.

Die amerikanische Autorin Kathleen DesMaisons beschreibt in ihrem Bestseller zur Zuckersucht („Potatoes not Prozac“) zwar nicht explizit unterschiedliche Persönlichkeitstypen, aber aus ihrer Schilderung der Zuckersucht geht hervor, dass sie den Menschen mit niedrigem Serotonin- und relativ hohem Dopaminspiegel meint. Zuckersucht stellt sie dar als biochemische Konstellation, bei welcher ein Mensch einen niedrigen Serotonin- und niedrigen Endorphinspiegel hat. Sie argumentiert, dass einige Menschen – aufgrund ihrer genetischen Disposition – besonders intensiv auf alles reagieren, was eine Endorphinausschüttung bewirkt, unter anderem auf Zucker und Alkohol. Dies ist die Folge eines, so DesMaisons, generell niedrigeren Endorphinspiegels. Das Gehirn spricht daher stärker auf jede kleinste Ausschüttung von Endorphinen an. DesMaisons vertritt also folgende Auffassung: Weil die Endorphinausschüttung *natürlicherweise* niedriger sei als bei anderen Menschen, sei das Gehirn in einem besonders empfänglichen, sensiblen, up-regulierten Zustand für Endorphine. Deshalb wirke Zucker auf diese Menschen so wie auf „normale“ Menschen Wein. Während normale Menschen Zucker dosiert essen könnten, sei dies zuckersensiblen Menschen unmöglich. Im Gegenteil: Da der Genuss stärker belohnt werde, steige die Suchtgefahr. Folglich wäre die einzig mögliche Verhaltensweise eine Ernährung, die konsequent auf Zucker und Weißmehl verzichtet.

Diese Konstellation – niedriger Serotonin- und niedriger Endorphinspiegel – ist allerdings nur dann wahrscheinlich, wenn der Dopaminspiegel relativ hoch ist. Doch bei einigen Formen von Depressionen, bei Adrenal Fatigue oder langfristigem Stress verbrauchen sich bestimmte Neurotransmitter, die Katecholamine Dopamin,

Up- und Down-Regulation nach DesMaisons

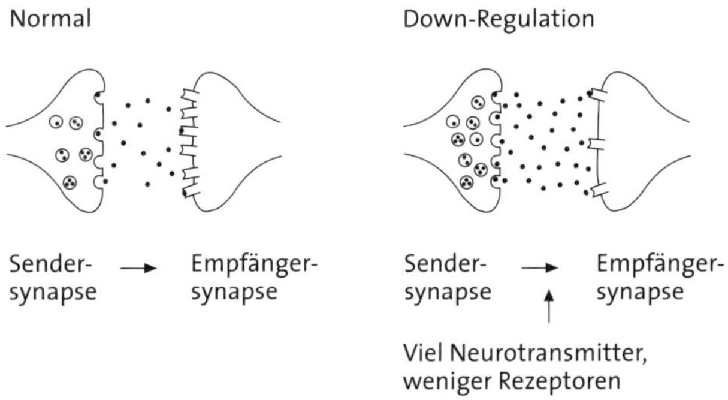

Wenn viel Botenstoff von der Sendersynapse ausgeschüttet wird, regelt die Empfängerzelle die Zahl der Rezeptoren auf den Empfängersynapsen herunter. Das bedeutet, der Botenstoff wirkt nicht so intensiv.

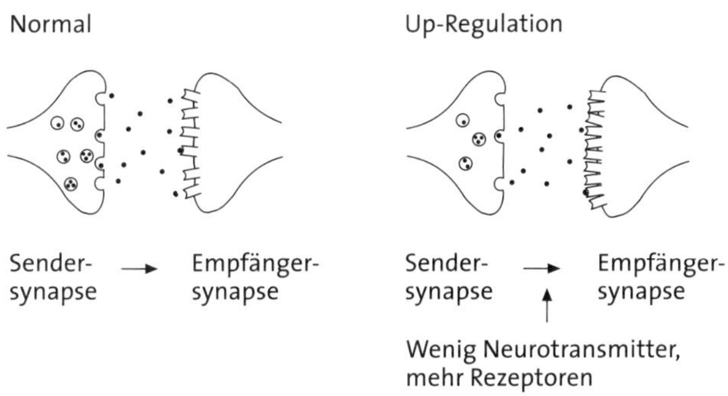

Wenn wenig Botenstoff von der Sendersynapse ausgeschüttet wird, regelt die Empfängerzelle die Zahl der Rezeptoren auf den Empfängersynapsen herauf. Das bedeutet, der Botenstoff wirkt intensiver.

Noradrenalin und Adrenalin, und somit sinkt der Dopaminspiegel. Wenn der Dopaminspiegel sinkt, erhöhen die Endorphine ihre Aktivitäten, sie werden vermehrt gebraucht, und folglich nehmen die Endorphine im Körper zu. Hält der Zustand des Dopaminmangels lange an, ist gleichzeitig die Endorphinausschüttung über lange Zeit hoch. Das Gehirn beginnt also mit der Herunterregelung von Endorphinrezeptoren und stumpft so gegen Endorphine ab. Irgendwann braucht man eine erhöhte Menge von Endorphin, um zum gleichen Glücksgefühl zu gelangen, das heißt wieder und wieder, in immer kürzeren Abständen die einst belohnten Verhaltensweisen. Wenn es sich dabei um den Genuss von süßen und cremigen Nahrungsmitteln handelt, wird man sehr schnell sehr viel zunehmen. Damit haben wir also genau das gegenteilige Szenario von DesMaisons: Nicht eine Hypersensibilität des Gehirns für Endorphine ist das Problem, sondern eine durch eine Depression bedingte *Abstumpfung für Endorphine*. Das Gehirn reagiert nicht stärker, sondern weniger stark ... Daher wird mehr Zucker oder mehr Alkohol gebraucht – und das wiederum treibt direkt in einen Teufelskreis: Es wird immer mehr desselben Endorphin steigernden Stoffes gebraucht, was zu einer verstärkten, nachhaltigen Abstumpfung und zur Verhärtung der Depression führt. Wird in diesem Stadium – von einem Moment zum anderen – mit Zucker und Alkohol aufgehört, und zwar vollständig, kommt es sehr schnell zu einem Craving, einer Gier nach dem Suchtstoff, da das Gehirn binnen sehr weniger Stunden mit einer intensiven Up-Regulation reagiert: Jetzt gibt es sehr schnell viel zu viele Rezeptoren ... und der Rückfall droht.

Die beiden Formen der Zuckersucht

Es gibt also letztlich zwei verschiedene „zuckersüchtige" Persönlichkeiten:
Typ A ist der Mensch mit einer Überfunktion der Nebennierenrin-

de, also hohem Cortisol-, hohem Dopamin-, niedrigem Serotonin-, und *niedrigem* Endorphinspiegel. Er ist der „schnelle Verbrenner". Er verbrennt stärkehaltige Kohlenhydrate zu schnell, reagiert aber mit einem besonders intensiven Glücksgefühl, sobald er sie schmeckt, so dass Typ A innerhalb kurzer Zeit nach diesem Gefühl süchtig werden kann. Der „schnelle Verbrenner" hat Angst vor der eigenen Sehnsucht nach Baguette und Croissant und versucht daher sein Verhalten zu kontrollieren, aber irgendwann ist die Sehnsucht stärker. Dann isst er Baguette und Croissant für drei – und empfindet sich als disziplinloser Versager.

Typ B ist der Mensch mit einer Unterfunktion der Nebennierenrinde, also niedrigem Cortisol-, niedrigem Dopamin-, ebenfalls niedrigem Serotonin –, aber relativ *hohem* Endorphinspiegel. Er ist der „langsame Verbrenner". Sein Problem sind nicht so sehr die Kohlenhydrate, er giert vor allem nach salzig und fett. Das ist der Typ, der, vor die Wahl gestellt, statt Torte lieber Hotdog oder Cheeseburger essen würde.

Beide Typen sind in ihrem gesamten Denken, Fühlen und Handeln durch die Möglichkeiten und Schwierigkeiten ihrer jeweiligen Konfiguration gekennzeichnet. Und eben deshalb müssen beide völlig verschiedene Heilungswege beschreiten. Das bedeutet nicht nur eine unterschiedliche Ernährung, sondern auch eine entsprechende Verhaltensänderung in den übrigen Überlebenssystemen, besonders im System „Sicherheit".

Des einen Nahrung ist des anderen Gift. Der Heilungsprozess des einen führt niemals zur Heilung des anderen! Ernährung und Verhaltensänderung hilft nur, wenn sie auf den jeweiligen Typ und seine biochemische Konfiguration zugeschnitten ist. Sonst kann, was dem einen ein Segen ist, für den anderen zum Problem werden.

4. Kapitel: Der die Aufregung sucht ... Der Arousal-Mensch

Menschen, die einen hohen →Dopamin- und Noradrenalinspiegel sowie einen niedrigen Serotoninspiegel aufweisen, nennt der Arzt Dr. Joel Robertson in seinen hervorragenden Büchern zum Thema Gehirnchemie und Persönlichkeit (siehe Literaturliste) *Arousal*-Menschen, zu Deutsch „Aufregungs-", „Handlungs-"Menschen. Allerdings bezieht Robertson in sein Modell weder die Nebennierenrinde noch das Modell der drei Überlebenssysteme und auch nicht dessen Stoffwechsel mit ein. Insofern handelt es sich bei den vorliegenden Erläuterungen um eine Weiterentwicklung des Modells von Robertson.
Um jedoch der Relevanz seiner Überlegungen zu entsprechen, verwende ich im Folgenden die von Robertson gewählten Bezeichnungen: *Arousal*- und *Satiation*-Mensch. Letzteres bedeutet: der Ruhe und Belohnung suchende Mensch. Beide Persönlichkeitstypen sind nicht starr fixiert, aber es gibt Tendenzen. Es ist auch nicht so, dass jemand nur Arousal-Mensch oder nur Satiation-Mensch wäre. Jeder Mensch besitzt beide Anteile, es kommt nur darauf an, wie ausgeprägt sie sind.

Dennoch sollen hier die spezifischen Konturen dieser beiden Persönlichkeitstypen besonders deutlich herausgearbeitet werden, womit aber keineswegs gesagt ist, dass alle Menschen ihren jeweiligen Typus in „Reinkultur" leben.

Ich konzentriere mich auf jene Überlebenssysteme, die für die Erhaltung der Person am wichtigsten sind: „Sicherheit" sowie „Hunger und Sättigung". Das Überlebenssystem „Reproduktion" dient vor allem der Arterhaltung.

Ein gesunder Mensch, im Sinne des Modells von Robertson, ist fähig, – je nach Situation – zwischen den beiden Polen *handeln wollen – Ruhe suchen* hin und her zu oszillieren, weshalb es ihm gelingt, anstehende Aufgaben und Probleme so zu bewältigen, wie es jeweils günstig ist. Je ausgeprägter ein Teil gelebt und ein anderer Teil gemieden werden muss, desto gravierender wird die Imbalance des Gehirns und desto pathologischer am Ende das Verhalten. Die Spanne reicht auch hier von angenehmen Persönlichkeitsmerkmalen bis zu extremen Pathologien.

Sowohl der Arousal- als auch sein Gegentyp, der Satiation-Mensch, leben mit einer unausgeglichenen biochemischen Konfiguration. Beide vermeiden etwas: Der Arousal-Mensch meidet alle Verhaltensweisen, die Serotonin ausschüttend wirken könnten; der Satiation-Mensch weicht allem aus, was zu Stress und Aufregung führt, also allem, was mit Dopamin und Noradrenalin zu tun hat.

Aufgrund der Gegebenheiten ihrer Gehirnchemie haben sowohl der Arousal-Mensch als auch der Satiation-Mensch spezifische Lösungen für die Bedürfnisse entwickelt, die in den drei Überlebenssystemen entstehen.

Das Essverhalten wird bei beiden Persönlichkeitstypen genau durch die Faktoren bestimmt, die sie zu vermeiden suchen. Je mehr jemand alle Verhaltensweisen meidet, die zu einer Serotoninausschüttung führen könnten, desto rasender wird der Heißhunger auf Kohlenhydrate und Süßes, also auf Lebensmittel, die den Serotoninspiegel wieder steigern. Je mehr jemand alles vermeidet, was mit Aufregung, also Dopamin- und Noradrenalin, zu tun hat, desto größer sein Verlangen nach der stimulierenden Mischung aus Eiweiß, salzigen Kohlenhydraten und Fett, eben jener Kombination, die Dopamin ausschüttend wirkt (Kohlenhydrate tragen zwar nicht viel zur Produktion von Dopamin bei, aber sie können – wegen ihres belohnenden Charakters – durchaus eine Dopaminausschüttung fördern.).

Eine nachhaltige Änderung des Essverhaltens und eine entsprechende Änderung des Körpergewichtes bedeuten eine Modifikation der chemischen Baseline des Gehirns und neue Problemlösungsstrategien in einem der drei Überlebenssysteme. Die chemische Baseline des Gehirns, die Glaubensätze, Gefühle und Gedanken eines Menschen wirken sich über die Höhe des Cortisolspiegels bis hinunter auf die Stoffwechselleistung der einzelnen Zelle aus. Somit bestimmt die chemische Baseline des Gehirns auch mit, welche Form von Ernährung ein Mensch braucht und verträgt.

Der Arousal-Mensch und was er anstrebt: Dopamin und Noradrenalin

Der Arousal-Mensch strebt nach „Arousal". Er tut alles, damit sein Gehirn die excitatorischen (ausführenden) →Neurotransmitter und →Neuromodulatoren Noradrenalin und Dopamin ausschüttet. Er sucht nach Aufregung, in welcher Form auch immer. Er ist der Jäger, der um der Jagd willen die Höhle verlässt.

Er ist der Typ Mensch mit hohem Cortisolspiegel aufgrund einer Überfunktion der Nebennierenrinde – die ihn in Stresszeiten gut und energetisch, manchmal zu viel reagieren lässt –, hohem Dopamin- und niedrigem Serotonin- sowie relativ niedrigem Endorphinspiegel.

Im Falle eines stressigen Ereignisses ist er aggressiv, motiviert und handlungsbereit. Möglicherweise schätzt er die Situation unrealistisch ein, aber er reagiert aktiv handelnd auf sie.

Biochemisch wird der Arousal-Mensch mit einer Endorphinausschüttung belohnt, wenn er Verhaltensweisen zeigt, die eine Dopamin- und Noradrenalinausschüttung provozieren. Dies müssen keine bewusst gewählten Verhaltensweisen sein. Es muss sich nicht einmal um Ereignisse handeln, die er ausdrücklich als angenehm empfindet ... Denn unbewusst wird er belohnt, und das genügt seinem Gehirn, um die jeweiligen Verhaltensweisen für wiederholenswert zu halten. Und da sein Endorphinspiegel zudem generell niedrig ist, lebt er in einem up-regulierten Zustand für Endorphinausschüttungen, das heißt, er reagiert äußerst intensiv auf alles, was eine Dopamin- und Noradrenalinausschüttung bewirkt, und erlebt dies als besonders belohnend, möglicherweise viel belohnender als andere Menschen. Das steigert das Suchtpotenzial dieser Verhaltensweisen zusätzlich. Der Arousal-Mensch fühlt sich nur normal, sicher und glücklich, wenn der Dopamin-/Noradrenalinlevel hoch ist. Allerdings regelt sein Gehirn die Rezeptoren für Dopamin und Noradrenalin wegen der ständigen Überschwemmung mit diesen allmählich herunter, so dass der Arousal-Mensch immer mehr und immer stimulierendere Ereignisse braucht.[1]

Er ist der Typ, den die Stressforschung als „A-Typ" beschrieben hat: ehrgeizig, konkurrierend, zielorientiert. Arousal-Menschen sind überwiegend extrovertiert. Sie haben meist viele Freunde und werden durch alles Neue angezogen – neue Ereignisse, neue Produkte, neue und stimulierende Situationen. Sie mögen keine Routine und tun häufig viel dafür, diese zu vermeiden. Sie stellen in aller Regel die Karriere über Beziehung und Familie, auch wenn sie dies bewusst verneinen würden. Sie finden Konflikte stimulierend, brauchen und suchen sie. Unbewusst beginnen sie, Konflikte zu provozieren, wenn die Spiegel von Dopamin und Noradrenalin abfallen und sie sich deshalb zunehmend unwohl fühlen. Ist der Dopaminspiegel niedrig, spüren sie innerlich Ärger. Das Letzte, was sie jetzt ertragen können, ist eine Situation, in der sie hilflos wären und der Dopaminspiegel somit noch niedriger würde. Das heißt, Arousal-Menschen meiden jede Hilflosigkeit – unabhängig von der Art der Situation. Ihren Selbstwert messen sie am Erreichen von Zielen, an Bewunderung.

Arousal-Menschen mögen Jobs, in denen man sich in der Öffentlichkeit bewegt, Jobs, die viel physische Aktivität und viel Wechsel beinhalten. Sie suchen nach Stresspositionen und bevorzugen diese selbst dann, wenn sie in der sozialen Hierarchie relativ niedrig angesiedelt sind. Sie sind die klassischen Workaholics, die abends und am Wochenende arbeiten und es nicht vertragen, nach Hause zu kommen, und der Dopaminspiegel fällt ab, weil sie keine Herausforderung mehr haben. Sie gehen z. B. zur Kriminalpolizei, werden Notarzt, Journalist, sozialer Aktivist, Schauspieler, manchmal auch Wissenschaftler, wenn man dabei im Rampenlicht stehen kann. Sie mögen anstrengende, hochriskante Sportarten, auch solche, die stark konkurrierend sind. Sie fahren Snowboard, Skateboard oder Extremski, spielen Tennis, mögen Eishockey und Climbing. Im Unterhaltungsbereich bevorzugen sie Rockkonzerte, Karaoke, stimulierende Sportereignisse und Massenveranstaltungen. Sie fahren im Urlaub in die Weltstädte, mögen große Familientreffen und Gruppenreisen, haben ständig Verabredungen mit diversen Leuten, lieben Safaritouren oder die Jagd. Wenn sie Drogen nehmen, dann stark wach machende Rauschgifte wie Kokain, Amphetamine, harte Spirituosen. Sie lieben Horror- oder Actionfilme.[2]

Es gelingt nicht allen Arousal-Menschen, ihre hohe Energie und ihr Bedürfnis nach Stimulation in eine sozial akzeptable Beschäftigung zu integrieren. Drogendealer, Straßenkids, Zuhälter sind in aller Regel Arousal-Typen, die daran gescheitert sind. Die soziale Gefährdung des Arousal-Typs ist die Kriminalität, wobei diese nicht einmal von der Gesellschaft als kriminell empfunden werden muss. Arousal-Typen können Firmen kaufen und verkaufen, Arbeitsplätze vernichten, an der Börse spekulieren … und dabei immensen sozialen Schaden anrichten, weil es ihnen den „Kick“ gibt, Freude macht und ihnen das ersehnte Gefühl von Sicherheit, Normalität und Belohnung vermittelt.[3]

Selbstreflexion und Selbsteinsicht liegen dem Arousal-Menschen außerordentlich fern. Therapeutisch ist er am besten über größere Workshops oder Wochenendseminare mit hohem Arousalwert zu erreichen, oder indem man ihm lange und aktiv zuhört. Wenn der Dopaminspiegel während der Sitzung hoch genug bleibt, wenn es ausreichend Stimulation gibt, fühlt er sich sicher genug, um nach und nach die Grenzen seines Weltbildes zu erkunden.

Emotional, so Robertson, ist das Leben eines Arousal-Menschen dominiert von Angst. Er hat ständig das Gefühl, auf ein Desaster zuzurennen. Darunter liegt eine tiefe und dauerhafte Depression, bedingt durch den niedrigen Serotoninspiegel. Der Arousal-Mensch tut alles, um diese Depression nicht fühlen zu müssen. Er meidet Ruhe und Entspannung. Eine für ihn bedrohliche Vorstellung. Denn dann käme er in Kontakt mit seiner Depression. Bevor das geschieht, produziert er lieber Krisen, Stress, Desaster, also alles, was den Dopamin-/Noradrenalinspiegel wieder anhebt.[4]

Kognitiv bedeutet der hohe Dopaminspiegel, dass der Arousal-Mensch die Welt in einem überscharfen Schwarz-Weiß wahrnimmt. Dopamin steigert die Wahrnehmung, hilft uns, die Priorität des jeweiligen Sinnes zu bestimmen und weitet unsere Pupillen. In einer solchen Situation gehen Grautöne, Abstufungen verloren, die Konturen werden schärfer. Wenn es ums Überleben geht, will man nicht durch unwichtige Informationen abgelenkt werden, sondern fokussiert bleiben auf die Objekte, die von dem primären Überlebenssystem gebraucht werden. Hoher Dopaminspiegel bedeutet schärferes Denken und fokussierteres Verhalten. Dopamin präzisiert die Wahrnehmung der Dinge, die wir in dem Moment wissen müssen. Arousal-Menschen sind daher schnell, klar, scharf. Wenn der Arousal-Mensch etwas möchte, will er es unbedingt – und er hat auch den Willen und die Energie dazu. Eine Gefährdung der Arousal-Menschen im kognitiven Bereich ist der *zu* hohe Dopaminspiegel, der dazu führt, dass sie völlig überfokussiert auf eine Situation reagieren und daher unflexibel werden.

Der Stoffwechsel des Arousal-Typs ist im Kalium-Kalzium-Verhältnis durch einen *Kaliumüberschuss* innerhalb der Zelle charakterisiert. Er verbrennt Kohlenhydrate recht schnell, ist also ein so genannter schneller Verbrenner.[5]

Der gemiedene Transmitter: Serotonin

Der Arousal-Mensch strebt nach Dopamin, nach Aufregung – und meidet den Gegenpol, die Ruhe, die Entspannung. Er weicht allem aus, was irgendwie mit einer Serotoninausschüttung zu tun haben könnte, denn jede Erhöhung des Serotoninspiegels bedeutet im Gehirn eine Senkung des Dopaminspiegels – ein für ihn ausgesprochen unangenehmes Gefühl. Die Vermeidungshaltung kann unterschiedlich stark ausgeprägt sein.

Die biochemische Konfiguration des Arousal-Menschen bildet sich in der frühen Mutter-Kind-Beziehung heraus. Das emotionale Kernthema dieser Beziehung ist eine missglückte Regelung von Nähe und Distanz.

So wird auch der spezifische Serotoninspiegel eines Menschen in der frühen Mutter-Kind-Beziehung geprägt. Funktioniert diese Beziehung, lernt das Kind, was Geborgenheit und Bindung ist – und es lernt, Geborgenheit und Bindung als angenehm zu empfinden und danach zu suchen. Berührungen sorgen dafür, dass der Körper weniger Cortisol, dafür aber umso mehr Oxytocin ausschüttet, ein Hormon, das unser Gehirn auch während des Orgasmus abgibt. Oxytocin steigert den Serotoninspiegel[6] und setzt zusätzlich Schmerz hemmende Endorphine frei. Somit erlebt ein Kind Bindungen als angenehm und lernt, sie aktiv zu suchen.

Wenn das Kind ausreichend getröstet, geschützt, gestreichelt wird, hat es später eine *angemessene* Cortisolausschüttung bei Stress. Doch wenn nicht, bleibt die kindliche HHN-Achse bei Stress sehr lange aktiv, und das Kind wird mit dem Stresshormon Cortisol regelrecht überschwemmt. Denn je stärker sozialer Stress empfunden wird, desto intensiver wird die HHN-Achse aktiviert. Das Zwischenhirn erhält seine Informationen sowohl von der unbewussten, rein vegetativen Ebene als auch von den höheren Hirnarealen. Das psychische Erleben eines Ereignisses kann die HHN-Achse demnach entweder entspannen oder aktivieren. Bei manchen Kindern wird diese Achse jedoch ständig aktiviert und zu selten entspannt. Stress fördert zudem den beschleunigten Abbau des Neurotransmitters Serotonin. Daher sinkt der Serotoninspiegel bei einem unter Stress und Anspannung stehenden Kind sehr schnell ziemlich tief ab. Und das wirkt sich wiederum auf die sozialen Erfahrungen aus, die das Kind in den prägenden Jahren machen wird. Denn ein niedriger Serotoninspiegel führt unter anderem zu einem verstärkten Gefühl von Aggressionen und mangelndem Selbstwert … Die weitere Entwicklungen hin zu noch mehr Stress ist folglich vorprogrammiert.

Die anhaltende Aktivierung der Stressantwort ist nicht nur von den Stresshormonen selbst, sondern auch von der Fähigkeit des Organismus zur Modulation von Erregungen abhängig. Und diese Modulation muss ein Kind erst erlernen. Dies geschieht über einen Abstimmungsprozess in der Kommunikation zwischen Mutter und Kind: Das Kind schreit, die Mutter beruhigt es und mildert den Stress, das Kind fühlt sich wieder sicher. Das Kind lächelt, die Mutter lächelt zurück – oder die Mutter lächelt, und das Kind lächelt. Das Kind wendet sich ab, und die Mutter wartet so lange, bis es sich ihr wieder zuwendet. Das Kind hat Bedürfnisse im Überlebenssystem „Hunger und Sättigung", und die Mutter füttert es. Das heißt: Empfindet das Kind Stress, weil es sich unsicher fühlt, erfährt es Geborgenheit. Je besser die Bindung und Kommunikation zwischen Mutter und Kind, je besser die so genannte Affektabstimmung, also die Fähigkeit der Mutter, die Bedürfnisse ihres Kindes emotional zu erfassen und empathisch darauf einzugehen, desto höher ist der Spiegel des Transmitters Serotonin, und desto besser gelingen dem Kind später alle Aufgaben und Verhaltensweisen, in die dieser Transmitter involviert ist. Sein Gehirn beginnt eine Erhöhung des Serotoninspiegels mit einer Endorphinausschüttung zu belohnen, so dass es als Teenager und Erwachsener nach Bindungen, Ruhe und Entspannung suchen wird.

Das heißt, diese frühkindlichen Erfahrungen führen zu einer ausgeglichenen Gehirnchemie und erlauben soziale Beziehungen, welche die Gehirnchemie angemessen stabilisieren.

Bei manchen Kindern bewirkt eine Störung des Serotoninhaushalts eine sehr niedrige Frustrationstoleranz sowie die Unfähigkeit, auf Beruhigungsversuche der Mutter zu reagieren und Vertrauen in die Umwelt zu entwickeln.[7] Das Gleiche gilt, wenn die Mutter nicht da ist, das Kind nicht beruhigt, keinen Kontakt zum Kind aufnimmt – oder wenn ein Kind übermäßig bemuttert wird: Der Serotoninspiegel sinkt, und der Dopamin-/Noradrenalinspiegel steigt (siehe auch Seite 103).

Familien, in denen Arousal-Kinder heranwachsen, sind häufig Familien, in denen mindestens ein Elternteil Alkoholiker ist und die Kinder im betrunkenen Zustand schlägt, völlig ausrastet etc. Kinder reagieren auf gefährliche Umstände, indem sie schützend Wachsamkeit, Aufmerksamkeit und Aggressivität hochhalten. Die eigene Wahrnehmung von Gefahr und Misstrauen wird zunehmend auf andere Menschen projiziert. Das verursacht mehr und mehr Konflikte – und Gewalt, eine Gewalt, durch die das Kind biochemisch belohnt wird. Der hohe Dopaminspiegel erlaubt eine überscharfe Wiedererkennung von Gewalt und Härte; selbst kleinste Anzeichen werden von einem solch übersensiblen Kind wahrgenommen und häufig reflexartig mit Aggressionen beantwortet. Nebenniere und Psyche des Kindes haben somit gelernt, auf geringste Merkmale von Stress extrem zu reagieren. Der Grundstein für eine überfunktionierende Nebenniere ist gelegt.

Ein anderer Grund, warum es zu einer gehirnchemischen Konfiguration mit niedrigem Serotoninspiegel und hohem Noradrenalin- und Dopaminspiegel kommt, sind paradoxerweise Beziehungen, in denen Kinder ständig Intimität erleben, ohne sich jemals trennen zu dürfen. Das heißt, die Mutter möchte im ersten Jahr, in welchem die Symbiose mit dem Säugling besteht, viel zu viel Nähe und kann das Kind nicht loslassen. Der Säugling wird schon sehr früh daran gehindert, die ersten Entwicklungsschritte zu unternehmen, die ihn aus der Symbiose mit der Mutter herausführen würden. Gesunde Kinder wachsen in einer Balance aus Nähe und Distanz heran. Sie dürfen sich der Mutter sowohl zuwenden als auch abwenden, wenn sie es für sich und ihre Entwicklung brauchen.

Distanz ist notwendig, um die stimulierende Erfahrung „Intimität" zu verarbeiten, denn biochemisch gesehen ist Intimität auch eine Form von Stress. Pausenlose, intensive Nähe ohne Chance auf Distanz steigert den Dopaminspiegel – und dieser jagt in verletzlichen Kinderhirnen aufgrund einer zu engen Familienbindung schnell gen Himmel. In der Beziehung zu einer Mutter, die das Kind nicht eine einzige Sekunde loslassen kann, ist es dem kindlichen Gehirn nicht möglich, sich gesund zu entwickeln. Das Kind beginnt unter permanentem Stress zu leiden, ein unkontrollierbarer und quälender Stress. Unkontrollierbarer Stress senkt den Serotoninspiegel. Ein Kleinkind kann gar nichts tun, um sich einer nach Verschmelzung sehnenden Mutter zu entziehen. Wenn das Kind größer wird, ändert sich das Beziehungsmuster nur sehr geringfügig. Der Stress bleibt präsent. Irgendwann ist es zu viel. Der Mangel an Erfahrung mit Selbstbehauptung, das Verbot, sich zu trennen, das immerwährende Streben nach Außenwirkung, Leistung, Anerkennung senken den Serotoninspiegel und steigern den Noradrenalinspiegel, bis es unerträglich wird. Denn jede stimulierende Aufgabe führt zu einer erhöhten Noradrenalin-Dopamin-Ausschüttung, was den Spiegel mit der Zeit dauerhaft anhebt.

Selbstverständlich ist hier keine echte Intimität im Sinne eines Reifungsprozesses der sich Begegnenden gemeint, sondern die Gier der Mutter, einen anderen Menschen vollständig zu verschlingen, zu besitzen, zu definieren.[8]

Die chemische Baseline eines Gehirns erzeugt vertraute Gefühle. Das Problem der vertrauten Gefühle und der chemischen Reaktionen, die sie auslösen, ist folgendes: Diese Gefühle werden oft als „sicher" betrachtet – auch wenn sie noch so unbequem sind –, weil der vertraute Schmerz einfach weniger erschreckend ist, weniger Angst macht als der Schmerz, der unbekannt ist.

Der Arousal-Mensch kann nur die „harten" Emotionen wie Ärger oder Wut zulassen, Dopamin stimulierende Gefühle. Ärger ist eine Emotion, die bei Angriffen von außen angemessen ist. Der Arousal-Mensch nimmt aber auch Situationen, in denen er selbst Fehler gemacht hat, als äußeren Angriff wahr und setzt sich mittels Gewalt und „Aggressionen" ins Recht, obwohl er eigentlich im Unrecht ist und eine weiche Emotion zulassen müsste. Aber diese meidet er. Er meidet alle Serotonin steigernden „weichen" Gefühle wie Glück, Wärme, Empathie, aber auch Trauer. Gefühle bestimmen die Wahrnehmung der Welt entscheidend mit, und so nimmt er zahlreiche Aspekte sozialer Beziehungen, die es erfordern würden, empathisch zu sein, nicht wahr. Das gemiedene Gefühl des Arousal-

Menschen ist seine tiefe Depression, seine Trauer, seine Bedürftigkeit. Wenn man eine Arousal-Persönlichkeit auffordert, ihren Zustand zu beschreiben, so sagt sie „gestresst" oder „ängstlich". Die Depression darunter kommt nur ans Licht, wenn die Persönlichkeit krank, gelangweilt oder in eine Situation geraten ist, die sie nicht ändern kann, wenn sie also das gefürchtete Gefühl der absoluten Hilflosigkeit erlebt.

Der Fokus der Aufmerksamkeit der Arousal-Menschen liegt vor allem auf der Zukunft. Die Kombination von Angst, einer durch viel Dopamin und Noradrenalin beschleunigten Neurotransmission sowie gesteigerter Aggression fördert eine Persönlichkeit, die ständig versucht, die Zukunft zu kontrollieren, um das befürchtete Desaster zu vermeiden. Kontrollverlust ist der Horror des Arousal-Menschen, und schon auf geringste Anzeichen antwortet er mit einer Aggression, die in aller Regel das Problem schlimmer macht.

Die Gefährdung des Arousal-Menschen ist die Paranoia, da Dopamin und Noradrenalin sehr hoch sind. Die anderen greifen ihn an … Die Tatsache, dass eigentlich er selbst der Angreifer ist, nimmt er nicht wahr. Und weil man ihn „angreift", schlägt er zurück, denn keiner versteht ihn. Das ist die einzige Form des Konfliktmanagements, die Arousal-Menschen beherrschen. Sie lehnen sich nicht zurück, um die Gemüter und Situationen abkühlen zu lassen … Denn das wäre der gefürchtete Slow-Down.

Auch das kognitive Leben des Arousal-Menschen wird von der fehlenden Balance zwischen Dopamin und Serotonin bestimmt.

Diese Balance ist die Kernbalance des informationsverarbeitenden Systems: Serotonin und Dopamin sind komplementär darin, Daten entweder zu fördern (Dopamin) oder zu hemmen (Serotonin). Beim Arousal-Typus ist diese Balance zu stark zugunsten der Förderung von Daten ausgeschlagen.

Der hohe Dopaminspiegel sorgt für zahlreiche interessante Assoziationen, viel Energie und häufig für eine ausgeprägte Kreativität.

Serotonin dagegen senkt unseren Aufmerksamkeitsfokus und die Fähigkeit, Verbindungen mit anderen Teilen des Gehirns herzustellen. Es beschränkt die Menge von Informationen, die pro Zeiteinheit verarbeitet wird. Ein niedriger Serotoninspiegel erlaubt, so viele Verbindungen im Gehirn herzustellen, dass zu viel auf einmal wichtig wird. Um die Bedeutung eines Objektes, eines Gedankens etc. zu verringern, muss der Serotoninspiegel steigen – was der Arousal-Mensch allerdings strikt vermeidet. Wenn der Serotoninspiegel zu niedrig wird, werden seine Gedanken entweder zwanghaft, oder das Gehirn wird überladen und kann nichts mehr verarbeiten. Daher haben Arousal-Menschen trotz ihres Ehrgeizes und trotz ihres Fleißes manchmal Schwierigkeiten im Job. Sie können sich nicht lange genug konzentrieren, können Aufgaben nicht nach Prioritäten ordnen und fühlen sich dann durch die Masse der Informationen überfordert, was sie dazu bringt, noch mehr zu arbeiten. Überdies wollen sie ihre Ziele sehr schnell erreichen und überall gut sein – das hat zur Folge, dass Arousal-Menschen häufig trotz ausreichender Begabung als Dilettanten enden.

Das Überlebenssystem „Sicherheit“: Die Beziehungen des Arousal-Menschen

Das Funktionieren des Überlebenssystems „Sicherheit“ wird reguliert über die Unterscheidung zwischen Freund und Feind, die Zugehörigkeit zur „Herde“ und das Aufsuchen des sicheren Ortes. Wenn eines dieser drei Bedürfnisse nicht befriedigt wurde, erzeugt dies innerhalb des Systems massiven Stress.

Die Unterscheidung zwischen Freund und Feind, die Regulation von Nähe und Distanz, ist beim Arousal-Menschen davon geprägt, dass er keine weichen Emotionen und folglich keine Nähe zulassen kann. Seine biochemische Konfiguration begünstigt alle Formen von Distanz – etwas, das ihm erhebliche Vorteile, aber auch erhebliche Nachteile bringt.

Er leidet unter dem, was Gianna Williams als die Unfähigkeit bezeichnete, von einem anderen etwas anzunehmen und so eine gesunde Abhängigkeitsbeziehung zu verinnerlichen.[9]

Er entwickelt eine tiefe Angst vor jeglicher Form von Abhängigkeit. Da aber auch alle zwischenmenschlichen Beziehungen eine Abhängigkeitskomponente beinhalten, entwickelt er irgendwann eine ausgeprägte Angst vor engen, emotionalen Beziehungen.

Der Arousal-Mensch meidet Nähe um fast jeden Preis, zumindest weicht er der Nähe, die er selbst gestalten und erzeugen müsste, konsequent aus. Folglich erlebt er niemals das, was den Stress dieses Systems beenden würde: eine Anhebung des Serotoninspiegels durch menschlichen Kontakt, den er selbst hergestellt hat.

Doch irgendeine Form von Serotoninstimulierung braucht auch der Arousal-Mensch; der Serotoninspiegel kann nicht beliebig absinken, ohne dass das Gehirn Verhaltensweisen zum Zwecke korrigierender Maßnahmen erzwingt. Also sucht er nach Formen der Serotoninstimulierung, die ihn nicht verpflichten, bindendes oder empathisches Verhalten zu zeigen.

Ein Mittel der Serotoninstimulierung ist Anerkennung. Er möchte anerkannt werden für seine Einzigartigkeit und für die Menge an Anstrengungen, die er unternimmt, weil er heimlich der Überzeugung ist, unersetzlich und entscheidend für andere zu sein. Er möchte, dass die Welt von ihm abhängig ist – denn das ist die Art von Sicherheit, die er heimlich braucht. Wer abhängig machen kann, wird nicht selbst abhängig.

Arousal-Menschen messen die relative Sicherheit in ihrem Leben an dem Feedback, das sie von außen bekommen – basierend auf dem Verhalten von Freunden, Partnern, Mitarbeitern und Angestellten. Sie sind stets nach außen fokussiert und nehmen sich selbst so wahr, wie sie glauben, dass die anderen sie wahrnehmen. Der

Arousal-Mensch möchte von anderen gesehen werden – und so lernt er, sich selbst aus einer Perspektive von außen zu sehen: eine Perspektive, die Psychologen „dissoziiert“ nennen. Weil der Arousal-Mensch sich aber immer selbst *und* von außen sieht, hat er irgendwann keinen Kontakt mehr zu seinen ursprünglichen Bedürfnissen und Gefühlen – und seine Einschätzung hinsichtlich dessen, was er selbst oder andere Menschen wirklich fühlen, wird kontinuierlich schlechter und realitätsferner. Arousal-Menschen vergleichen sich ständig mit anderen und konkurrieren. Hinter dem Vergleichen und Konkurrieren verbirgt sich aber die Sehnsucht, bewundert zu werden, und gleichzeitig große Angst, in irgendeinem negativen Sinne anders zu sein.

Daher sind Arousal-Menschen äußerst sensibel und verletzlich im Hinblick auf das Feedback, das sie von anderen erhalten. Kritik ertragen sie überhaupt nicht – sie vernichtet ihre Persönlichkeit, zumindest dem eigenen Erleben nach. Biochemisch gesehen hält der Arousal-Mensch Kritik deshalb nicht aus, weil diese stets auch ein bisschen den Serotoninspiegel senkt und ein bisschen weh tut. Die eigene Endorphinausschüttung ist zu gering, um den durch Kritik ausgelösten Schmerz zu mildern; und ein weiteres Absinken des Serotoninspiegels kann der Arousal-Mensch nicht ertragen. Das bedeutet, dass Aggressionen frei werden, und so reagiert er auf Kritik unmittelbar mit sehr destruktiver Aggression.

Wenn es zum Konflikt kommt, machen Arousal-Menschen andere verantwortlich für ihre Probleme. Die Möglichkeit, sie selbst könnten als die Ursache eines Problems wahrgenommen werden, ist einer der erschreckendsten Gedanken für einen Arousal-Menschen. Sie sind brillant darin, sich zu rechtfertigen, ihr Verhalten zu rationalisieren und eine externale Krise zu finden, auf die sie fokussieren können.

Sie brauchen es, dass ihre hohe Meinung von sich selbst, die in Wahrheit keine hohe Meinung, sondern eine durch Grandiosität verdeckte Depression ist, von anderen bestätigt wird. Sie brauchen die ständige Spiegelung, sie brauchen das, was der Psychoanalytiker „narzisstische Zufuhr" genannt hat. Sie brauchen, dass die Besonderheit ihres Lebens anerkannt wird.

Ausgesprochen schlecht erträgt der Arousal-Mensch die Schmerzen des Verlassenwerdens. Er will zwar nicht binden, aber er will gebunden werden, von abhängigen Anderen gebunden werden. Bei jedem Verlassenwerden wird das Schmerzzentrum in der Nähe des limbischen Systems erregt. Während dieser Schmerz beim „normalen" Menschen mittels einer entsprechenden Mobilisierung von Endorphinen gemildert wird, verfügt der Arousal-Mensch nicht über diese biochemische Hilfe. Er reagiert daher schon auf den bloßen Gedanken, verlassen zu werden, überempfindlich und meist mit Aggressionen und Angriffen.

Paradoxerweise ertragen Arousal-Menschen, deren Struktur so sehr die Distanz begünstigt, Einsamkeit überhaupt nicht. Sie müssen immer mit anderen zusammen sein, weil sie kaum Serotonin steigernde Erinnerungen haben. Jemand, der in einer gesunden Partnerschaft lebt oder eine gesunde primäre Bindung hatte, kann sich in Zeiten, in denen er allein ist, an diese Bindungen erinnern und so seinen Serotonin- und Endorphinhaushalt selbst beeinflussen – er hat ein gutes Introjekt. Arousal-Menschen haben dieses gute Introjekt nicht oder nur in eingeschränktem Maße verinnerlicht und folglich auch kein inneres Reservoir. Deshalb müssen sie ihre Zeit damit verbringen, sich neue Stimulierung von außen zu holen. Sie können das befreiende Gefühl des „Ich hab' es!" aber nicht wirklich annehmen, sich in Geborgenheit nicht wirklich fallen lassen – und da sie insofern beständig im Mangel leben, sind sie regelrecht süchtig nach Kontakten … aber eben oberflächlichen Kontakten.

Demzufolge ist ein zentraler Wert des Arousal-Menschen die Zugehörigkeit zur „Herde", was immer die Herde gerade sein mag. Er

Der Zusammenhang zwischen Serotoninspiegel und Sozialverhalten ist von den international anerkannten Verhaltensforschern Michael McGuire und Michael Raleigh vor allem an Rhesusaffen und Meerkatzen untersucht worden, deren Gene zu 95 Prozent mit denen des Menschen übereinstimmen.[10] Es gibt keine nicht-invasiven (nicht verletzenden) Möglichkeiten, um im Gehirn den Serotoninspiegel zu messen. Die serotonerge Aktivität im Gehirn lässt sich nur indirekt durch Serotoninabbauprodukte in der Rückenmarksflüssigkeit nachweisen, doch diese Messungen sind aufwendig und nicht leicht durchzuführen. Kaum ein Manager mit hohem sozialen Status würde einem Arzt erlauben, seine Rückenmarksflüssigkeit zu punktieren, um den realen Status zu messen.

Deshalb müssen die Aussagen über den Zusammenhang zwischen Status und Serotoninspiegel aus Untersuchungen an Affenherden hergeleitet werden.

In jeder untersuchten Herde gab es nur einen männlichen Affen, in dessen Blut ein deutlich erhöhter Serotoninspiegel vorhanden war. Das war der „Chefaffe“, das ranghöchste und dominanteste Tier in der Herde. Der Serotoninspiegel bei diesem war anderthalbmal höher als bei den anderen Männchen. Das Gleiche galt für weibliche Tiere: Das Tier mit dem höchsten Serotoninspiegel war das ranghöchste Weibchen.[11]

Diese Versuchsreihen zeigten auch, dass nicht nur die Höhe des Serotoninspiegels die Stellung in der Hierarchie bestimmt, sondern auch umgekehrt, dass die Stellung innerhalb der Hierarchie die Höhe des Serotoninspiegels beeinflusst.

Wenn es lange keinen Statuswechsel gab, blieb der Serotoninspiegel im Blut der einzelnen Affen erstaunlich lange gleich hoch, so wie es auch beim Menschen der Fall ist. Wechselte ein Affe jedoch seine Position, veränderte sich auch der Serotoninspiegel. Er stieg bei den neuen Leittieren um fast 40 Prozent an, während der Spiegel bei vormals dominanten und jetzt untergeordneten männlichen Affen um fast 50 Prozent fiel – damit lag ihr Serotoninspiegel sogar noch unter dem der anderen untergeordneten Affen.[12]

Je höher der Serotoninspiegel, desto höher der soziale Status – und: Mit der Höhe des Status steigt der Serotoninspiegel. Ist der Status eines Tieres hoch, nehmen so genannte affektive Aggressionen ab, das Tier verhält sich selbstsicher und lösungsorientiert. Es ist fähig zur Selbstbehauptung, setzt sich in Machtkämpfen durch, aber es provoziert kei-

fühlt sich extrem unwohl, wenn er nicht dazugehören kann oder wenn die „Dazugehörigkeit“ in irgendeiner Form bedroht ist.

Um das Verhalten des Arousal-Menschen in der „Herde“ nachvollziehen zu können, ist es notwendig, die Strukturen einer „Herde“ näher zu beleuchten. Ein wesentliches Thema der „Herde“ ist, wie schon dargestellt, die Rangordnung oder der Status.

Unter Menschen gibt es keine Kommunikation, die nicht auch eine Statuskomponente hätte. Kommunikationswissenschaftler unterscheiden schon lange zwischen der meist verbalen Inhaltsebene einer Äußerung und dem Beziehungsaspekt, der überwiegend nonverbal, aber auch über die sprachliche Form einer Aussage übermittelt wird. Einer der wichtigsten Aspekte der Beziehungsebene ist der soziale Status, der sich in jeder kommunikativen Aktion ausdrückt. Jede Handlung, jede Geste, jeder Tonfall vermittelt Status.

Der Serotoninspiegel eines Menschen wird sehr stark von dessen Status beeinflusst – und beeinflusst diesen. Je niedriger der Serotoninspiegel, desto geringer im Allgemeinen der Rang eines Menschen; und je höher der Serotoninspiegel, desto höher der Rang.

Der Arousal-Mensch ist wegen seines niedrigen Serotoninspiegels innerlich im Tiefstatus – strebt aber den Hochstatus an, fast um jeden Preis. Er tut daher alles, um seinen sozialen Rang zu heben. Der Gedanke, er könnte in der Rangfolge der Herde zurückbleiben, ist für ihn erschreckend.

Fragt man einen Arousal-Menschen, wie er sich fühlt, und er ist selbstsicher genug, ehrlich zu antworten, dann gibt er zu, dass er sich unterlegen, also im Tiefstatus fühlt. Sehr häufig ist ihm nicht bewusst, dass er ständig Hochstatus kommuniziert – und ist dann verärgert, weil er doch so nett war, aber der andere ist mal wieder nicht darauf eingegangen. Er ist nicht traurig, er ist ärgerlich. Der andere muss ein Beziehungsproblem haben, so meint er.

ne sinnlosen Kämpfe, verlängert sie nicht überflüssig, quält andere Tiere nicht und fügt ihnen nicht nutzlos Wunden zu.[13]

Einer der genauesten Beobachter des Statusverhaltens beim Menschen ist Keith Johnstone. Der Theaterregisseur und weltberühmte Improvisationslehrer beschäftigte sich intensiv mit der Psychologie des Status, um seinen Schauspielern lebensechte Darstellungen auf der Bühne zu vermitteln. Man könne, so Johnstone, klar zwischen Hochstatus- und Tiefstatusrolle unterscheiden. Johnstone ist zwar kein studierter Psychologe, aber seine Beobachtungen zum Thema Status sind unübertroffen präzise und mittels der genannten Ergebnisse von Michael McGuire und Michael Raleigh inzwischen durch wissenschaftliche Daten gestützt.[14]

Johnstone benutzte in seinen Übungen den Begriff „Status" bzw. „Hochstatus" und „Tiefstatus", weil er es angenehmer fand, mit seinen Schülern über Status zu sprechen als über Dominanz und Unterwerfung.

Was würde passieren, fragt Johnstone, wenn die Menschen auf einer Straße einander nicht ausweichen? Sie würden ineinander rennen und sich verletzen. Doch etwa 50 Meter, bevor das passieren könnte, fangen zwei Menschen, die sich begegnen, an, sich nach Statussignalen abzusuchen ... und der Unterlegene weicht schließlich aus. So haben alte Menschen aufgrund ihres höheren Alters einen höheren Status inne, weshalb man einer kleinen alten Dame, die angehumpelt kommt, automatisch ausweicht. Aber wenn sich zwei Geschäftsleute begegnen, die sich beide für überlegen halten, gibt es eine Art „Tanz": Sie kämpfen darum, wer ausweichen muss. Der Verlierer sinkt sofort im Status. Unter Menschen ist eine Tiefstatuskommunikation das, was man im Konflikt „Du-Botschaften" nennt. Es werden durchaus auch offene Gewaltanwendung oder Formen von Aggressionen benutzt, um sich ins Recht zu setzen, wo man eigentlich im Unrecht ist. In einer Situation, in der z. B. A einen Fehler gemacht hat, „findet" A „Gründe", um B zu beschimpfen und so abzulenken. Noch gröbere Erscheinungsformen von Tiefstatusaggressionen sind alle Ausprägungen von Kriminalität, wenn Männer ihre Frauen schlagen (oder Frauen ihre Männer), Gewalt gegen Kinder, sexueller Missbrauch, emotionaler Missbrauch. Entsprechend sind viele Untersuchungen zum Zusammenhang zwischen niedrigem Serotoninspiegel und Kriminalität bei Gefängnisinsassen durchgeführt worden.[15]

Der niedrige Serotoninspiegel verurteilt die Arousal-Menschen also faktisch zu einer Tiefstatusposition. Ihr Leben lang müssen sie dagegen ankämpfen, indem sie die Hochstatusrolle besonders betonen und ausdrücklich anstreben. Sie fühlen sich ganz anders, als sie sich verhalten. Sie meiden alle Tiefstatushandlungen, auch dann, wenn sie sozial gefordert werden, wie beispielsweise Bitten oder Bedanken. Häufig meiden sie auch Absprachen, da Absprachen bedeuten, man lässt sich auf eine gemeinsame Vertragsgrundlage ein und kann die Situation nur noch in Kommunikation mit dem anderen bestimmen, statt sie von oben nach unten zu kontrollieren.

Wenn eine Beziehung ausschließlich über eine Tiefstatushandlung wie Sich-entschuldigen, Deeskalation, Beruhigen oder engere Bindung zu retten wäre, geben Arousal-Menschen die Beziehung auf.

Der Arousal-Mensch, der den Hochstatus anstrebt, will die Symbole dieses Status. Er will das neueste Auto, die perfekteste Figur, den teuersten Schmuck, die beste Wohngegend, das größte Büro, das meiste Geld.

Obwohl es eigentlich ihrer Natur widerspricht, ergreifen Arousal-Frauen häufig pflegende oder helfende Berufe. Sie wollen anderen helfen, andere beraten, andere unterstützen. Oder, wenn sie merken, dass ihnen die bindenden Fähigkeiten fehlen, bekommen sie ein Kind. Ein Kind bindet immer, ohne dass die Mutter sich aktiv einlassen muss. Ein Kind passt sich an, lobt, schmeichelt, möchte geliebt werden, bewundert: Es zeigt all die Verhaltensweisen, die der Mutter fehlen.

Bei Frauen erhöht im Allgemeinen das Hormon Oxytocin den Serotoninspiegel, und dies wiederum erhöht die Ausschüttung von Endorphinen. Ein Absinken des Oxytocinspiegels führt zu einem sinkenden Serotoninspiegel und reduziert das Gefühl von Wohlbe-

Keith Johnstone erklärt, dass es in der westlichen Kultur verboten sei, Statussignale wahrzunehmen. Wenn man sich jedoch die Erlaubnis gibt, Kommunikation unter dem Aspekt von Status wahrzunehmen, beobachtet man diese plötzlich phantastisch genau. Die Instinkte des limbischen Systems, die immer schon die Kommunikation auf Status hin abgetastet haben, fangen wieder an zu funktionieren. Die Statusfrage lässt sich nicht umgehen, denn ihre Klärung konstituiert jede zwischenmenschliche Beziehung.

Unbewusst stellen Menschen zunächst ein Statusverhältnis zwischen sich her, wenn sie sich begegnen. Ein Prozess, der erst abgeschlossen ist, wenn jeder in eine bestimmte Position gebracht ist – hoch oder niedrig. Das heißt, erst wenn das Statusverhältnis geklärt wurde, kommt es zu einer Verständigung. Bei diesem „Tanz" gibt es meist keine physischen Kämpfe. Ausgetauscht werden Hoch- und Tiefstatussignale.[16] Typische Tiefstatussignale: jeden Satz mit einem zögerlichen, kurzen „Äh" beginnen, den Blickkontakt abbrechen und kurz darauf zurückschielen, mit dem Kopf wackeln, während man spricht, ruckartige Bewegungen, Hände vors Gesicht halten, Füße nach innen drehen, beim Lächeln die oberen Zähne auf die Unterlippe pressen, ein bisschen atemlos wirken. Tiefstatusspieler beanspruchen grundsätzlich wenig Raum.[17]

Typische Hochstatussignale: Blickkontakt halten, langes gedehntes „Äh" bzw. „Hmm" vor einem Satz (bedeutet: „Unterbrich mich nicht ... auch wenn ich noch nicht weiß, was ich zu sagen habe"), den Kopf still halten, während man spricht, sich geschmeidig bewegen, Hände vom Gesicht fernhalten, sich zurücklehnen und breit machen, Raum einnehmen. Auf einer leeren Straße weicht man dem anderen nicht aus (und sendet vorher entsprechende Statussignale). Hochstatusspieler beanspruchen viel Raum.[18]

Wenn es nicht gelingt, die Statusfrage zu klären, kommt es zu keiner Beziehung!

finden bei einer Frau. Die weibliche Lösung, anderen zu helfen, bedeutet, sowohl den Serotoninspiegel zu steigern und sich somit mehr Selbstwert zu verschaffen als auch eine biochemische Belohnung durch Endorphine. Oxytocin ist das Hormon der Liebe, der Bindung – und nährendes Verhalten steigert den Oxytocinspiegel, was wiederum die latente Depression des Serotoninmangels lindert. Frauen mit niedrigem Serotoninspiegel geben mehr – nicht weil sie gebraucht werden, sondern um die fehlenden Gehirnchemikalien zu stimulieren. Gesteigerte Endorphine produzieren bei Frauen die Sucht, geben und immer mehr geben zu müssen.

Sie werden getrieben durch Gefühle wie überbetontes Caring, das heißt Verpflichtung und Verantwortung für andere. Dieses Gefühl von Verpflichtung bedeutet nicht, dass sie den anderen wirklich wahrnehmen, sondern dass sie ihn für sich brauchen. Es ist eine Pseudo-Verpflichtung ohne echtes Engagement. Gleichzeitig ist die gebende Rolle eine Hochstatusrolle, die den anderen zu Dank verpflichtet – und so erhält die gebende Arousal-Frau genau die Position, die sie benötigt, um ihren eigenen Serotonin- und Endorphinspiegel zu stabilisieren.

Arousal-Menschen haben häufig wenig bis gar keinen Sinn für den „sicheren Ort". Sie haben große Schwierigkeiten, einen festen Platz zum Leben zu finden, weil ein sicherer Ort ebenfalls eine Bindung bedeuten würde. Wenn sie vor der Wahl stehen, den Ort zu ändern oder sich selbst, ändern sie den Ort. Sie wechseln das Land, die Gegend, das Haus, die Wohnung. Sie ziehen um. Haben sie doch einmal einen Ort für sich gefunden, muss er vor allem repräsentativ sein, ist aber selten das, was man als „wohnlich" oder „gemütlich" bezeichnen würde.

Das Überlebenssystem „Hunger und Sättigung"

Im Überlebenssystem „Hunger und Sättigung" führt der Serotoninmangel dazu, dass der Arousal-Mensch unter tranceartigen Zuständen leidet, in denen er große Mengen von Kohlenhydraten zu sich nimmt. So kommt es besonders bei Frauen, bei denen der Serotoninspiegel generell niedriger ist als bei Männern, zu jenen unkontrollierbaren Attacken, die häufig dazu führen, dass anschließend erbrochen wird, um die möglichen Folgen zu korrigieren.

Was passiert nun bei dieser Heißhungerattacke? In der Regel findet sie nachmittags statt, zwischen 16.00 und 17.00 Uhr, manchmal auch etwas später. Um diese Zeit gibt es bei den meisten Menschen einen leichten bis mittleren Abfall des Cortisolspiegels. Weil das Cortisol den Blutzuckerspiegel nicht mehr stützt, sackt mit dem Blutzuckerspiegel auch der Serotoninspiegel ab. Um diese Uhrzeit lässt der Serotoninaufbau noch zusätzlich nach, denn gemäß dem circadianen Rhythmus will die Natur, dass um diese Zeit die letzte Mahlzeit stattfindet und der Mensch sich für die Nacht bereit macht. Mit Einbrechen der Dunkelheit beginnt die Zirbeldrüse Serotonin in Melantonin umzuwandeln, um die Schlafbereitschaft zu fördern. Der Serotoninspiegel, der ohnehin zu niedrig ist, sackt nun also endgültig viel zu tief ab, und damit fällt die Bremse auf das dopaminerge System komplett weg. Der Dopaminspiegel ist tendenziell immer noch zu hoch, und so kommt es zu unkontrollierbaren Heißhungerattacken.

Bei sehr lang anhaltendem Stress kann der Cortisolspiegel derart instabil werden, dass Heißhungerattacken auch früher am Tag auftreten.

Im Moment der Heißhungerattacke wird der Dopaminspiegel im Verhältnis zum Serotoninspiegel viel zu hoch. Dann müssen sich die Betroffenen mit Zucker (oder Alkohol) „behandeln“, um die durch den überhöhten Dopaminspiegel ausgelöste Angst zu lindern und den Serotoninspiegel wieder zu heben. Wenn Arousal-Menschen einmal mit Zucker begonnen haben, ist das Glücksgefühl aufgrund der sehr hohen Sensibilität für die Endorphinausschüttung und ihre Wirkung besonders hoch, so dass sie mit dem Zucker tatsächlich nicht mehr aufhören können. Die Schmerzstillung oder das Glücksgefühl soll möglichst niemals nachlassen. Hinzu kommt die spezifische Stoffwechselsituation der Arousal-Menschen. Sie verbrennen

Kohlenhydrate sehr schnell und reagieren mit einer intensiven Insulinausschüttung auf Kohlenhydrate, was einen instabilen Blutzuckerspiegel hervorruft. Da der Serotoninspiegel im Gehirn an die Höhe des Insulinspiegels und dieser wiederum an den Blutzuckerspiegel im Körper gebunden ist, schwankt der ohnehin zu niedrige Serotoninspiegel viel zu stark – und so gibt es nichts mehr, was die Gier stoppen könnte.

Der Stress des einen Systems kann durchaus auf das andere System „übergreifen". Wenn der Serotoninspiegel aufgrund von Problemen des Systems „Sicherheit" zu niedrig ist, wirkt sich dies auf das System „Hunger und Sättigung" aus. Heißhungerattacken auf Zucker werden immer dann erzeugt, wenn das Gehirn registriert, dass der Serotoninspiegel zu niedrig geworden ist. Und dies kann durch alle Auslöser geschehen, die hier geschildert wurden: Einsamkeit, Statusverlust, Verlust von Zugehörigkeit.

Die Lösung im System „Hunger und Sättigung" liegt also nicht nur innerhalb dieses Systems. Eine „Verrechnung" gegen das System „Sicherheit" ist nicht möglich. Insofern kann eben auch eine falsche Diät Heißhungerattacken fördern, weil eine falsche Diät den Serotoninspiegel unerträglich absenken kann. Entscheidend ist eine integrierte Lösung, die sämtliche Aspekte des Problems möglichst umfassend berücksichtigt, und das heißt nicht zuletzt eine ausbalancierte, auf diesen Typus abgestimmte Diät.

5. Kapitel
Die Sehnsucht nach Ruhe, Belohnung und Bindung ...
Der Satiation-Mensch

Der angestrebte Transmitter: Serotonin

Der Gegentypus des Arousal-Menschen ist der Satiation-Mensch, also der Mensch, der die Ruhe und die Belohnung sucht.

Der Satiation-Mensch strebt nach allem, was zu einer Ausschüttung von →Serotonin führt, und meidet im Gegenzug, was →Dopamin oder →Noradrenalin ausschüttend wirken könnte. Er tut folglich alles, damit sein Gehirn den beruhigenden, belohnenden →Neuromodulator Serotonin produziert und ausschüttet. Der Satiation-Mensch vermeidet die Aufregung der Jagd und sucht stattdessen nach Ruhe und Entspannung. Er ist der nicht der Jäger, sondern der Bauer, und weicht eben jenem Stress aus, den der Arousal-Mensch immer sucht.

Die →Nebennierenrinde des Satiation-Menschen reagiert auf Stress nicht wie beim Arousal-Menschen, sie stellt nicht im gleichen Maße Cortisol bereit, um diesen Ereignissen zu begegnen. Infolgedessen hat der Satiation-Mensch einen niedrigeren Dopaminspiegel, weist weniger Aggressivität und Motivation auf und hat somit im Falle einer Stresssituation auch weniger Energie. Er tendiert zwar nicht so sehr zu Fehleinschätzungen der Realität wie sein Gegentypus, reagiert aber *passiv* auf das Erkannte.

Biochemisch wird der Satiation-Mensch durch eine →Endorphinausschüttung belohnt, wenn er Verhaltensweisen zeigt, die der Ruhe, Entspannung, Bindung und Anerkennung dienen – Verhaltensweisen also, die zu einer vermehrten Serotoninausschüttung beitragen könnten. Sein Gehirn ist jedoch in einem eher down-regulierten, abgestumpften Zustand für Serotonin und Endorphin, weil sein Endorphinspiegel generell etwas höher ist als beim Arousal-Menschen. Deshalb benötigt er besonders viele dieser Verhaltensweisen, um ein gewisses Wohlgefühl zu erreichen.

Den Satiation-Menschen kennzeichnet das ständige Bemühen um Gedanken und Gefühle, die Serotonin ausschütten, um den Serotoninspiegel zu steigern und so Entspannung zu erlangen. Er konzentriert sich auf Gefühle von Sicherheit, Erlösung und Wohlbefinden. Satiation-Persönlichkeiten fühlen sich von ausgleichenden Umgebungen angezogen, von Plätzen, die eine ruhige Atmosphäre aufweisen usw. Sie suchen vor allem Intimität zu erreichen – mit sich und mit anderen. Es sind die „B-Typen", das Gegenteil des auf Ziele orientierten „A-Typs". Sie lieben Langsamkeit, Vertrautheit, intellektuelle, einfühlsame Gespräche, aber keine Debatten. Ein Satiation-Mensch pflegt wenige, aber sehr intime Freundschaften, ist sesshaft und liebt die Routine – sie beruhigt ihn. Er vermeidet tunlichst jegliche Art von Konflikt. Wird er dennoch mit einem Konflikt konfrontiert, reagiert er mit Sanftheit und Passivität. Er bevorzugt und mag es, wilde Wasser zu beruhigen, und sieht sich selbst als Friedensstifter.

Daher auch sein Bestreben, aggressive Gefühle wie Ärger für sich zu behalten, zu unterdrücken, um sich ja nicht in eine antagonistische Position zu anderen Menschen zu bringen.

Er mag Jobs, in denen man, beispielsweise im Büro, alleine oder höchstens in Kleingruppen arbeitet. Ehrgeiz ist bei der Satiation-Persönlichkeit kaum bis gar nicht vorhanden. Sie mag keine Arbeit, die große physische Anforderungen stellt, möchte einen Job mit geregeltem Feierabend, Urlaub und freien Tagen. Der Satiation-Mensch wird Programmierer, Buchhändler, Lehrer, Erzieher oder

der Typ Wissenschaftler, der sich ganz seiner Forschung widmet. Wenn er Arzt wird, dann nicht der Chirurg im Rampenlicht, sondern der Internist, der Hausarzt.

Treibt der Satiation-Mensch Sport, so vor allem beruhigende und ausgleichende Sportarten wie Walking, Stretching, Schwimmen, Low-Impact Aerobic, Langstreckenlauf – und ohne Konkurrenzdruck. Zur Unterhaltung wählt er Filme wie romantische Dramen, Komödien und seichte Fernsehserien. Er mag das Kerzenlichtdinner zu zweit, das seinem Streben nach engen, intimen Beziehungen entspricht. Er liebt intensive, ausführliche Gespräche, liebt Museen, Symphonien, das Theater, besonders die klassischen Stücke. Er hört gern softe Klänge wie Folk, meditative Musik, Schlager. In den Ferien wählt er den behaglichen Badeurlaub und das gemütliche Häuschen in den Bergen, wohin er schon seit zehn Jahren fährt, am liebsten mit der Familie oder ein paar nahen Freunden. Er liebt Orte, wo sich die Zeit verlangsamt.

Seine Gefährdung sind Drogen, die den Geist betäuben. Die wichtigsten dieser Süchte sind Fernsehgucken, exzessiver Zucker-Konsum, Alkohol und Marihuana, Barbiturate, Prozac (Fluctin), Anti-Angst-Pillen wie Valium etc.

Auch dem Satiation-Menschen gelingt es nicht immer, die Vorteile seiner biochemischen Konfiguration in sozial akzeptable Verhaltensformen zu lenken. Aufgrund seines hohen Bedürfnisses nach Belohnung neigt der Satiation-Mensch zum Alkoholismus oder zu schwer krank machendem Übergewicht. Er kann stark depressiv und absolut passiv werden und so wenig Energie haben, dass er nicht mehr ins Arbeitsleben integrierbar ist. Unter Umständen lehnt er es irgendwann ab, das Haus zu verlassen, weil er schon die geringfügigste äußere Stimulation als zu intensiv, zu anstrengend empfindet.

Selbstreflexion und Selbsteinsicht fallen dem Satiation-Typus viel leichter als dem Arousal-Menschen, da er generell introvertiert ist.

Deshalb ist er therapeutisch am besten über Situationen zu erreichen, in denen Zweiergespräche stattfinden, religiöse und spirituelle Praktiken, Meditation, Entspannungsübungen, internale Fokussierung, aber auch über Selbsthilfebücher und -CDs. Er ist sehr empfänglich für eine jahrelange Psychoanalyse, da er hier sein Bedürfnis nach Intimität und Reflexion leben kann, aber nicht wirklich aufgefordert wird, sich zu ändern. Denn dieser Gedanke macht ihm Angst. Schließlich würde mit einer echten Verhaltensänderung auch eine Noradrenalin- und Dopaminausschüttung einhergehen, ein biochemischer Prozess, den er nicht erträgt. Wenn er die Grenzen seines Weltbildes nachhaltig überschreiten will, muss er lernen, langsam, aber sicher ein bisschen Dopamin- und Noradrenalinausschüttung zu tolerieren.

Emotional ist das Leben des Satiation-Menschen bestimmt von einer vegatativen Form der Depression, begleitet von Gefühlen der Ohnmacht und Unsicherheit. Dies beruht darauf, dass sowohl der Dopamin- und Noradrenalin- als auch der Serotoninspiegel zu niedrig sind.

Wegen des meist etwas höheren Serotoninspiegels kann sich der Satiation-Mensch kognitiv länger konzentrieren und daher auch länger auf eine Aufgabe fokussieren als die Arousal-Persönlichkeit. Das hängt allerdings davon ab, inwiefern diese Aufgabe seinem Streben nach Tätigkeiten entspricht, den Serotoninspiegel zu erhöhen. Wenn sein Dopaminspiegel nicht so niedrig ist, dass er sich völlig hoffnungslos fühlt, kann er sich sogar jahrelang einem Thema widmen und es zur Meisterschaft bringen. Philosophen sind fast ausnahmslos „glückliche“ Satiation-Menschen, die ihr Streben nach einer Erhöhung des Serotoninspiegels mit einem angemessenen Dopaminspiegel zu kombinieren wissen und daher genug Motivation haben, lange durchzuhalten. Der mäßige Mangel an Dopamin hat für den Betroffenen durchaus Vorteile: Er wird nicht durch die Unzahl von Assoziationen abgelenkt, die dem Arousal-Menschen durch den Kopf schwirren. Der Satiation-Mensch kann Aufgaben und Objekten eine Priorität geben, weil ihm nicht alles als gleich wichtig erscheint, und denkt trotzdem nicht überfokussiert, so dass er auch in der Lage ist, Zwischentöne wahrzunehmen und kognitiv zu verarbeiten.

Ein Problem bekommt er jedoch, wenn der Dopaminspiegel *zu* niedrig wird, denn dann kann der jetzt unteraktive →Präfrontale Kortex die Aktivität des →limbischen Systems nicht ausreichend hemmen. Dieses wird also überaktiv, weshalb es dem Satiation-Menschen nicht mehr gelingt, sich auf ein Thema zu konzentrieren.[1] Dann haben Satiation-Menschen Schwierigkeiten, ihrem Denken Richtung und Motivation zu geben oder aufmerksam zuzuhören, sie „tagträumen" und sind geistesabwesend. Ihre Aufmerksamkeitsspanne, das heißt, die Zeit, in welcher sie sich konzentrieren können, wird kürzer und kürzer.

Der Stoffwechsel des Satiation-Menschen ist innerhalb der einzelnen Zelle durch einen →Kalziumüberschuss im Verhältnis zum →Kalium charakterisiert. Das bedeutet, er verbrennt →Kohlenhydrate sehr viel langsamer als der Arousal-Mensch, er verträgt sie auch besser.[2]

Der langsamere Stoffwechsel des Satiation-Menschen verträgt zwar →Fett und Eiweiß bei weitem nicht so gut wie der des Arousal-Menschen und dennoch: Der niedrige Dopaminspiegel motiviert ihn häufig dazu, gerade diese Nahrungsmittel zu essen.

Das hat zur Folge, dass er häufig noch weniger Energie zur Verfügung hat, als er haben könnte, denn diese Art der Ernährung verschärft das Ungleichgewicht zwischen Kalzium und Kalium innerhalb seiner Zellen – ebenso wie die falsche Ernährung beim Arousal-Menschen ein bestehendes Ungleichgewicht dieser Mineralstoffe im Zellinneren eher stabilisiert.

Die gemiedenen (Gaspedal-)Transmitter: Dopamin und Noradrenalin

Die Persönlichkeitsstruktur des Satiation-Menschen ist wie die des Arousal-Menschen sowohl durch das charakterisiert, was er sucht, als auch durch das, was er meidet: Und das ist hier jede Stimulierung, die eine Dopamin-/Noradrenalinausschüttung provozieren würde. Es geht nicht nur um gemiedene Konflikte, es geht schlichtweg um jegliche Form von Arousal, Aufregung, Stress.

Das Kernproblem des Satiation-Menschen ist die Unfähigkeit, manchmal regelrecht die Weigerung, ein starkes Gefühl für das „Selbst" zu entwickeln. Ihm fehlt ein Wertesystem, das in schwierigen Situationen ein Kompass sein könnte. Satiation-Menschen sind nicht nur unfähig, zu *sagen*: „Das bin ich!", sie sind auch unfähig, es zu *fühlen*, denn dazu bedarf es einer Ausschüttung von Noradrenalin und Dopamin.

Der Satiation-Mensch wird von seiner Nebennierenrinde, die ihm in stressigen Situationen nicht das nötige Maß an Energie (Cortisol) bereitstellt, zu einem verstärkten Rückzug von stimulierenden Ereignissen veranlasst. Er zieht sich von konfliktbehafteten Beziehungen, Herausforderungen und Risiken zurück, aber auch von sozialen Situationen. Mit zunehmender Introvertiertheit sinkt der Noradrenalin-/Dopaminspiegel. Das Gefühl von Machtlosigkeit, das dadurch entsteht, verursacht auch ein schwindendes Gefühl von Sicherheit. Es kommt zu einer Abwärtsspirale, in der die Betroffenen immer stärker werdende Gefühle von Furcht, Unsicherheit und Gefahr empfinden, Gefühle, die sie gewissermaßen zwingen, sich noch weiter zurückzuziehen und allmählich zum „Einsiedler" zu werden. Eine Konfrontation mit Arousal-Situationen würde den Noradrenalin-/Dopaminspiegel erhöhen und unerträgliche Angst und Spannung kreieren. Der Satiation-Mensch greift in solchen Situationen zu Zucker oder Alkohol, um diese Ängste zu mildern.

Da es sich beim Satiation-Menschen durch die Gegenbewegung der →Rezeptoren um eine starke Up-Regulation der Rezeptoren handelt, reagieren diese auf alles, was Dopamin und Noradrenalin provoziert, ganz besonders intensiv. Andererseits: Da sein Gehirn nicht so intensiv auf Endorphine reagiert wie das des Arousal-Menschen, fühlt er sich durch eine Dopamin- und Noradrenalinausschüttung längst nicht so belohnt. Das führt dazu, dass der Satiation-Mensch diese Ausschüttungen kaum als lustvoll erlebt und der Angstaspekt überwiegt. Möglicherweise hat er ebenso viel Angst wie der Arousal-Mensch, aber sein Gehirn genießt diese Angst nicht. Da er für stimulierende Ereignisse biochemisch nicht belohnt wird, wiederholt er sie nicht oder zumindest nicht so häufig wie der Arousal-Mensch.

Auch der Satiation-Mensch lebt mit einem relativ niedrigen Serotoninspiegel, und auch er hat seine biochemische Konfiguration bei seinen primären Bezugspersonen erlernt.

Während jedoch das Kernthema des Arousal-Menschen die Nähe-Distanz-Regulation ist, ist das Kernthema des Satiation-Menschen Macht und Ohnmacht.

Der Satiation-Mensch wächst meist in einer sozialen Umgebung auf, in der er sich zutiefst machtlos fühlt bzw. Hilflosigkeit erlernt. Das ist z. B. der Fall, wenn die Eltern sich selbst sehr ohnmächtig und hilflos fühlen und sich in allen möglichen Täuschungen verstricken, um sich nicht direkt mit ihren Problemen auseinander setzen zu müssen. Machtlosigkeit begünstigt einen niedrigen Serotonin- und Dopamin-/Noradrenalinspiegel, denn der Eindruck, dass man nichts tun kann, um eine Stresssituation zu beenden, erzeugt ein Gefühl von Trägheit, Lethargie und Verzweiflung. Eine unkontrollierbare Stresssituation – so wird ein Stressereignis genannt, für welches das Gehirn keine bekannte Lösung für die Beendigung der Stresssituation, kein „Ich hab' es" anbieten kann – hat massive biochemische Auswirkungen.

Als kontrollierbar wird hingegen jener Stress bezeichnet, bei dem der Mensch das Gefühl hat, er könne die auftretende Stressbelastung irgendwie bewältigen. Allein die Tatsache, dass der Betroffene glaubt, eine Lösung zu haben, führt unter anderem dazu, dass die →HHN-Achse weniger stark erregt wird und der Cortisolspiegel entsprechend niedriger ist. „Lösung" kann konstruktive Lösung, aber auch Lügen, Verdrängen und Gewalt bedeuten. Für das Gehirn ist zunächst *alles* eine Lösung, was die Stresssituation und somit die Aktivierung der HHN-Achse beendet. Bei unkontrollierbarem Stress findet sich keine solche Lösung, weshalb die Stressbelastung viel zu lange erhalten bleibt – ein für das Gehirn so giftiger Zustand, dass es ihn vermeidet, wo immer es ihm möglich ist.

Auch der Satiation-Mensch lebt als Kind mit einer lang anhaltenden chronischen Belastung. Diese geht einher mit einer lang anhaltenden Aktivierung der HHN-Achse und einem dauerhaft erhöhten Cortisolspiegel in Blut und Gehirn. Sein →Nucleus accumbens wird in dieser Situation extrem sensitiviert, ein Phänomen, das sich selbst dann nur sehr langsam zurückbildet, wenn die Stressbelastung vorbei ist.[3] Im Gehirn kommt es zu einer verminderten Synthese, Ausschüttung und Wirkung verschiedenster Transmitter. Darunter leidet besonders das noradrenerge System: Seine Wirkung wird zunehmend beeinträchtigt. Das heißt, irgendwann sind der Noradrenalinspiegel und der Dopaminspiegel viel zu niedrig.

Ist der Cortisolspiegel zu lange zu hoch, kann es zu jener Erscheinung kommen, die im 2. Kapitel als „Adrenal Fatigue" geschildert wurde, zur Erschöpfung der Nebenniere. Die kindliche Nebenniere hört auf, Cortisol in ausreichendem Maße auszuschütten – eine prinzipiell sehr sinnvolle Schutzreaktion des Körpers, denn ein dauerhaft zu hoher Cortisolspiegel ist für Gehirn und Körper giftig.

Der Satiation-Mensch hat bereits als Kind begonnen, unter der Erschöpfung der Nebenniere zu leiden, und diese Tatsache hat seine psychische und soziale Entwicklung entsprechend geprägt.

Das Phänomen der Adrenal Fatigue kann durchaus auch bei erwachsenen Arousal-Menschen auftreten. Die Betroffenen entwickeln dann dieselbe Form von Depression wie die Satiation-Menschen. Gekennzeichnet ist diese Depression durch niedrige Serotonin-, Noradrenalin- und Dopaminspiegel und führt zu den gleichen Verhaltensmustern, die der Satiation-Mensch zeigt: Stress auslösende Ereignisse werden als nicht tolerierbar und abnormal empfunden – mit der Folge, dass der Betroffene von sämtlichen Situationen, die eine Noradrenalin- und Dopaminausschüttung provozieren würden, Abstand hält.

Tatsächlich ist es sogar viel wahrscheinlicher, dass ein Arousal-Mensch unter einer Satiation-Depression (vgl. Seite 128) zu leiden beginnt, als umgekehrt – aber ein Arousal-Mensch hat zu dem Zeitpunkt, wo ihn diese Depression „erwischt", bereits ein anderes Wertesystem ausgebildet. Er fühlt sich schwächer und ängstlicher, als er es gewohnt ist, aber er erlaubt es sich nicht und empfindet diesen Zustand auch nicht als normal. Eine Satiation-Persönlichkeit hingegen hat nie etwas anderes kennen gelernt und betrachtet den Zustand daher als normal. Das minimiert seine Motivation, diesen Zustand aktiv zu verändern.

Der Satiation-Mensch hat in seinem Elternhaus häufig viele hemmende und entmutigende Botschaften erhalten. Vor allem hat er immer wieder zu hören bekommen, was er nicht kann, was schief läuft, wieso etwas nicht geht, was er unterlassen sollte, was verboten ist … Die aus dieser ständigen Entmutigung und anerzogenen Passivität resultierenden Verhaltensweisen wirken sich langfristig auf die gehirnchemische Baseline des Kindes aus. Häufig sind ein oder beide Elternteile selbst Satiation-Persönlichkeiten, die daher größte Angst haben vor jeder unvorhergesehenen Aktion, jedem auch nur minimalen Stress oder Konflikt, den ein Kind hervorrufen könnte – was allerdings für eine gesunde Persönlichkeitsentwicklung des Kindes notwendig wäre. Entsprechend rigide bestrafen die Satiation-Eltern solche aktiven, selbstbestimmten Verhaltensweisen des Kindes. In einem sozialen Umfeld wie diesem lernt das Kind nicht, seine Interessen zu definieren und durchzusetzen, es lernt, wie man sich ohnmächtig fühlt – entsprechend hilflos ist es den Aggressoren der Welt später ausgesetzt.

Die Eltern vermitteln ihm den starken Glaubenssatz, dass man Harmonie, Sicherheit und Frieden erreichen kann, indem man seine Umgebung kontrolliert durch Verhaltensweisen, die regelrecht dazu prädestiniert sind, Konflikte und aufregende Situationen zu vermeiden.

Satiation-Persönlichkeiten entwickeln sich aber auch in sozialen Kontexten, in denen das Kind alles an materiellen Gütern bekommt, ohne sich jemals anstrengen zu müssen. Häufig haben die Eltern Angst vor ihrem Erziehungsauftrag oder ein schlechtes Gewissen, weil sie sich nicht wirklich um das Kind kümmern können … Und über das Materielle, sofern das Geld dafür reicht, stellen sie das Kind und ihr Gewissen ruhig.

Oder Eltern möchten, dass ihr Kind immer bei ihnen bleibt, immer mit ihnen in Frieden und Harmonie lebt … Ein Erziehungsziel, das die Persönlichkeitsentwicklung des Kindes hin zu Selbstbestimmung und -motivation ebenfalls massiv unterbindet.

Dies kann jedoch auch eintreten, wenn das Kind erkennt, dass jegliche Anstrengung völlig sinnlos ist, dass es nichts erreicht, egal, wie es sich anstrengt. Das ist beispielsweise der Fall, wenn die Eltern sich extrem inkonsistent verhalten, ihr Kind für die gleiche Verhaltensweise mal loben, mal bestrafen. Das Kind gewinnt somit den Eindruck, dass es sowieso keinen Einfluss nehmen kann auf das, was in der Welt geschieht.

Erlernte Hilflosigkeit und Satiation-Depression
Die Form der „Satiation-Depression" hat insbesondere der Psychologe Martin E. P. Seligman sehr intensiv erforscht.[4] Seligman zeigte auf, dass sich Hoffnungs- und Hilflosigkeit auf der Basis bestimmter Erklärungsmuster entwickeln, die ein Mensch für angenehme und unangenehme Ereignisse aufgebaut hat.

Für das Selbstwertgefühl, also letztlich den Serotoninspiegel[5], ist vor allem wichtig, ob ein Mensch für einen Fehler sich selbst oder anderen die Schuld gibt, ob er seinen Fehler internal oder external erklärt. Arousal-Menschen erklären ihre Fehler grundsätzlich external, ein unbewusster Versuch, das eigene Selbstwertgefühl zu stabilisieren. Satiation-Menschen erklären Fehler stets internal. Begreift der Satiation-Mensch beispielsweise etwas nicht, denkt er sofort: „Ich bin dumm!", der Arousal-Mensch hingegen würde mit größter Überzeugungskraft erklären, dass der Lehrer dumm ist, eben keine gute Pädagogik beherrscht.

Wenn Arousal-Menschen in einen Konflikt geraten, stellen sie sich als das Opfer dar. Geraten Satiation-Menschen in einen Konflikt, suchen sie das Problem bei sich und fühlen sich häufig als „Täter" und selbst dort schuldig, wo sie es nicht sind.

Je häufiger Fehler internal erklärt werden, desto depressiver wird ein Mensch. Diese Erklärungsmuster – internal vs. external – entscheiden, *wie man sich in Bezug auf sich selbst fühlt*. Zwei andere Erklärungsmuster entscheiden darüber, *ob und was man tut:*[6]

Ein negatives Ereignis – und sei es noch so geringfügig – kann *global oder spezifisch* (begrenzt) erklärt werden, die gewählte Erklärung bestimmt, ob man sich hoffnungslos fühlt oder nicht.

Nehmen wir beispielsweise an, ein Schüler bekommt eine Fünf in Mathe und empfindet diese Note als ungerecht. Er könnte beschließen: „*Alle* Lehrer sind ungerecht", mit dem Ergebnis, dass er Hoffnungslosigkeit empfände. Oder er könnte sagen: „*Dr. Müller* ist ungerecht", damit wäre er zwar sauer auf Dr. Müller, aber nicht mehr gefangen in der überwältigenden Hoffnungslosigkeit, dass die ganze Welt schlecht ist und er ja doch nichts ausrichten kann.

Ein negatives Ereignis lässt sich außerdem als *dauerhaft oder kurzfristig* beurteilen. So könnte derselbe Schüler seine Fünf als Beweis für seine grundsätzliche Unfähigkeit interpretieren: „Du bist *immer* schlecht. Die ganze Schulzeit. Ein Loser!" Oder er könnte sich sagen: „*Jetzt*, *heute* hatte ich mal eine Fünf. Ich werde häufiger büffeln und Hausaufgaben machen, und dann werde ich bei der nächsten Arbeit eine Vier und bei der übernächsten eine Drei schreiben." Diese Erklärungsmuster entscheiden also darüber, wie leicht man aufgibt. Wenn man ein negatives Ereignis als ziemlich dauerhaft beurteilt, gibt man leicht auf und ist demotiviert, sieht man es jedoch als kurzfristig an, hält man länger durch und ist motiviert zu aktivem Handeln.

Je pessimistischer die Erklärungsmuster, die ein Mensch gelernt hat, desto schneller gerät er in eine Satiation-Depression. Wenn ein Kind über lange Zeit nur pessimistische Erklärungsmuster hört, wird es sich zur Satiation-Persönlichkeit entwickeln. Das heißt, pessimistische Eltern bringen meist pessimistische Kinder hervor – die Alltagserfahrungen bestätigen dies.

Während der Arousal-Mensch nur harte Gefühle zulassen kann und dies seine Sichtweise der Welt beeinflusst, kann der Satiation-Mensch nur weiche Gefühle zulassen. Daher wird der Satiation-Mensch auch alle Erklärungen meiden, die Noradrenalin oder Dopamin ausschütten. Käme er angesichts eines Negativerlebnisses beispielsweise zu der Erkenntnis, dass er aktiv etwas unternehmen könnte – denn er hat das Ereignis eher als spezifisch denn als dauerhaft erklärt –, würde das Dopamin boosten. Fazit: Eine solche Erklärung wird er in Zukunft meiden.

Martin E. P. Seligman hat in erster Linie damit argumentiert, dass Gedanken die Gefühle und somit letztlich die Gehirnchemie bestimmen. Das Umgekehrte gilt jedoch auch: Die Gehirnchemie bestimmt, welche Gedanken und Gefühle zugelassen werden.

Der Satiation-Mensch erlaubt sich und seiner Umwelt keine harten Gefühle, daher nimmt er Aspekte einer Beziehung, in denen es notwendig wäre, solche Gefühle anzuerkennen, nicht oder nur sehr eingeschränkt wahr.

Der niedrige Dopaminspiegel bedingt, dass er Muster von Brutalität und Härte auch aus seiner Wahrnehmung weitestgehend ausblendet – eine Schutzreaktion des Gehirns gegen den Stress, der von sämtlichen als „nicht zu bewältigen" eingeschätzten Situationen ausgelöst wird. Das heißt, der Satiation-Mensch kann erstens nicht adäquat reagieren und zweitens die Muster von Gewalt im Laufe der Zeit gar nicht mehr als solche wahrnehmen. Das führt unter Umständen zu fatalen Fehleinschätzungen der Realität, z. B. wenn er mit gewaltbereiten Menschen zu tun hat.

Die klassische Psychologie beschreibt Satiation-Menschen als „passiv-aggressiv". Ihre oft mäßig bis schlecht funktionierende Nebenniere und der daraus resultierende niedrige Dopaminspiegel erlauben kaum offene Konflikte.

Da sie nicht die Fähigkeit und auch nicht die Möglichkeit haben, ihre Umgebung durch offene Aggressionen zu kontrollieren, versuchen Satiation-Menschen es mittels Schuldgefühlen, die bekanntlich eines der wirksamsten Mittel sind, beim Gegenüber Aggressionen zu hemmen und dem Kontrollierenden so die Chance geben, der Aggression des anderen zu entgehen.[7] Die große Gefährdung des Satiation-Menschen, aber auch seine einzige „Waffe", ist die Passivität: Er ist schuld, natürlich … und deshalb darf der andere nichts tun, um ihn anzugreifen.

Satiation-Menschen werden häufig zum „People-Pleaser". Sie verhalten sich positiv und drücken ihre eigenen Bedürfnisse oder

Wünsche nicht oder nur sehr selten aus. Menschen zu gefallen ist ein Weg, Sicherheit zu schaffen!

Der klare Vorteil des Satiation-Menschen liegt im sozialen Bereich. Aufgrund seiner biochemischen Konfiguration ist der Satiation-Mensch erheblich „beziehungsfähiger" als der Arousal-Mensch, denn er kann in Konflikten empathisch, freundlich, beschwichtigend und deeskalierend reagieren – er lässt jene Gefühle zu, die eine Serotoninausschüttung stimulieren und die Aufregung des Gegenüber mildern können. Die Satiation-Persönlichkeit ist in der Lage, Wärme und Trauer zu empfinden, Glück und Rührung, sie ist einfühlsam und rücksichtsvoll.

Das Überlebenssystem „Sicherheit"

Die Lösungen des Satiation-Menschen im Überlebenssystem „Sicherheit" sind davon geprägt, dass er Nähe zulassen kann. Er sucht sie regelrecht. Seine biochemische Konfiguration begünstigt alle Formen der Nähe. Anders als der Arousal-Mensch will er nicht gebunden *werden*, er will andere *binden*, indem er hilft und unterstützt. Er will zwar nicht gesehen werden, aber sehen.

Er hat gelernt, dass das Binden anderer Menschen den Serotoninspiegel steigert und Entspannung hervorruft. Es war möglicherweise seine Überlebenstaktik in der Beziehung zu einer Mutter, die ihrerseits *nicht binden* konnte (oder wollte).

Da er jedoch zur Verwirklichung dieses Musters Menschen benötigt, die es sich gefallen lassen, es eventuell sogar brauchen, gebunden zu werden, erlebt er nie das Glück, selbst gebunden zu werden, und ist daher im Überlebenssystem „Sicherheit" – genau wie der Arousal-Mensch – im emotionalen Defizit. Er korrigiert es nur anders als der Arousal-Mensch. Dieses Defizit löst auch bei ihm Stress und einen entsprechend niedrigen Serotoninspiegel aus. Doch im Unterschied zum Arousal-Menschen, der Feedback braucht, um sich wohl zu fühlen, hat der Satiation-Mensch Angst vor Lob und Anerkennung. Das würde Selbstwert erzeugen, was nicht seiner chemischen Baseline entspricht. Daher werden Komplimente sofort abgewertet. Paradoxerweise möchten Satiation-Menschen für ihre Arbeit gelobt werden, aber sie ertragen es nicht. Satiation-Menschen möchten mit ihrer Arbeit auf Anerkennung stoßen, aber möglichst wenig Aufmerksamkeit auf sich ziehen.

Aus diesem Grund können sie ihre eigenen Talente auch nicht selbst honorieren und nur selten bewusst einsetzen.

Satiation-Menschen betonen die Zugehörigkeit zur Herde ebenso wie der Arousal-Mensch, aber mit „Herde“ meinen sie die Familie, den kleinen, überschaubaren und zu bewältigenden Kreis. Sie sichern sich ihre Zugehörigkeit durch Frieden und Harmonie, nicht durch Status oder lauten Beifall.

In der Rangordnung, in der Frage des Status bevorzugen sie den Tiefstatus. Wer konsequent Tiefstatus- bzw. beschwichtigendes Verhalten zeigt, kann damit rechnen, weniger intensiv oder weniger häufig angegriffen zu werden. In der Herde nimmt ein Tier, das Tiefstatus-Kommunikation offenbart, meist einen niederen Rang ein, es wird unterworfen. Wer in der Rangfolge aufsteigen will, muss sich hoch kämpfen, das allerdings hieße: Noradrenalin- und Dopaminausschüttung, also gerade jene gehirnchemische Konsequenz, die der Satiation-Mensch bekanntlich vermeidet.

Die Satiation-Persönlichkeit bevorzugt auch deshalb den Tiefstatus, weil sie einen starken Führer sucht. Einen, der ihr Schutz und Durchsetzungsfähigkeit verspricht – zwei Persönlichkeitsmerkmale, die sie für sich selbst nicht aufbringen kann. Der Satiation-Mensch möchte gerne, dass der andere für ihn die Führung übernimmt. Das ist ihm allerdings nicht immer bewusst, so dass er sich häufig beklagt, wenn der andere tatsächlich die Verantwortung für ihn übernimmt.

Die Satiation-Menschen sind nicht im selben Ausmaß an Statussymbolen interessiert wie der Arousal-Mensch. Ihnen ist die neueste Mode eher wurscht, manchmal haben sie sogar Angst vor Statussymbolen, denn der Besitz solcher Symbole bedeutet eine exponierte Stellung. Sie nehmen gar nicht so gerne ab, streben nicht unbedingt die Idealfigur an, weil sie dann Rivalität und Neid ausgesetzt wären. Sie brauchen „eigentlich" gar kein so teures Auto, selbst wenn sie es sich leisten können. Ihre Klamotten sind gemütlich und bequem, nicht modisch und auffällig.

Satiation-Frauen ergreifen oft – wie die Arousal-Frauen – pflegende oder helfende Berufe. Sie wollen andere beraten und unterstützen. Diese Berufswahl treffen sie aus den gleichen „gehirnchemischen" Gründen wie Arousal-Frauen: Denn, wie gesagt, bei der Frau erhöht Serotonin das Hormon Oxytocin – und dies wiederum erhöht die Ausschüttung von Endorphinen. Ein Absinken des Oxytocinspiegels führt zu einem Abnehmen des Serotoninspiegels und reduziert das Gefühl von Wohlbefinden bei einer Frau.

Während die Arousal-Frau schwanger wird, um gebunden zu werden, wird die Satiation-Frau schwanger, um binden zu können. Im Gegensatz zur Arousal-Frau, die sich ein Kind wünscht, weil dieses Kind sie loben und in ihrer Grandiosität bestätigen wird, sehnt sich die Satiation-Frau danach, Mutter zu sein, weil ein Kind bereit ist, von ihr abhängig zu werden. Es lässt sich füttern, baden, streicheln, versorgen. Das Kind der Arousal-Frau erlebt keine echte Bindung, das Kind der Satiation-Frau hingegen darf niemals selbständig etwas entscheiden oder tun und wird nie erwachsen.

Im Hinblick auf den sicheren Ort haben Satiation-Menschen wesentlich weniger Schwierigkeiten als Arousal-Menschen. Ihnen fällt es leicht, an einem Ort zu bleiben und ihn zu pflegen und zu erhalten. Sauberkeit und Perfektion führen auch zu einer Serotoninausschüttung und werden daher ebenfalls durch Endorphine belohnt. Satiation-Persönlichkeiten sind deshalb penibel auf Ordnung und Sauberkeit bedacht. Im schlimmsten Falle werden sie zwanghaft ordnungsliebend und stellen die Ordnung ihres „sicheren Ortes" über die Lebendigkeit zwischenmenschlicher Beziehungen.

Das Überlebenssystem „Hunger und Sättigung"

Der Satiation-Mensch ist aufgrund seiner Suche nach Belohnung vor allem Serotonin stimulierenden Nahrungsmitteln wie →Zucker und anderen Kohlenhydraten verpflichtet. Wegen seines niedrigen Dopaminspiegels handelt er ähnlich wie der Arousal-Mensch: Er „er-isst" sich das, was er am meisten meidet … In diesem Fall also Dopamin. Der Satiation-Mensch versucht im System „Hunger und Sättigung", den Dopaminspiegel, der aufgrund erlernter Hoffnungslosigkeit oder der Ohnmachtgefühle in anderen Überlebenssystemen stark abgesunken ist, mittels Fett und Eiweiß wieder aufzubauen. Er isst Lebensmittel, die eine erhöhte Produktion und Ausschüttung von Dopamin provozieren. Insofern medikamentiert auch er sich letztlich selbst, indem er sich bemüht, seine unbewussten Defizite mittels Nahrung auszugleichen. Was dem einen seine Zuckerattacken sind, ist dem anderen seine Würstchen- und Steakleidenschaft. Wegen des niedrigeren Cortisolspiegels und des daraus resultierenden niedrigeren Dopaminspiegels tendiert der Satiation-Mensch nicht zu rasenden, unkontrollierbaren Heißhungerattacken, sondern isst schlicht zu viele eiweißreiche Nahrungsmittel, die Dopamin und Noradrenalin ansteigen lassen. Diese Nahrungsmittel sorgen wegen des erhöhten Tyrosinspiegels dafür, dass man anschließend wieder Appetit auf „süß" bekommt – und so isst der Dopaminmangelmensch, der Satiation-Mensch, abwechselnd Eiweiß und →Glukose, erst Gänsebraten, dann Tirami Su, zunächst zwei, drei Würstchen und anschließend einige Dominosteine.

Die Ausschüttung von Endorphinen in Reaktion auf Zucker ist beim Satiation-Menschen nicht so intensiv wie beim „schmerzempfindlicheren" Arousal-Menschen. Aber je höher der Endorphinspiegel ist, desto mehr sehnen sich Menschen nach der in der Einleitung beschriebenen Lust spendenden Kombination von 40 Prozent Fett zu 60 Prozent Zucker, die eine erneute, süchtig machende Endorphinausschüttung provoziert. Es gibt Forschungsergebnisse, wonach sich Menschen genau dann nach jener „verbotenen" Kombination von Fett und Zucker sehnen, wenn der Endorphinspiegel *hoch* ist. Der Satiation-Mensch, der wegen der Down-Regulation seiner Endorphinrezeptoren nicht mit dem gleichen intensiven Glücksgefühl auf Zucker reagiert wie der Arousal-Mensch, kann also noch weniger auf seine Endorphinstimulierung verzichten. Hinzu kommt, dass Zucker zwar nicht zum Aufbau von Dopamin beiträgt, aber kurzfristig eine Dopaminausschüttung im Nucleus accumbens provoziert. Dieser Effekt kann durchaus einer Depression, hervorgerufen durch einen zu massiven Dopaminabfall im Nucleus accumbens, entgegenwirken.[8]

Die zweite Gefährdung – und deshalb sind Satiation-Menschen meist übergewichtig – ist das auf seiner Vermeidungsstrategie gegenüber jeglichem Arousal-Erlebnis basierende *Absinken des Transmitters Noradrenalin* – nicht nur im Gehirn, sondern auch im Körper.

So genannte →Alpha-2-Rezeptoren im →Hypothalamus verlangen, wenn sie durch Noradrenalin stimuliert werden, dass man Hunger bekommt. Während des Essens stimuliert Noradrenalin dann Alpha1- und →Beta-2-Rezeptoren (appetithemmende Rezeptoren). Wenn appetiterzeugende und appetithemmende Rezeptoren ausgeglichen angelegt sind, spürt der Mensch Sättigung und hört nach einer gewissen Zeit auf zu essen.[9]

Im Hypothalamus wird auch entschieden, ob der Körper während der Fastenphase zwischen zwei Mahlzeiten Energie abgibt.

Will der Körper seine Energiereserven anzapfen, sprich Fett aus den Fettzellen herauslösen, muss der Insulinspiegel niedrig und der Noradrenalinspiegel relativ hoch sein. Im Körper aktiviert Noradrenalin (und Adrenalin) entweder die dort ebenfalls vorhandenen

Alpha-2-Rezeptoren – dann wird die Fettfreisetzung gestoppt –, oder es aktiviert die Beta-2- bzw. →Beta-3-Rezeptoren – dann wirkt es Fett freisetzend (lipolytisch).

Noradrenalin und Adrenalin werden aktiv, sobald der Körper Energie braucht. Dann wird das sympathische Nervensystem aktiviert, und der Körper bildet unter Umständen, z. B. beim Sport, sogar neue Beta-2-Rezeptoren. Wenn der Noradrenalinspiegel in Gehirn und Körper sinkt, werden die Alpha-2-Rezeptoren vermehrt ansprechbar und auch vermehrt gebildet, die Beta-2-Rezeptoren hingegen werden weniger reaktionsfähig. Im Gehirn sorgt ein niedriger Noradrenalinspiegel über diesen Regulationsmechanismus dafür, dass man trotz sinkenden Noradrenalinspiegels durch die erhöhte Sensibilität der Alpha-2-Rezeptoren zunehmend mehr Appetit bekommt. Der Hypothalamus veranlasst: „Nahrungsaufnahme – jetzt." In einem solchen biochemischen Zustand wird auch aus den Fettzellen kein Fett herausgelöst, egal, wie dringend man Energie braucht, der Körper beginnt, eisern seine vermeintlich letzten Reserven zu verteidigen. Und der Stoffwechsel ist eingeschläfert. Das lähmt natürlich zusätzlich die Bereitschaft, sich zu bewegen. Fazit: Man hat erstens ständig Hunger, isst also tendenziell zu viel, und hat zweitens nicht das Gefühl, genügend Energie zu haben, man fühlt sich schlapp.

Einer der Gründe, warum der Noradrenalinspiegel im Körper sinkt, sind Diäten. Wenn ein Satiation-Mensch eine Diät macht, ohne seine biochemische Konfiguration langfristig zu ändern, nimmt er nach der Diät rasant wieder zu, weil wegen des durch die Diät noch zusätzlich abgesunkenen Noradrenalinspiegels die Zahl der Alpha-2- sowie die Anzahl und Ansprechbarkeit der Beta-2-Rezeptoren sowohl im Körper als auch im Gehirn stark überwiegt.

Der Satiation-Mensch braucht – genau wie der Arousal-Mensch – eine auf ihn abgestimmte Diät.

6. Kapitel: Das Essen und die Sicherheit: Beziehungen

Wann und warum ändert sich ein Mensch? Wenn er genug gelitten hat? Wenn er ausreichend motiviert ist? Wenn er seine unbewussten Triebe bewusst erkennt? Wenn er neue Erfahrungen macht? Wenn er neues Wissen erhält? Wenn er neu konditioniert wird?

Die Antwort, die hier gegeben wird, lautet folgendermaßen: Ein Mensch ändert sich, wenn es ihm gelingt, die chemische Baseline seines Gehirns aktiv zu verändern und somit neue Gedanken, Gefühle und Verhaltensweisen zu erleben – und wenn diese Änderungen zu nachhaltigen, echten Lösungen in den drei Überlebenssystemen führen.

Die chemische Baseline seines Gehirns kann man allerdings nur *dauerhaft* ändern, indem man neue Verhaltensweisen lebt – aber alle, wirklich alle Verhaltensweisen, die ein Mensch im Laufes seines Lebens erlernt und zeigt, haben direkte oder indirekte Auswirkungen auf mindestens eines der drei Überlebenssysteme. Ein Verhalten, welches das Überleben in der Phantasie oder in der Realität bedroht, wird nicht oder nur in einem sehr eingeschränkten Ausmaß erlernt und angewendet. Die Tatsache, dass man vor dem Erlernen oder Anwenden eines solchen Verhaltens Angst hat, muss nicht bewusst sein.

Innerhalb der drei Überlebenssysteme scheint es – im Hinblick auf deren Relevanz fürs Überleben – eine bestimmte Hierarchie zu geben, und diese wiederum richtet sich vermutlich danach, wie akut ein Mangel in einem der drei Systeme das Überleben jeweils bedroht. Spontan wäre anzunehmen, dass das Überlebenssystem „Hunger und Sättigung" die höchste Priorität hat, denn ohne Nahrung kann der Mensch nur wenige Wochen, ohne Wasser sogar nur wenige

Tage überleben. Wahrscheinlich ist es jedoch anders: Denn der „Mensch der Urhorde“ hatte garantiert keine Überlebenschance ohne seine Gruppe, weshalb das Überlebenssystem „Sicherheit“ innerhalb der Hierarchie Priorität hat, wenn es um mögliche Änderungen geht. Das Problem des Urmenschen war mindestens ebenso sehr, dass er selbst begehrte Nahrung für andere Tiere darstellte, wie der Umstand, Nahrung zu brauchen. Fazit: Verlassen werden bedeutete gefressen werden.

Die drohende Gefahr, aus der Gemeinschaft der Urmenschen ausgestoßen zu werden und als Bärenfutter zu enden, war einst real, sie war es für viele, viele Jahrmillionen. Heute ist diese Gefahr nicht mehr gegeben, genau wie der Mensch der westlichen Welt nicht mehr in Gefahr ist zu verhungern … Und dennoch: Wir haben noch genauso viel Angst vor dem Verlassen der Gemeinschaft wie der Urmensch.

Alle Verhaltensformen, welche die Zugehörigkeit zur „Herde“, zu Freund oder Feind regeln, sind daher sehr viel stärker mit dem Überleben assoziiert als die Lösungen der anderen Systeme. Wenn ein Mensch im Bereich der Zugehörigkeit niemals das erlösende Gefühl des „Ich hab' es!“ erfahren hat, bekommt er erhebliche Schwierigkeiten mit allen Kompetenzen und Verhaltensweisen, die diesen Bereich berühren.

Alles, was die einmal gefundenen Bindungen einer „Herde“ – sei diese „Herde“ eine Familie, ein Freundeskreis, eine Firma – verändern könnte, wirkt bedrohlich und ist mit Angst assoziiert. Das Ausmaß dieser Angst hängt jedoch davon ab, wie sicher sich ein Mensch fühlt. Je sicherer, geborgener er sich fühlt, desto geringer seine Angst vor Verlust und Verlassenwerden. →Das limbische System funktioniert heute wie einst.

Deshalb mögen Gruppen es auch gar nicht, wenn eines ihrer Mitglieder zu weit ausschert: Da das Prinzip der „Herde“ für *jeden Einzelnen* Sicherheit bedeutet, macht jedes Mitglied, das damit droht, aus irgendeinem Grunde der „Herde“ verloren zu gehen, allen anderen Angst. Viele Menschen reagieren auf diese Angst mit stichelnden Bemerkungen, Wut, Zynismus, Mobbing.

Hierin liegt die eigentliche Ursache und Erklärung, warum Menschen ihr Verhalten nicht ändern können – selbst wenn sie es bewusst wollten: Unbewusst oder bewusst nehmen sie an, ihre jeweilige „Herde“ würde eine Verhaltensänderung nicht tolerieren und sie ausstoßen.

In der Urhorde stellte die gemeinsame Nahrungssuche und -aufnahme eine Bindung zwischen den einzelnen Mitgliedern der Gemeinschaft her und sicherte so das Überleben. Noch heute geht man zum gemeinsamen Abendmahl in die Kirche, zum Geschäftsessen, Hochzeitsessen, trifft sich in der Kneipe, sitzt zusammen beim Frühstück, verabredet sich zum Barbecue. Keine Frage: Da man sich dabei Kalorien zuführt, geht es auch um Energiegewinnung. Gleichzeitig aber sichert die Teilnahme an der gemeinsamen Essveranstaltung die Zugehörigkeit zur „Herde“. Miteinander eine Mahlzeit einzunehmen bedeutet, sich anschließend in einem ähnlichen emotionalen Zustand zu befinden – und das verbindet. Wer sich im Café trifft und Sachertorte mit einer Freundin bestellt, möchte die gemeinsame Stimulierung von Serotonin. Wer auf der Gartenparty knusprig gegrillte Würstchen in Ketchup tunkt, möchte nicht wirklich →Transfette und Zucker, sondern ein bisschen abbekommen von jenem gebratenen Mammut, das den Mitgliedern der Urhorde das erlösende Gefühl vermittelte: „Ich hab’ es!“, mit seinen Konnotationen Geborgenheit, Sicherheit, Sättigung. Fazit: „Ich habe genug Energie, um weiter zu überleben!“

Über die Menge der zugeteilten und verzehrten Nahrung wurde in der Urhorde auch der Status geregelt: Wer höher im Rang stand, bekam mehr zu essen. Umgekehrt, wer mehr zu essen bekam, hatte die Chance, in der Hierarchie aufzusteigen. Diese statusregulierende Funktion der gemeinsamen Nahrungsaufnahme ist bis heute geblieben – allerdings in umgekehrter Form: Wer im Rang höher steht, darf weniger essen und schlank bleiben. Während über Jahrtausende ein dicker Bauch Zeichen wachsenden Wohlstands war, sind in heutigen Zivilisationsgesellschaften vor allem Ärmere zu dick.[1]

Beide Funktionen, Rang und Bindung innerhalb der Gemeinschaft, werden über den gleichen Transmitter geregelt, das Serotonin. Ein Zuviel an Nahrung bedroht heute die soziale Stellung, ein Verweigern der Nahrung die emotionale Zugehörigkeit. Beides führt dazu, dass der Serotoninspiegel sinkt. Ein sehr niedriger Serotoninspiegel ist auch verbunden mit einem tiefen Gefühl von persönlichem Unwert und Schuld.[2] Um sich von diesem Gefühl zu befreien, unternehmen insbesondere Frauen – deren Serotoninspiegel im Allgemeinen niedriger ist als der von Männern[3] – viel, damit die Serotoninproduktion wieder angeregt wird. Frauen mit abgesunkenem Serotoninspiegel suchen fast zwanghaft nach Möglichkeiten der Kooperation, Kommunikation, nach Gelegenheiten, kleine Geheimnisse miteinander zu teilen, sie suchen nach allem, was Kontakt und Bindung herstellt.[4] Das mag von der Natur durchaus so gedacht gewesen sein, denn mit diesem Verhalten erhöhte sich ihre Chance, schwanger zu werden und ein Kind großzuziehen. Doch heute nimmt die Tendenz, die Überlebenssysteme zu vermischen, zu. Gerade Frauen verquicken Nahrungsaufnahme und Schuldgefühl häufig sehr eng miteinander, weil der übermäßige Verzehr bestimmter Nahrung dazu führen kann, dass man aus der „Herde" namens Gesellschaft ausgeschlossen wird – ein Zusammenhang zwischen Essen und sozialer Sicherheit, der von der Natur garantiert *nicht* so vorgesehen war. Naturgemäß sollte Nahrungsaufnahme den Serotoninspiegel heben und damit für das wohlige Gefühl von Verbundenheit sorgen, das die „Herde" zusammenschweißte, und gleichzeitig – über die verteilte Menge – die Hierarchie stabilisieren. Niemals ist die Natur auf den Gedanken gekommen, dass es eine Art geben könnte, die so viel Nahrung zur ständigen Verfügung hat und auch isst, bis Einzelne sich vor Übergewicht nicht mehr bewegen können. Tiere sind nur fett, wenn sie mit Menschen zusammen leben. Und auf der anderen Seite wäre mit Sicherheit kein Urmensch auf die Idee verfallen, von Urfrau eine Taille zu verlangen, wie sie „Disney" in seinen Trickfilmen über die Steinzeit zeichnet. Jahrtausendelang galt die Möglichkeit, fett zu werden, als ausgesprochenes Glück, als ein Geschenk der Götter.[5]

Gerade weil gemeinsames Essen nicht nur Energie zuführte, sondern mittels Manipulation der Gehirnchemie und somit der Stimmung vor allem die überlebenswichtige Bindung zwischen den Herden- bzw. Urhordenmitgliedern herstellte, ist es heute so unendlich schwer, sein Essverhalten zu ändern, wenn die Umgebung nicht damit einverstanden ist. Was tut man, wenn man abends eingeladen ist und sicher weiß, dass es dort nur Zucker gibt? Man muss mitessen, will es aber nicht. Was tut man, wenn dort fetthaltig gekocht wird? Der Druck, den die Beantwortung dieser Fragen auf sehr viele Menschen ausübt – die Angst vor dem sonntäglichen „Kaffee und Kuchen" bei der Oma, die Furcht vorm Büfett, die Panik vor dem üppigen Hochzeitsessen –, zeigt das Ausmaß der Bedrohung an, das jemand empfindet, der in solchen sozialen Situationen gerne „Nein" sagen würde, sich aber erstens nicht traut und sich zweitens den eigenen Sehnsüchten ausgeliefert fühlt.

Zahlreiche Menschen, die es „geschafft" haben, leben in der ständigen Angst, in solchen sozialen Situationen wieder zurück in ihre Sucht (ob nach Alkohol oder Zigaretten, nach Zucker oder Fett) zu gleiten – und meiden schließlich diese „Verführungs"-Situationen.

Was für das Essverhalten gilt, gilt auch für viele andere Aspekte des menschlichen Daseins. Wenn eine Frau abnimmt, wird sie für Männer vermeintlich attraktiver – und zur Konkurrenz für andere Frauen im System „Reproduktion". Sie kann fast sicher sein, dass ihr von irgendeiner Frau, meist einer, die bisher die dünnere war, ein Keks angeboten wird mit der Bemerkung: „Aber einen darfst du doch, oder?" Die Änderung des sozialen Status eines Herdenmitgliedes ist für sämtliche Mitglieder einer „Herde" gleichermaßen bedrohlich. Sehr viele Psychotherapie- und Kommunikationsformen sind im Grunde entstanden, um dieses Problem angemessener als durch den wechselseitigen Keulenschlag in den Griff zu kriegen. Dennoch, gerade Frauen ist es sehr häufig nicht bewusst, dass sie ziemlich gnadenlose Rangordnungskämpfe ausfechten, indem sie ihren konkurrierenden Geschlechtsgenossinnen energiedichte Nahrung anbieten, sticheln, wenn eine „Nein" sagt, Kuchen und andere Köstlichkeiten manchmal regelrecht aufdrängen. Gemeinsam zu essen schafft Bindungen … Aber es schafft auch Rivalitäten, jedenfalls seit der Zusammenhang zwischen →Kalorienmenge und Körpergewicht bekannt ist.[6] Daher sind die Beziehungen zwischen Frauen, wenn sie sich gegenseitig bekochen und nähren, häufig ambivalent, eine verdeckte Rivalität. Männern wird die natürliche, die offene Rivalität viel weniger „aberzogen", weshalb sie auch genau wissen, wofür sie unbedingt ein teures Auto brauchen, wofür sie sich gegenseitig unter den Tisch trinken, notfalls prügeln oder gemeinsam pinkeln gehen.

Geändertes Essverhalten eines Herdenmitglieds bedroht also gleich mehrere elementare Punkte des Überlebenssystems „Sicherheit": Erstens das Prinzip der Zugehörigkeit oder Bindung, zweitens das Prinzip Status oder Rang, und drittens berührt es die entscheidende Frage: Wer bindet wen? Denn wenn ein Satiation-Herdentier beispielsweise seine Satiation-Verhaltensweisen verändert und plötzlich aufhört, den Partner oder die Freunde mit netten Leckereien zu bekochen, bindet es weniger, und folglich werden die anderen weniger gebunden.

Lebenspartner und Freunde

Wie schon im 2. Kapitel dargestellt: Das Aufrechterhalten eines angemessenen Serotoninspiegels ist kein überflüssiger Luxus, er ist für das soziale und emotionale Funktionieren eines Menschen überlebenswichtig. Beziehungen entstehen, weil Menschen ihr Serotonin, →Dopamin, →Testosteron, Oxytocin und viele andere →Hormone und Transmitter wechselseitig durch Kommunikation stimulieren. Der jeweilige Level wird durch die Art und Weise, wie man miteinander kommuniziert, aufrechterhalten – das gilt sowohl für positive, konstruktive Beziehungen, bei denen der Level dieser Hormone und Transmitter im Allgemeinen steigt, als auch für konfliktreiche, angstbesetzte Beziehungen, die sich negativ auswirken, weil sie den Spiegel jener für das psychische und physische Wohlbefinden so wichtigen Botenstoffe absenken.

Joel Robertson hat festgestellt, dass sich Arousal-Menschen häufig unbewusst einen Satiation-Partner und Satiation-Menschen einen Arousal-Partner suchen. Und in der Tat: Betrachtet man die Defizite und Stärken dieser beiden Persönlichkeitstypen, sind Satiation- und Arousal-Menschen in gewisser Hinsicht existenziell aufeinander angewiesen.

Kommt es zu einer Beziehung zwischen Satiation- und Arousal-Mensch, ist diese Beziehung komplementär, das bedeutet, beide sorgen aufgrund bestimmter Formen der Kommunikation für eine wechselseitige Stimulierung der Gehirnchemie. Häufig gehen sie so genannte symbiotische Beziehungen miteinander ein. Eine Symbiose ist eine Beziehung, bei der zwei Partner sich so ergänzen, dass jeder die fehlenden Funktionen des anderen übernimmt. Der Satiation-Mensch will durch den zwischenmenschlichen Kontakt mit dem Arousal-Menschen die Stimulierung durch Dopamin, also die Aufregung, die er selbst aktiv nicht leben kann. Und der Arousal-Mensch erhofft sich vom Satiation-Menschen die enge Bindung und

Nähe, die Serotoninausschüttung, die er selbst nicht aktiv herstellen kann.

Solche komplementären Beziehungen können durchaus sehr glücklich und sehr konstruktiv sein, wenn beide Partner ihren Typus nicht in pathologischen Formen leben und jeder seine Stärken einbringen kann. Je ausgeprägter die Imbalance der genannten Botenstoffe im Gehirn einer der beiden Partner, also je weniger Serotonin und entsprechend mehr Dopamin beim Arousal-Typ vorhanden und je niedriger Serotonin- und Dopaminspiegel beim Satiation-Typ, desto bedingungsloser und zwanghafter sind beide auf kurzfristige korrigierende Maßnahmen angewiesen. Auf die Dauer wird der eine von der Stimulation durch den anderen abhängig. Beziehungen zwischen Arousal- und Satiation-Typen können in einem gnadenlosen Machtkampf enden, wenn beide kontrollieren, dass der andere genau die Verhaltensweisen, deretwegen er ursprünglich gesucht wurde, nicht mehr zeigen darf. Der Arousal-Partner beschwert sich, dass der bindende Satiation-Typ „klammert“, der Satiation-Typ meint, der Arousal-Teil wolle immer viel zu viel Action.

Es kommt jedoch auch vor, dass sich gleiche Typen zusammenfinden, das ist besonders in Freundschaften der Fall. Arousal-Menschen gehen naturgemäß lieber mit Arousal-Menschen zum Fallschirmspringen, und wenn ein Satiation-Mensch mit einem Satiation-Menschen essen geht, können sie ausgiebig miteinander reden, einander zuhören und sich gemeinsam dem Genuss des mehrgängigen Menüs und edler Weine hingeben.

Heiratet ein Satiation-Mensch einen Satiation-Menschen, teilen sie sich die Depression und vermitteln sich gegenseitig Sicherheit und Geborgenheit, aber es kann auch ausgesprochen langweilig werden … Wenn ein Arousal-Mensch einen Arousal-Partner findet, wird es hingegen sehr lebendig und dynamisch, man geht gemeinsam zu

Partys und zum Extremskilaufen – aber die Partner erwarten voneinander, der andere möge bindendes Verhalten zeigen. Sie werden darum kämpfen, „wer sich einlässt“, sie werden konkurrieren und sich dadurch gegenseitig das Leben schwer machen.

Eltern und Kinder

In der Beziehung zwischen Eltern und Kindern kommt es darauf an, wie ausgeprägt die Arousal- bzw. Satiation-Tendenz eines der Elternteile ist. Eltern sind immer stärker als ihre Kinder, und so können sie verlangen, dass sich das Kind den eigenen Tendenzen vollends anpasst. Folglich erwarten sie entweder, dass das Kind zu einem ihnen gegensätzlichen Satiation- bzw. Arousal-Menschen wird, weil sie die entsprechenden Fähigkeiten für die eigene Gefühlswelt brauchen, oder dass das Kind genau so wird wie sie selbst.

Arousal-Eltern fordern im Allgemeinen von ihren Kindern – unbewusst natürlich –, dass diese Nähe herstellen und den eigenen Statusvorstellungen entsprechen. Das Kind soll gut aussehen, gut in der Schule sein, Leistung bringen, Erfolg haben. Das Positive einer solchen Beziehung ist, dass die Kinder Lebendigkeit erleben, gefördert werden und lernen, wie man mit anderen konkurriert – vorausgesetzt, die Arousal-Tendenz des Elternteiles ist nicht so stark ausgeprägt, dass dieser anfängt, mit dem eigenen Kind zu konkurrieren, wodurch das Kind häufig in die komplementäre Rolle des Satiation-Menschen getrieben wird.

Satiation-Eltern erwarten unbewusst, dass ihr Kind immer lieb und freundlich ist und sich ihrem bindenden Verhalten nicht durch zu viel Selbständigkeit entzieht. Auf der anderen Seite bieten sie ihrem Kind das für die Entwicklung positive Gefühl von Sicherheit und Geborgenheit einer echten Bindung – solange die Satiation-Tendenz nicht allzu massiv gelebt wird.

Ein Bericht aus meinem Bekanntenkreis soll dieses Beziehungsmuster verdeutlichen: Eine (Satiation-)Mutter liebte ihren schwerst übergewichtigen, 16-jährigen (Satiation-)Sohn über alles. Immer, wenn er abends nach Hause kam, fand er eine nette Tafel der geliebten Schokolade auf seinem Kopfkissen vor, und weil sie ihn so liebte und er sie, schliefen sie im gleichen Zimmer. Bekam der Sohn, was selten genug vorkam, die Erlaubnis, auf eine Party zu gehen, so musste er seiner Mama fest versprechen, dort keinen Alkohol zu trinken und spätestens um zwölf zu Hause zu sein. Und das tat er. Er war brav. Aber eines Tages ging irgendetwas schief. Er kam erst um drei Uhr morgens nach Hause. Er war zwar nicht betrunken, hatte jedoch tatsächlich ein oder zwei Bier konsumiert. Auf dem Kissen neben der Mutter lag jene zartcremige Schokolade im lila Papier.

Der Sohn sah die Tafel … und dann tat er etwas, das die Mutter niemals für möglich gehalten hätte: Ihr geliebter Sohn nahm die Tafel, stieß einen Wutschrei aus und trat die Schokolade in den tadellos gepflegten Teppich. Ja, er zerstampfte sie regelrecht auf dem Teppich, schmierte abscheuliches Schwarz auf tadelloses Weiß. Er packte seine Kissen und Decken und schlief diese Nacht und alle folgenden in seinem eigenen Zimmer. Mit der Zeit nahm er sogar ab und kam immer seltener pünktlich nach Hause.

Die Mutter begann, sich über die psychische Gesundheit ihres einzigen Kindes ernsthafte Sorgen zu machen, und sprach mit einem Psychiater. Der Psychiater sprach mit der Mutter.

Die Mutter zweifelte dann am Verstand des Psychiaters.

Sehr bald danach zog der Sohn von zu Hause aus, weil ein Zusammenleben nicht mehr möglich war.

Diese Mutter war ein pathologisch ausgeprägter Satiation-Typ: Sie konnte nicht eine Minute von ihrem bindenden Verhalten lassen und schränkte ihr Kind damit unerträglich ein. Als der Sohn sich Arousal-Erlebnissen zuwandte, bekam sie so viel Angst, dass sie nicht mehr mit ihm und er nicht mehr mit ihr leben konnte.

Ein spezifisches Beziehungsmuster zwischen einer Arousal-Mutter und einer späteren Satiation-Tochter ist in zahlreichen Büchern über Essstörungen aufgegriffen und häufig als „Schneewittchenkonflikt" beschrieben worden. In einer solchen Beziehung betrachtet die Mutter die Tochter als Rivalin um sexuelle Attraktivität und kämpft mit ihr einen Kampf um die Vorherrschaft im System „Reproduktion". Die Mutter tut in der Pubertät alles, um die aufkommende Fraulichkeit der Tochter zu beschädigen und einzuschränken.

Andere Beziehungsformen sind primär davon geprägt, dass die Mutter vor allem die bindenden Fähigkeiten des Kindes will und sich von ihrer Tochter Trost, Unterstützung, Spiegelung etc. ersehnt, ein Beziehungsmuster, das von der systemischen Psychotherapie als „Parentifizierung" (Rollenverdrehung) beschrieben wird.

Mütter, die vor allem die bindenden Fähigkeiten ihres Kindes möchten, fordern sie eigentlich immer von einer Tochter und nur dann von einem Sohn, wenn keine Tochter zur Verfügung steht. Denn die Mutter „weiß" unbewusst, dass die Tochter eine ihr ähnliche Gehirnchemie hat und nährendes Verhalten mit nährendem Verhalten beantwortet.

Ein Sohn wird eher zum Partnerersatz gemacht, aber dann werden meist die *männlichen*, tendenziell Arousal-Verhaltensweisen gefördert. Im obigen Beispiel war der Sohn sowohl Partner- als auch Tochterersatz.

Ein anderer *Arousal-Mutter*-Typ möchte das Kind als Schmuckstück vorführen: Es soll seine Mutti durch glänzende Noten, glänzende Leistungen und glänzendes Aussehen vor allem in ihrer Grandiosität als Frau und Mutter bestätigen und vor der gefürchteten, lauernden Depression bewahren.

Die *Satiation-Mutter* wiederum nährt, schützt, hegt und pflegt ihr Kind – und im schlimmsten Fall erstickt sie es mit ihrem Nähebedürfnis … Das Kind wird entweder genauso entmutigt, hoffnungslos und passiv wie sie selbst oder aber ein extremer Arousal-Typ mit lebenslanger Angst vor Nähe.

In einer Familie, die zu einer gesunden Entwicklung des Kindes beiträgt, hat der Vater folgende Rolle: Er akzeptiert die primäre Symbiose zwischen Mutter und Kind, aber er hilft dem Kind auch, sich aus dieser Symbiose langsam zu lösen. Er beginnt dem Kind genau in dem Moment die Welt zu zeigen, wo es reif dafür ist. Er stellt im Hinblick auf das bindende Verhalten der Mutter eine korrigierende Erfahrung für das Kind dar. Der Vater zeigt ihm, wie man Grenzen setzt und sich distanziert, während die Mutter es lehrt, wie man bindet und Nähe herstellt.

Ein *Arousal-Vater* ist meist ein Modell für Erfolg und Durchsetzungsfähigkeit, ist seinem Kind jedoch häufig emotional nicht nah und nicht fähig, empathisch mit ihm umzugehen.

Ein *Satiation-Vater* ist sehr viel emotionaler im Umgang mit seinem Kind, oft aber nicht in der Lage, diesem zu zeigen, wie man sich abgrenzt. Unter Umständen beginnt er, mit der Mutter um die primäre Elternteil-Kind-Symbiose zu rivalisieren und spielt die bindende Mutterrolle, ohne das Kind irgendwann wieder loslassen zu können. Das Kind hat dann möglicherweise niemanden mehr, der ihm hilft, sich aus erstickenden Bindungen zu lösen.

Ein *Satiation-Vater* und eine *Satiation-Mutter* leben in völliger Harmonie, niemals darf ein Konflikt ausgesprochen werden. Das Kind wächst in der Ansicht auf „Bei uns war alles in Ordnung“, bekommt aber vielleicht plötzlich Phobien.

Die Verbindung *Satiation-Vater* und *Arousal-Mutter* kann bedeuten, dass das Kind keinerlei Nähe erfährt, aber auch keine Distanz lernt. So kommt es später in der Welt nicht zurecht, weil es weder lernt, wie man sich durchsetzt, noch lernt, wie man Nähe anbietet. Sehr wahrscheinlich wird dieses Kind ein ausgeprägter Satiation-Typ, der eher passiv herumsitzt und vor sich hin vegetiert.

Missbrauchsfamilien, also Familien, in denen Kinder geschlagen, misshandelt, sexuell missbraucht werden, sind häufig Familien, in denen beide Elternteile Arousal-Typen sind und keiner der beiden fähig ist, empathisch zu reagieren. Dass die Kinder solcher Elternpaare zu extremen Arousal-Typen heranwachsen, ist so gut wie sicher.

Essstörungen

Alle Essstörungen sind im Grunde keine „Ess-", sondern zu einem erheblichen Maße „Serotoninstörungen", es sind Störungen, die ausgelöst werden durch Stress und Mangel im System „Sicherheit". Essstörungen können als Versuch des Betroffenen angesehen werden, die auslösenden Probleme zu regeln oder zu kompensieren, und zwar innerhalb der beiden anderen Überlebenssysteme.

Es würde den Rahmen dieses Buches bei weitem sprengen, die einzelnen Essstörungen zu diskutieren. Ich verweise daher an dieser Stelle auf die Titel „Zucker und Bulimie", 2003, und „Magersucht ist eine Lösung", voraussichtlicher Erscheinungstermin Sommer 2005 (beide Hedwig-Verlag, Berlin).

Dennoch sei hier das komplexe Thema „Formen der Essstörungen" kurz umrissen.

Magersucht

Magersüchtige Frauen und Männer sind ausgeprägte Arousal-Menschen. Magersucht wird in aller Regel als Kampf um Autonomie interpretiert. Auf der Basis des in diesem Buch entwickelten Modells sehe ich Magersucht (Anorexie) allerdings insbesondere als einen harten Kampf um Bindung, und zwar um eine Bindung, die von außen, von einem anderen Menschen hergestellt und gehalten wird. Magersüchtige erreichen mit dem langfristigen Hungern eine erhöhte Endorphinausschüttung, das Erlebnis des Hungerns wird entsprechend als äußerst „belohnend" empfunden; es gelingt ihnen zudem, die Verwertung von Serotonin im Gehirn – über bestimmte biochemische Prozesse – zu verbessern, womit sie sich so ähnliche Gefühle und so ähnliche Verhaltensweisen verschaffen, als sei der Serotoninspiegel angestiegen.

Wenn man wenige Tage hungert, sinkt der Serotoninspiegel nicht linear ab, sondern steigt wieder an, ebenso der Endorphinspiegel. Der Körper nutzt seine Reserven: Schließlich musste der Mensch Jahrmillionen ohne Kühlschrank überleben, er ist nicht auf drei Mahlzeiten am Tag fixiert, er kann durchaus wochenlang hungern. Nach 14 Tagen Nahrungskarenz hat sich die Ausbeute von Serotonin im Gehirn so verbessert, dass man sogar beginnt, den Hunger zu genießen. Ein hoher Serotoninspiegel befreit von den quälenden Gefühlen geringer Selbstachtung, der Isolation und Einsamkeit, die ein niedriger Serotoninspiegel mit sich bringt. Die erhöhte Serotoninmenge lindert die Depression, unter der magersüchtige Frauen leiden, ohne es fühlen oder zugeben zu können, und vermittelt ihnen das verloren gegangene Gefühl von Status und Selbstwert. Aber es handelt sich nur um einen „pseudo-hohen" Serotoninspiegel: Statt mittels Kommunikation in sozialen Beziehungen ist er durch Hungern erworben, gewissermaßen auf Kredit „gekauft".[7]

Der exzessive Sport und der Leistungsdruck, dem sich Magersüchtige aussetzen, erhöht wiederum Cortisol-, Dopamin- und Noradrenalinspiegel, was die Belohnung durch noch mehr Endorphinausschüttung verstärkt. Auf diesem Wege stabilisiert Hungern die Gehirnchemie.

Magersucht bietet also die Möglichkeit, gleich zwei körpereigene Antidepressiva zu benutzen: einen erhöhten Dopamin- und einen erhöhten Serotoninspiegel. Magersucht weist einen biochemischen Gewinn auf – und das ist der Grund, warum sie praktiziert und mit allen Mitteln aufrechterhalten wird.

Im Überlebenssystem „Sicherheit" stellt die Magersucht eine fast unmöglich zu lösende Bindung her zwischen den Betroffenen und ihrer Familie. Magersüchtige zwingen alle Familienmitglieder, sie zu binden, sich um sie zu kümmern, sie und ihre Bedürfnisse wahrzunehmen. Magersucht verändert letztlich den Status der Frau innerhalb der Familie. Eine Frau, die sich lange Zeit nur um die Bedürfnisse anderer kümmerte und völlig überangepasst war, steht nun aufgrund ihrer Erkrankung plötzlich im Mittelpunkt und setzt diese Position auch energisch durch. Auf dieses Phänomen hat bereits die Psychoanalytikerin Hilde Bruch hingewiesen.[8] Hilde Bruch ist eine der genauesten Beobachterinnen des Symptoms Magersucht und bis heute meiner Ansicht nach in der Beschreibung und Analyse der Symptomatik unübertroffen. Sie ist die „Doyenne der Essstörungen“. Ihre Forschungen und Schriften zur Magersucht stammen zwar aus einer Zeit, bevor die biochemischen Vorgänge im menschlichen Gehirn erforschbar waren, weshalb sie ihre Beobachtungen nicht mit diesen begründen konnte, aber ihre Beschreibungen sind mit den heutigen Erkenntnissen in der Gehirnchemie bestens zu vereinbaren.

Als Ärztin hat Hilde Bruch nach den medizinischen Grundlagen der Magersucht geforscht, und ihr ist es zu verdanken, dass zahlreiche Symptome, die lange als Ursache der Magersucht galten, letztlich als Resultat des Hungerzustandes beschrieben werden konnten. Die aktuelle Forschung kann daher direkt auf Hilde Bruchs Arbeiten aufbauen:

„Je länger die Krankheit andauert und je mehr Gewicht sie verlieren, um so überzeugter werden Magersüchtige, dass sie etwas Besonderes, dass sie anders sind als andere, dass ihr Dünnsein ihnen dazu verhilft, wertvoll, bedeutsam, außergewöhnlich, exzentrisch oder hervorragend zu sein. Jede Magersüchtige hat ihr eigenes Wort zur Bezeichnung des von ihr angestrebten Zustandes der Überlegenheit.“[9]

Magersucht ist demnach eine Methode, um biochemisch einen

Arousal-Zustand aufrechtzuerhalten und sehr schnell und effizient neue Lösungen im System „Sicherheit“ durchzusetzen, indem – mittels Hungern – die eigene Gehirnchemie manipuliert wird. Die Magersüchtige bekommt in ihrer „Herde“ ihren Hochstatus, sie muss zu niemandem mehr aktiv Nähe herstellen und wird dennoch gebunden. Sie muss sich nicht mehr um einen sicheren Ort kümmern und steuert sich selbst in ein imaginäres Gefühl der Zugehörigkeit hinein, der Zugehörigkeit zu einer Elite.

Der Kampf zwischen Familie, behandelnden Ärzten und Therapeuten auf der einen und der Magersüchtigen auf der anderen Seite ist auf der sozialen Ebene meist von einer brutalen Härte seitens der Magersüchtigen bestimmt. Häufig kapitulieren die professionellen „Helfer“ und die Familienangehörigen irgendwann – und greifen zu ebenso gnadenlosen Machtmitteln wie ihr Gegenüber. Nicht umsonst hat man Magersüchtigen früher Insulin gespritzt, um bei ihnen unkontrollierbaren Heißhunger hervorzurufen. Und nicht umsonst ist der Vertrag in Kliniken für Essgestörte („Entweder nimmst du in einer Woche 200 Gramm zu, oder aber Kontaktsperre!“) ein gebräuchliches Instrument in der Behandlung von Magersüchtigen. Die Helfer wollen stets, bewusst oder unbewusst, dass die Magersüchtige wieder in einer gleichrangigen Beziehung zu ihnen steht, sich das Statusgefälle vermindert, indem die Betroffene beginnt, sich an Absprachen zu halten und ihrerseits andere Formen bindender Kommunikation zu zeigen. Sie soll essen, was wir auch essen. Sie soll von sich aus zurück in die „Herde“, sie soll nicht mehr von uns die bindenden Verhaltensweisen erpressen, sie soll auch binden und endlich den Elitestatus aufgeben. Aber genau das will die Magersüchtige nicht! Sie will unbedingt gebunden werden und Elite bleiben.

Es ist eines der klassischen Merkmale der Magersucht, dass die Anorektikerin für andere kocht – und das tut sie häufig und sehr gut, denn Hunger verbessert die Fähigkeit, zu schmecken und abzuschmecken. Ist der Tisch fein gedeckt und das Essen serviert, setzt sie sich zu den anderen und sieht zu, wie diese essen. Innerlich fühlt sie sich rein und stark, weil sie es „schafft“, diesmal wieder nichts zu essen. Dieses Verhalten gilt als Symbol des Kampfes um Autonomie … Doch im Lichte des hier entwickelten Modells ist es genau das Gegenteil. Es ist die aktive Manipulation der „Herde“, die Mitglieder mögen sie binden. Jene, die gegessen haben, sind in der vom Serotonin dominierten, erlösten und kontaktfreudigen Stimmung des „Ich hab' es!“. In dieser Stimmung sind sie bereit zu binden. Sie haben etwas bekommen (Essen) und geben etwas zurück: weiche, liebevolle Emotion, genau die Emotion, welche die Anorektikerin so sehr braucht und so wenig selbst herstellen kann.

Die Lösung für das Problem der Magersucht ist also nicht, sie zum Essen zu zwingen, mit welchen Methoden auch immer, sondern ihr dabei zu helfen, den Arousal-Anteil zu mildern und Satiation-Anteile zu entwickeln.

Dafür ist es notwendig, als Helfer eine Weile den Tiefstatus zuzulassen, den die Magersüchtige von dem anderen verlangt, um überhaupt Kontakt aufbauen zu können. Doch den meisten Helfern gefällt das auf der eigenen limbischen Ebene gar nicht. (Unter Therapeuten ist es kein Geheimnis, dass man an Gewicht zulegt, wenn man sehr viel mit magersüchtigen Frauen arbeitet.) Lieber erklären sie die Magersüchtige für „unheilbar“. Die amerikanische Therapeutin Peggy Claude-Pierre, die mit der erfolgreichen Behandlung schwer anorektischer Menschen international bekannt wurde, hat ihr Konzept auf einem „Mehr an Serotonin stimulierender Bindung“ für die Magersüchtige aufgebaut und nicht auf der Idee Serotonin senkender Vertragsmaßnahmen.

Sie hat wohl erkannt, dass eine Magersüchtige so sehr im Defizit ist, dass sie entweder über einen intensiv bindenden Kontakt seitens eines Helfers das bekommt, was sie braucht, oder die biochemische

Manipulation ihres Gehirns durch Hungern fortsetzt – bis sie möglicherweise an den Folgen stirbt.[10]

Bulimie

Bulimische Frauen (und Männer) sind meistens Arousal-Menschen mit einigen Satiation-Anteilen, wobei allerdings der Arousal-Anteil überwiegt. Je nachdem, ob sich zuerst eine Magersucht entwickelte und dann eine →Bulimie, ist der Arousal-Anteil etwas mehr oder etwas weniger ausgeprägt. Auch bulimische Frauen haben häufig Angst, zu binden oder aktiv Nähe aufzubauen. Doch diese Angst ist meist um einiges geringer als bei magersüchtigen Frauen. Bulimiekranke haben sich in ihrer Herkunftsfamilie oftmals um eine Arousal-Mutter gekümmert und dabei soziale, bindende Fähigkeiten entwickelt.

Auch bulimische Frauen streben eine Statusverbesserung an, aber das Statusgefälle muss nicht so massiv sein wie bei der Magersüchtigen. Sie möchten sich gerne schicke Klamotten kaufen und in den Szene-Cafés anerkannt sein, aber sie brauchen nicht unbedingt das Gefühl, zur überlegenen Elite zu gehören. In der Regel sind sie sehr viel weicher und sehr viel „verbindlicher" als Anorektikerinnen. Ihr Serotoninspiegel wird, sobald er abstürzt, durch den Verzehr von Zucker oder anderer Lebensmittel kurzfristig manipuliert, aber sie lehnen aktives Binden an die Gemeinschaft nicht im selben Ausmaß ab wie Anorektikerinnen.

Die Mutter einer bulimischen Frau ist häufig ein klarer Arousal-Mensch. Die anorektische Frau hingegen hat entweder eine „heimliche" Arousal-Mutter, die sich der Hausfrauen- und Mutterrolle zwar verpflichtet fühlt, aber mit dieser in der Regel unzufrieden ist, oder eine ausgeprägte Satiation-Mutter. Während die Arousal-Mutter der Bulimikerin die schützende und nährende Tochter will, was vor allem zu parentifizierenden Strukturen führt (siehe oben), will die Mutter der später magersüchtigen Frau die Statusaufwertung durch das Kind, sofern sie selbst vom Arousal-Typ ist – oder sie hat als sehr ausgeprägter Satiation-Typ so viel Angst vor Zurückweisung, dass sie eine verschmelzende Beziehung anstrebt, in welcher nicht mehr deutlich ist, wo der eine Mensch aufhört und der andere beginnt. Beides unterbindet bei der Tochter jede Form von Selbständigkeit. Die bindenden Funktionen der Tochter will die Mutter einer späteren Anorektikerin in aller Regel nicht, entweder, weil sie vor jeder Form von Nähe Angst hat, oder, weil sie unbedingt selber binden möchte.

Bulimische Frauen erleben ihre Attacken, wenn sie alleine, krank oder anderweitig ohne Stimulierung sind, wenn sie sich im Tiefstatus wahrnehmen oder das Gefühl haben, durch ein Kilo mehr die Zugehörigkeit zur „Herde" der Gleichaltrigen, Gewinner etc. zu verlieren. Dann essen sie Unmengen in kürzester Zeit und erbrechen anschließend. Damit sorgen sie für einen kurzfristigen Serotoninaufbau im Gehirn, der durch das soziale Erlebnis zu weit abgesunken war. Magersüchtige werden deshalb häufiger bulimisch als umgekehrt, denn der Körper hat seine Reserven irgendwann verbraucht, so dass der Serotoninspiegel nicht mehr *künstlich* hoch gehalten werden kann. Die bulimische Strategie ist eine „echte" Ankurbelung der Serotoninproduktion und -ausschüttung.

Übergewicht

Übergewichtige Frauen und Männer haben üblicherweise mehr Satiation-Anteile. Aber es gibt auch hier Mischformen. So kann es z.B. sein, dass ein Arousal-Mensch seine durch Heißhungerattacken aufgenommenen Kalorien nicht erbricht und folglich ebenfalls übergewichtig wird – das ist der Fall bei →Binge Eating. Für die erfolgreiche Behandlung ist dies entscheidend zu wissen.

Doch in der Regel überwiegt bei dicken Menschen eindeutig der Satiation-Anteil. Satiation-Typen sind fähig zu binden, deshalb werden Dicke auch gern als „gemütlich" wahrgenommen, als besänftigend. Im Überlebenssystem „Sicherheit“ sorgen sie für den Frieden innerhalb der „Herde“, sie hüten das Feuer, schaffen das Heim, den Ort, an welchen der Arousal-Partner zurückkehren kann. Sie bestehen nicht auf Hochstatus, sie stecken zurück, gleichen in Konflikten aus, schaffen Nähe. Sie strahlen Vertrauen, Bindung und Ruhe aus – und sie essen.

In einem Arousal-Elternhaus, wo beide Eltern aus ihrem Kind ein Statussymbol machen wollen, kann Übergewicht ein Akt der passiven Rebellion sein – oder aber das Resultat mangelnder elterlicher Nähe und Geborgenheit, die sich der Heranwachsende oder Erwachsene nun über das Essen selber vermittelt.

In einem Satiation-Elternhaus kann Übergewicht bedeuten, dass sich das Kind an die Forderungen der Eltern angepasst hat und mit ihnen die verbindenden Freuden des Essens teilen will, dass es Liebsein zum höchsten Wert gemacht hat und sich folglich nicht traut, allein ins Leben hinauszugehen.

Fett stabilisiert nämlich ebenfalls den Serotoninspiegel – jawohl, nicht das Essen an sich, sondern das Körperfett.[11] Genau wie die Bulimikerin ihren Zucker während der Attacken braucht, um die Gesamtorganisation der Persönlichkeit nicht zu gefährden, und die Anorektikerin ihre Biochemie mittels Hungern beeinflusst, so benötigt und beschafft sich der Übergewichtige auf der biochemischen und limbischen Ebene sein Fett.

Ernährungsumstellung

Essen stimuliert die Gehirnchemie. Gleichzeitig ist die chemische Baseline des Gehirns auf eine bestimmte Form der Nahrungsaufnahme eingerichtet. Das ist der Grund, warum Diäten scheitern. Das Gehirn will partout sein Serotonin – und da ist es ihm ziemlich egal, ob irgendwer befindet, Schokolade mache dick. Das Gehirn will sein Dopamin und rebelliert, sobald der Mensch in seinem bewussten

Streben nach gesunder Ernährung gerade die Würstchen von der Speisetafel verbannt hat. Eine nachhaltige Ernährungsumstellung gelingt nur, wenn das Gehirn eine Chance bekommt, die chemische Baseline zu verändern. Zu hoch geregelte (abgestumpfte) Rezeptoren müssen herunter-, zu tief geregelte (überempfindliche) Rezeptoren heraufgeregelt werden. Das Gehirn muss annehmen, dass diese Veränderung längerfristig gewünscht wird. Es muss begreifen, dass die Zugehörigkeit zur „Herde" nicht bedroht ist bzw. sich gegebenenfalls eine neue „Herde" findet.

Solange eine bestimmte Baseline einmal eingerichtet ist, tendiert diese dazu, dafür zu sorgen, dass sie stabil bleibt – ein sich selbst organisierendes Prinzip. Meist ist die Baseline aber nicht völlig stabil – die Menschheit wäre längst ausgestorben, denn sie hätte sich an neue Bedingungen nicht anpassen können –, daher können wir korrigierende Erfahrungen durchaus zulassen.

Man ist seiner Gehirnchemie nicht ausgeliefert, vorausgesetzt, man hat die Prinzipien erkannt, nach denen sie funktioniert, und weiß, wo sie beeinflussbar ist. Das Ziel ist also, diesen „Baseline-Change" bewusst und wirkungsvoll durchzuführen, anstatt jahrelang herumzuprobieren und dann entweder eher zufällig einen plötzlichen Erfolg zu haben oder einfach aufzugeben …

Immer, wenn ein Mensch einen Gedanken hat, passiert zusammengefasst Folgendes: Das Gehirn schüttet Neurotransmitter und Neuromodulatoren aus.

Diese veranlassen eine elektrische Übermittlung von Impulsen.

Eine elektrische Ladung geht durch das Gehirn, und man wird sich dessen bewusst, was man denkt.[12]

Die Beziehung *Neuronen – Gehirnchemie –Gedanken – Gefühle – Verhaltensweisen* ist zirkulär. Jede Kette in diesem Zirkel beeinflusst die nächste und macht eine Änderung möglich. Gedanken und Ideen, die über einen längeren Zeitraum hinweg konsistent aufrechterhalten werden, verändern die Gehirnchemie.[13]

Wer ein weiches Gefühl zulässt, stimuliert Serotonin, wer ein hartes Gefühl zulässt, stimuliert Noradrenalin und Dopamin. Jemand, der einen weichen Gedanken denkt, verändert die Biochemie des Gehirns – unabhängig von dessen Inhalt – hin zu mehr Serotonin. Es kommt also gar nicht so sehr darauf an, was man denkt, sondern welche biochemische Reaktion man damit auslöst.

Der Umkehrschluss allerdings gilt nicht: Hat jemand neue Lösungen im System „Sicherheit" gefunden, so findet er *nicht* automatisch die Ernährung, die ihm gut tut. Fehler innerhalb des Systems „Hunger und Sättigung" können daher auch zu unerwünschten Folgen in anderen Überlebenssystemen führen. Innerhalb des Systems „Hunger und Sättigung" gibt es durchaus Formen des Fehlverhaltens, die Sucht erzeugen können, z. B. wenn Nahrungsmittel gewählt werden, die den Serotoninspiegel zu tief absenken oder aber zur →Insulinresistenz beitragen.

Das nächste Kapitel befasst sich deshalb mit den Fehlern und den Lösungsmöglichkeiten im System „Hunger und Sättigung".

Fazit

1. Eine Änderung der biochemischen Baseline im Gehirn eines Menschen führt zu einer Änderung der Lösungen innerhalb der drei Überlebenssysteme.
2. Eine bewusst herbeigeführte neue Lösung in einem der drei Überlebenssysteme führt zu einer Änderung der Gehirnchemie.

Daher kann man niemals ausschließlich ein System ändern. Die Änderung des Verhaltens, Denkens und Fühlens innerhalb eines Systems bewirkt, dass sich die anderen ebenfalls ändern.

Die Botschaft für den Satiation-Menschen lautet: Ermögliche dir das Gefühl und den Gedanken sowie die Wahrnehmung: „Ich will es haben!“ – und zwar in *jedem* System!

Die Botschaft für den Arousal-Menschen lautet: Lass’ den Satz „Ich hab’ es!“ als Gefühl, als Gedanken, als Wahrnehmung zu – und zwar in *jedem* System!

7. Kapitel
Zuckersucht: Wie richtige Ernährung hilft

Ernährungsberater und Therapeuten für Essstörungen sind im Allgemeinen der Ansicht, dass Ernährungsumstellung für die meisten Menschen sehr schwierig ist und schon allein deshalb lange dauert. Dem steht entgegen, was derzeit auf dem US-amerikanischen Markt geschieht: Die *Financial Times* spricht vom „schnellsten Richtungswechsel im US-Essverhalten seit Jahrzehnten".[1]

Was ist passiert?

Die Amerikaner haben jahrzehntelang fettarme Diäten befolgt. Low-Fat war in, Fett galt als *der* Dickmacher schlechthin, →Kohlenhydrate waren mit dem Prädikat „gesund" versehen. Also kauften die Bürger eines freien Landes einer freien Welt massenweise Low-Fat-Produkte, um abzunehmen, und Nudeln, um das Gewicht zu halten. Es war der Ernährungsmittelindustrie gelungen, tief in den Hirnen der Bevölkerung einen Glaubenssatz zu etablieren, der zusammengefasst besagte: Kohlenhydrate kannst du bedenkenlos und ohne dick zu werden in beliebiger Menge essen. Her also mit den Kartoffeln, den Nudeln, den fettarmen Süßigkeiten, der 0,1 % Milch – und die Amerikaner wurden bei dieser Art der Ernährung, genau wie die Deutschen, dicker und dicker. Die Enttäuschung blieb nicht aus, und die Berichte über Kohlenhydrate, →Insulin und die Fett speichernde Wirkung dieses Hormons mehrten sich.

Vor knapp zwei Jahren erschien die Neuauflage einer Diät, die bereits in den 1970er Jahren für Furore gesorgt hatte: *Dr. Atkins' Diet Revolution*. Dr. Robert Atkins verkündete, man könne ruhig Fleisch, Fisch, Butter und Eier essen – nur Orangensaft, Nudeln, Kartoffeln, also alle Kohlenhydrate seien Dickmacher. Fleisch und Eier, Butter und Sahne würden nämlich keinen Insulinausstoß provozieren, folglich keine Fettspeicherung bewirken, weshalb man diese Produkte in ungebremster Menge konsumieren könne und dabei sogar noch abnehme.

Die Folge ist, dass sich die Orangensaftproduzenten in den USA inzwischen Sorgen um ihre Existenz machen, der Trend zu „Low-Carb“ Produkten zunimmt, die großen Kaufhäuser ihre Nudelbestellungen stornieren müssen und die Aktien der Eierproduzenten so rasant steigen wie die Wertpapiere des Neuen Marktes vor dem großen Börsencrash ...

Dr. Robert Atkins ist inzwischen tot. Er starb vergleichsweise früh, mit 72 Jahren und einem Körpergewicht von 120 Kilo. Ein Herzinfarkt hatte ihn heimgesucht, dabei rutschte er auf einem Eiswürfel aus und zog sich eine tödliche Kopfverletzung zu. Der Bericht des Arztes, der die Obduktion vornahm, wurde dem *Wall Street Journal* zugespielt und prompt veröffentlicht. Seither streitet sich die Witwe Atkins mit den Ärzten um die Frage, ob ihr Mann an den Folgen seiner Diät gestorben ist oder nicht.

Wenn die Amerikaner (und in absehbarer Zeit wird auch dieser Trend nach Deutschland überschwappen) noch eine Weile länger die von Atkins und anderen Propagandisten der eiweiß- und fettreichen Diät vorgeschlagenen Nahrungsmittel konsumieren, das heißt weiterhin Steak und Sahne in rauen Mengen essen und Doppel-Hamburger mit viel Mayonnaise in ein zartes Salatblättchen einwickeln, haben sie gute Chancen, noch dicker zu werden und so zu enden wie Dr. Atkins: vergleichsweise früh, schwer übergewichtig, Herzinfarkt.

Sie haben aber auch die Chance, diese Diät gar nicht durchzuhalten, sich müde, lethargisch und depressiv zu fühlen und Heißhungerattacken auf Kohlenhydrate zu entwickeln. Ich kannte Dr. Atkins zwar nicht persönlich, bin mir aber sicher, dass Mr. Atkins *nicht* an seiner Diät gestorben ist – weil er sie gar nicht durchgehalten hat. Ich könnte schwören, er hat heimlich genascht ...

Judith Wurtmann, die gemeinsam mit ihrem Mann Richard den Zusammenhang zwischen Serotoninmangel und Heißhungerattacken auf Kohlenhydrate nachwies, hat gezeigt, dass drei Wochen einer Diät mit ausschließlich eiweißreicher Nahrung genügen, um den Hirnstoffwechsel so zu verändern, dass der Serotoninspiegel stark absinkt und man Heißhunger auf Kohlenhydrate entwickelt.[2] Ein Leben lang Atkins-Diät machen Körper und Gehirn garantiert nicht mit – und sollten Sie es dennoch versuchen wollen, so kann ich Ihnen garantieren, dass sich das Gehirn irgendwann durchsetzt und die Heißhungerattacken auf Süßes unkontrollierbar werden.

Erwiesenermaßen ist schon das theoretische Fundament der Atkins-Diät, die Aussage, nur Kohlenhydrate provozierten einen Insulinausstoß der →Bauchspeicheldrüse, schlicht falsch. Gerade die von Atkins empfohlenen „belohnenden" und energiedichten Lebensmittel wie Sahne, Vollfettjoghurt und Crème fraîche, Fleisch, Fisch und Eier, die keinerlei Kohlenhydrate, dafür aber umso mehr Eiweiß enthalten, stimulieren einen signifikanten Ausstoß von Insulin aus der Bauchspeicheldrüse und tragen insofern sehr wohl zu Fettspeicherung und instabilem →Blutzucker bei.[3] Denn der Körper möchte nicht, dass im Blut Massen von Eiweißbausteinen herumschwimmen, und da Insulin bekanntlich Eiweiß in die Skelettmuskelzellen transportiert,[4] bewirkt auch Eiweiß eine Insulinausschüttung – wenngleich diese meist geringer ist als die von Kohlenhydraten hervorgerufene.[5]

Gut und böse?

Ernährungswissenschaftler haben sich in den letzten Jahrzehnten vor allem bemüht herauszufinden, welche Nahrung gesund ist und was der Mensch essen sollte. Dabei haben sie sich sehr häufig auf das Mengenverhältnis zwischen den einzelnen Makronährstoffen konzentriert und erbitterte Schlachten um die Frage ausgefochten, ob der Mensch nun mehr Kohlenhydrate oder mehr Eiweiß konsumieren sollte, und wie viel Fett er denn nun wirklich „darf". In aller Regel haben die Wissenschaftler von Kohlenhydraten gesprochen, als seien alle Kohlenhydrate gleich, und von →Fetten, als sei Fett gleich Fett.

Aber weder alle Kohlenhydrate noch sämtliche Fette sind gleich:
- Sie unterscheiden sich in der Art und Weise, wie der menschliche Körper sie verstoffwechselt.
- Sie unterscheiden sich hinsichtlich ihrer Wirkung auf Gehirn und Körper.
- Sie unterschieden sich hinsichtlich ihrer direkten oder indirekten Wirkung auf den menschlichen Appetit (und somit auf die Menge der verzehrten Nahrungsmittel).
- Und sie sind keineswegs gleich bezüglich ihrer Wirkung auf die Produktion und Ausschüttung der verschiedenen →Transmitter.

Süchtiges Verhalten, so wurde in den letzten Kapiteln dargestellt, wird immer ausgelöst von einem Absinken des Serotoninspiegels. Folglich trägt alles, was zu einem Absinken des Serotoninspiegels führt, auch zu süchtigem Verhalten bei. Die Frage ist daher nicht, ob Kohlenhydrate generell gut und Fette generell böse oder Fette gut und Kohlenhydrate böse sind. Das Problem ist, dass sowohl unter den Kohlenhydraten einige böse und einige gut sind als auch unter den Fetten einige sehr schlecht, andere hingegen besser sind. So helfen sogar einige Kohlenhydrate sowie manche Fette bei einem stabilen Serotoninaufbau mit.

Das jeweils benötigte Mengenverhältnis zwischen den beiden Makronährstoffen Kohlenhydrate und Fette ist unterschiedlich, und zwar je nach Typ: schneller oder langsamer Verbrenner. Wer Kohlenhydrate sehr schnell verstoffwechselt, braucht etwas anderes als jemand, der Kohlenhydrate langsam verbrennt.

Die Frage allerdings, welche Kohlenhydrate und Fette gesund

sind, ist nicht nur eindeutig, sondern auch für beide Typen identisch zu beantworten.

Falsche Fette und schlechte Kohlenhydrate unterscheiden sich von ihrem gesunden Gegenpart dadurch, dass sie Lust auf mehr machen und das Appetitsystem langfristig außer Kraft setzen. Gesunde Fette und gesunde Kohlenhydrate steigern den Serotoninspiegel oder stabilisieren ihn zumindest, aber sie senken ihn nicht. Daher tragen sie nichts zur Sucht bei.

Anders die ungesunden Kohlenhydrate und falschen Fette: Sie manifestieren die biochemische Konfiguration der Sucht, da sie den Blutzuckerspiegel zu schnell und zu massiv absenken, auf verschiedenen Wegen eine →Insulinresistenz fördern und somit den Serotoninspiegel negativ beeinflussen.

Blutzuckerspiegel, Insulin und Insulinresistenz

Als „Blutzuckerspiegel“ oder auch „Blutglukosespiegel“ bezeichnet man die Menge an →Glukose (Einfachzucker), die im Blut gelöst schwimmt. Normale Blutzuckerwerte liegen zwischen 85 und 105 mg Glukose pro 100 ml Blut.[6]

Wird dieser Wert überstiegen, schüttet die Bauchspeicheldrüse das Hormon Insulin aus. Die Symptome eines zu niedrigen Blutzuckerspiegels sind für den Körper ebenso gefährlich wie die eines zu hohen Blutzuckerspiegels.

Trifft das Insulin auf eine große Anzahl passender Rezeptoren, so kann es problemlos Energie in Form von Glukose in die Zellen hineinschleusen. Dann ist ein Körper insulinsensitiv – ein Zustand, in welchem dem Menschen viel nutzbare Energie zur Verfügung steht.

Sind langfristig zu wenige oder keine Insulinrezeptoren an den

Zellen vorhanden, kann das Insulin nicht mehr gebunden werden und entsprechend nichts mehr in die Zellen hineintransportieren – diesen Zustand der Zellen nennt man Insulinresistenz. Da bei der Reaktion zwischen Körperzelle und Insulin normalerweise Insulin abgebaut wird, bleibt im Zustand der Insulinresistenz der Insulinspiegel zu hoch – das ausgeschüttete Insulin wird schlicht nicht mehr verbraucht.

Auch der Blutzuckerspiegel kann aufgrund der Insulinresistenz nicht mehr sinken, denn das Insulin ist ja eigentlich dafür gedacht, den Blutzuckerspiegel zu senken, indem es Glukose in die Zellen transportiert. Daher sind im Zustand der Insulinresistenz sowohl der Blutzuckerspiegel als auch der Insulinspiegel zu hoch. Das wiederum verstärkt die Tendenz der Zelle, noch resistenter gegenüber dem Insulin zu werden – letztlich ein Teufelskreis. Mit zunehmender Insulinresistenz der Zellen steigt die Insulinausschüttung der Bauchspeicheldrüse, da die Zellen dringend Glukose bzw. →Aminosäuren (siehe oben) benötigen. Ist Insulin im Blut, kann die Leber die in ihr gespeicherte Glukose (→Glykogen) nicht ins Blut abgeben, denn zu viel Insulin hemmt seinen Antagonisten Glukagon. Dieser ermöglicht es normalerweise der Leber, Glykogen in transportfähige Glukose umzuwandeln und in den Blutkreislauf abzugeben. Die Folge ist ein extrem instabiler Blutzucker, gekoppelt an die Neigung, sehr schnell und sehr häufig wieder hungrig zu werden … Und so kommt es erneut zu Essgelüsten nach stärkehaltigen Kohlenhydraten.

Solange das Verhalten gleich bleibt, dreht sich das Rad immer schneller und schneller … bis das so genannte Syndrom X auftritt, ein Komplex aus folgenden Symptomen:

→Hypertonie (zu hoher Blutdruck)
→Hyperlipidämie (zu hohe Blutfettwerte)
→Hyperglykämie (zu hoher Blutzuckerspiegel)
→Hyperinsulinämie (zu hoher Insulinspiegel).

Weil die Zellen bei Insulinresistenz zu wenig Nahrung haben, obwohl im Körper eigentlich genug vorhanden wäre, versiegt das Sättigungsempfinden. Statt des Gefühls „satt“ verspürt der Betroffene das ungezügelte Verlangen nach „leeren“ Kohlenhydraten: Essgelüste und Fressanfälle sind die Folge. Weil das Gehirn aber – trotz des Kohlenhydrate-Überkonsums –unterversorgt ist, leidet irgendwann die Denkfähigkeit.

Die Menge des ausgeschütteten Insulins bestimmt auch, welche Energie der Körper nach und vor allem zwischen den Mahlzeiten verbrennt.

Bei der Energieverbrennung hält der Körper eine strikte Reihenfolge ein:

1. Alkohol (denn es gibt keine Möglichkeit, Alkohol zu speichern),
2. →Proteine (also Eiweiß),
3. Kohlenhydrate,
4. Fett.

Üblicherweise besteht die Energie, die verbrannt wird, aus einer Mischung aus Kohlenhydraten und Fetten. Ob in dieser Mischung Kohlenhydrate oder Fette überwiegen, regelt der aktuelle Insulinlevel im Blut. Ist dieser hoch, dann speichert der Körper das Fett und verbrennt die Kohlenhydrate. Ist der Insulinspiegel niedrig, verbrennt der Körper vor allem Fett.[7] Deshalb ist es im Zustand der Insulinresistenz so extrem schwer abzunehmen, selbst wenn man sich strikt an eine begrenzte Kalorienanzahl hält. Solange Insulin im Blut ist, findet kein Fettabbau statt, egal, ob man kaum etwas gegessen hat oder Sport treibt.

Wenn die Muskelzellen insulinresistent sind, kann das Insulin auch keine Aminosäuren in die Muskeln hineintransportieren. Das heißt, es gelangt zu wenig Tryptopohan ins Gehirn, und der Serotoninaufbau ist vermindert. Fazit: Bei Insulinresistenz kann nicht mehr genügend Serotonin im Gehirn aufgebaut werden, wodurch die Tendenz zu süchtigem Verhalten deutlich zunimmt. Diabetiker werden daher sehr häufig von Heißhungerattacken heimgesucht.

Aber auch übergewichtige Menschen, die *noch* keine Diabetes entwickelt haben, leiden meist schon unter Insulinresistenz und Heißhungerattacken.

Der Ausweg aus jeder Form von Zuckersucht beginnt, indem man beachtet, wie Fette und Kohlenhydrate auf den menschlichen Körper wirken. Es gibt sehr wohl eine Lösung aus diesem Teufelskreis – und diese Lösung heißt: Konsumiere gesunde Fette und gesunde Kohlenhydrate!

Gesunde Fette

Fette werden unterteilt in →gesättigte, →ungesättigte sowie „entartete" Fette, so genannte →Transfette. Bei den ungesättigten Fetten wird nochmals unterschieden zwischen →einfach und →mehrfach ungesättigten Fetten (essentiell). Essentiell ist ein Fett, wenn es mit der Nahrung aufgenommen werden muss und nicht im Körper selbst gebildet werden kann. Die mehrfach ungesättigten Fette lassen sich wiederum einteilen in so genannte Omega-6-Fette (Linolensäure) und →Omega-3-Fette (Alpha-Linolensäure).[8] Gesättigte Fette wie Butter haben bei Raumtemperatur eine feste Form. Sie sind chemisch sehr stabil. Die Lebensmittelindustrie verwendet gesättigte Fette aufgrund dieser chemischen Stabilität besonders gerne. Denn Produkte, die mit diesen Fetten hergestellt werden, lassen sich problemloser lagern und transportieren – das erhöht die Gewinnspannen. Gesättigte Fette essen wir, indem wir Fleisch (Kalbfleisch, Lamm, Schwein, Rind), Butter, Milchprodukte konsumieren. Aber auch alle Formen verarbeiteter Lebensmittel wie vorgebackene Kuchen, Crèmes, Käse, Cracker, Würstchen aus der Tüte etc. enthalten gesättigte Fette. Der menschliche Körper ist prinzipiell an die Verstoffwechselung gesättigter Fette angepasst, die Menge dieser Fette in der Nahrung ist heute jedoch zu hoch. Insgesamt gilt: Je stabiler ein Fett ist, desto schädlicher ist es für die Gesundheit.

Für die menschliche Gesundheit extrem ungünstig sind die so genannten Transfette, die in Margarine und anderen synthetischen Lebensmitteln vorkommen. Sie sind noch sehr viel stabiler als die natürlichen gesättigten Fette und deshalb für die Industrie *noch* gewinnträchtiger. Großer Vorteil aus Industriesicht ist, dass diese Fette Lebensmittel haltbarer machen, das heißt, die entsprechenden Produkte lassen sich *noch* problemloser lagern und *noch* problemloser transportieren.

Ungesättigte Fette dagegen, sowohl die einfach als auch die mehrfach ungesättigten Fette, sind bei Raumtemperatur flüssig. Einfach ungesättigte Fette werden erst fest, wenn man sie kühlt, mehrfach ungesättigte Fette bleiben selbst bei Kühlung flüssig. Das prominenteste Beispiel für einfach ungesättigte Fette ist das Olivenöl, doch auch das aus Erdnüssen oder Avocados gewonnene Öl enthält vor allem einfach ungesättigte Fettsäuren. Mehrfach ungesättigte Fette befinden sich in Fischöl, Flaxöl, Leinöl, Maisöl, Sonnenblumenöl.

Für das optimale Funktionieren aller Körperzellen braucht der Mensch insbesondere die mehrfach ungesättigten Fette, und zwar im richtigen Verhältnis: So benötigt er sowohl Omega-6- als auch Omega-3-Fettsäuren, möglichst im Verhältnis 1:1, aber auch eine Verteilung von 4:1 gilt noch als gesund. Omega-3-Fettsäuren sind vor allem in Fisch- und Leinöl zu finden, man bekommt sie jedoch auch über den Verzehr von grünem Blattgemüse, Nüssen und Leinsamen. Omega-6-Fette finden sich in Pflanzenölsorten, z.B. Mais-, Distel- oder Sonnenblumenöl, sowie – leider in allzu großen Mengen – in Fertiggerichten. Die Herausforderung heutzutage ist sicherlich nicht mehr, überhaupt genügend Fett zu bekommen, sondern die *richtigen* Fette. Die Ernährung der westlichen Welt ist nicht deshalb schlecht, weil sie zu viel Fett enthält, sondern weil sie vor allem jene Fette aufweist, die Heißhunger auslösen, während von den Fetten, welche die Hunger- und Sattregulation positiv beeinflussen, in der Regel viel zu wenige angeboten werden. So benötigt der menschliche Körper zwar unbedingt die Omega-6-Fettsäuren, aber es gibt von ihnen in der täglichen Nahrung sehr viel mehr, als gebraucht wird und gesund ist.

Wenn ein Fett verzehrt wird, muss es im Körper verarbeitet werden. Es durchläuft eine Reihe äußerst komplexer chemischer Prozesse. Am Ende müssen die Zellen die Fettsäuren für den Aufbau der Zellmembran verwenden können. Ob die Kommunikation einer Zelle mit ihrer Umgebung besser oder schlechter verläuft, ist auch abhängig davon, wie flexibel oder wie starr die Zellmembran ist.[9] Zellmembranen, die reich an Omega-3-Fettsäuren sind, verhalten sich sehr flexibel, und die →Rezeptoren dieser Zellen reagieren sensibel. Wenn es in der Nahrung nicht genügend Omega-3-Fettsäuren gibt, nutzt die Zelle die gehärteten Fette für den Aufbau der Zellmembranen – dadurch werden diese starrer und unflexibler. Die Konsequenz: Zwischen Zelle und Umfeld funktioniert die Kommunikation nicht mehr reibungslos.

Sowohl Menschen als auch Tiere, die zu viele gehärtete Fette konsumieren, entwickeln das, was wir bereits als „Insulinresistenz" kennen gelernt haben (siehe oben), und infolge dieser Insulinresistenz eventuell eine →Diabetes. Das bedeutet, die Zelle baut Insulin-Rezeptoren entweder ab, oder die Rezeptoren selbst sind so starr, dass sie mit dem Insulin keine Verbindung mehr eingehen können. Die Kommunikation versagt, und eine Störung des Glukosestoffwechsels im gesamten Körper ist die Folge.

Wie schon dargestellt, wird nur bei einer optimalen Kohlenhydratverwertung auch genügend Serotonin im Gehirn aufgebaut (vgl. 3. Kapitel). Im Klartext: Falsche Kohlenhydrate haben die gleiche negative Auswirkung wie falsche Fette. Sowohl die einen als auch die anderen tragen dazu bei, dass weniger Serotonin im Gehirn aufgebaut wird und süchtiges Verhalten entsteht.

Die Low-Fat-Lehre der letzten Jahre hat dies nicht berücksichtigt. Der Konsument, der glaubte, er könne beliebig viele Kohlenhydrate essen, ohne zuzunehmen, aß und aß und wusste nicht, woher sein Heißhunger kam. Der Mangel an Omega-3-Fettsäuren, entstanden durch die kollektiv inszenierte Fettphobie, trägt zweifellos eine Mitverantwortung an den sich epidemisch ausbreitenden Essstörungen. Viele Frauen haben, um den sozialen Forderungen nach einer schlanken Figur zu entsprechen, die Diätvorschrift „kein Fett" fanatisch befolgt und dabei ihren Körperzellen zu wenig Omega-3-Fettsäuren zur Verfügung gestellt. Dieser Mangel löste über den Mechanismus des reduzierten Aufbaus von Serotonin Heißhungerattacken auf Süßigkeiten aus, und um die voller Scham und Verzweiflung begangenen „Fehler" zu korrigieren, wurde erbrochen. Zudem hat, wie in den vergangenen Kapiteln dargestellt, ein niedriger Serotoninspiegel massive Auswirkungen auf Stimmung, kognitive Fähigkeiten und soziale Beziehungen, alles Bereiche, die bei so genannten Essgestörten generell beeinträchtigt sind. Die von den Psychologen herausgefundenen Probleme entsprechen also exakt denen, die entstehen, wenn der Serotoninspiegel zu niedrig ist. Die nachhaltige Heilung beruht insofern auch auf essentiellen biochemischen Voraussetzungen, und es liegt in der Möglichkeit jeder Frau und jedes Mannes, durch den Konsum *richtiger* Fette zum eigenen Heilungsprozess beizutragen.

Gesunde versus ungesunde Kohlenhydrate

An der Entstehung, aber auch an der Heilung von Zuckersucht sind Kohlenhydrate ebenso beteiligt wie Fette – und zwar aus sehr ähnlichen Gründen: Auch sie können den Serotoninaufbau im Gehirn behindern und dafür sorgen, dass der Blutzuckerspiegel allzu starken Schwankungen unterliegt. Die Folgen sind auch hier: Heißhungerattacken, aggressives Verhalten, Depressionen, geringer Selbstwert, Schuldgefühle ... und Sucht.

Was genau sind Kohlenhydrate? Wesentliche Bestandteile von Nahrungsmitteln. Stärke, →Zucker, →Ballaststoffe – all das sind Kohlenhydrate, wobei Stärke und Zucker die Energiereserven der Natur sind, denn sie werden aus Sonnenlicht, Kohlenstoffdioxid und Wasser gebildet. Zucker, Stärke und Ballaststoffe sind alles verschiedene Formen von Kohlenhydraten.

Kohlenhydrate bestehen aus so genannten Sacchariden („süß").

Die einfachste Form der Kohlenhydrate sind die Einfachzucker, die Monosaccharide. Das bedeutendste Monosaccharid ist die Glukose, die sowohl als Einfachzucker als auch als Grundbaustein von Stärke in Nahrungsmitteln vorkommt. Weitere Monosaccharide sind →*Fructose* und *Galaktose*.

Durch die Verbindung zweier Monosaccharide entsteht ein so genanntes Disaccharid, ein Zweifachzucker. Disaccharide sind:

a. →*Saccharose* (Rohr- oder Rübenzucker, also der gewöhnliche weiße Haushaltszucker), dieser ist eine Verbindung aus einem Molekül Fructose und einem Molekül Glukose;
b. *Maltose* (Malzzucker – der in Bier enthaltene Zucker), zusammengesetzt aus zwei Teilen Glukose;
c. *Laktose* (Milchzucker – der Zucker, der die Milch süßlich schmecken lässt), Verbindung aus einem Teil Glukose und einem Teil Galaktose.

Je länger die Kette der Monosaccharide in einem Kohlenhydrat wird, desto weniger süß schmeckt es. Während Einfachzucker ausgesprochen süß und Zweifachzucker ebenfalls noch recht süß schmecken, vermitteln die so genannten Mehrfachzucker, die Polysaccharide, nur noch ein sehr reduziertes „süßes" Geschmackserlebnis.

Zellulose, Stärke und Glykogen sind Polysaccharide. Sie bestehen aus mehr als 1000 Bausteinen Glukose. Man nennt sie daher auch →„komplexe Kohlenhydrate".

Ballaststoffe sind sehr lange Ketten aus Monosacchariden. Sie unterscheiden sich von anderen Kohlenhydraten dadurch, dass der menschliche Körper keine →Enzyme hat, um sie zu verdauen. Deshalb erreichen Ballaststoffe den Dickdarm, ohne sich in ihrer Struktur zu verändern. Es gibt verschiedene Arten von Ballaststoffen mit entsprechend unterschiedlichen Eigenschaften. Einige von ihnen sind wasserlöslich und quellen im Darm auf. Sie verzögern die Geschwindigkeit, mit der ein Lebensmittel verdaut wird. Andere Ballaststoffe, z.B. Zellulose, sind wasserunlöslich, das heißt, sie beeinflussen nicht die Verdauungsgeschwindigkeit von Nahrung.

Kohlenhydrate finden sich vor allem in pflanzlicher Nahrung wie in Getreide, Früchten, Gemüse und Hülsenfrüchten (Erbsen und Bohnen). Auch Milchprodukte enthalten Kohlenhydrate in Form von Milchzucker (Laktose). Hier liegt einer der Gründe, warum Milchprodukte sehr wohl zu einem instabilen Blutzucker beitragen können. Der Zucker in Früchten ist ebenso ein Kohlenhydrat wie der in Honig, Soft-Drinks, raffiniertem (verarbeitetem) Zucker und Süßigkeiten. Lebensmittel enthalten nicht nur verschiedene Kohlenhydrat-Arten, sondern auch -Mengen:

Besonders kohlenhydrathaltig sind Getreidesorten wie weißer Reis, Weizen, Hafer, Gerste und alles, was daraus gemacht wird (Brot, Pasta, Nudeln, Mehl, Frühstückflocken), aber auch Früchte, z. B. Äpfel, Bananen, Grapefruit, Melonen, sowie Hülsenfrüchte (alle Sorten Erbsen und Bohnen) und Milchprodukte. Der Zucker in Milchprodukten kann auf zuckersensible Menschen intensiv wirken und zu einem instabilen Blutzucker beitragen, daher sind auch Milchprodukte nichts, was man in unbegrenzten Mengen verzehren sollte.

Die Verdauung von Kohlenhydraten

Um ein Kohlenhydrat als Energie für den Körper verfügbar zu machen, muss es der Körper erst in seine kleinsten Bausteine – Glukose, Fructose und Galaktose – aufspalten.

Der den Blutzucker und das Insulin am stärksten stimulierende

Zucker-Baustein ist immer (und bei *allen* Kohlenhydraten) die Glukose. Während Fructose und Galaktose zunächst die Leber passieren müssen, um in transportable Glukose umgewandelt zu werden, geht die Glukose sehr schnell ins Blut. Fructose und Galaktose bewirken aber auch, wie gesagt, keine so hohe Insulinausschüttung wie Glukose.[10] Fructose wird direkt zur Leber geleitet und dort zu Fettbausteinen umgebaut. Gleichzeitig stimuliert es die Leber, Fett ins Blut abzugeben, was zur Aufrechterhaltung der Energiebalance zwischen den Mahlzeiten beiträgt.

Mittels des Enzyms Amylase beginnt die Verdauung der Kohlenhydrate – aus diesem Grund erfolgt auch eine sofortige Insulinausschüttung durch die Bauchspeicheldrüse, sobald Kohlenhydrate *geschmeckt* werden. Im Magen kann Amylase wegen der Salzsäure nicht mehr weiterarbeiten; der größte Teil der Verdauung von Kohlenhydraten beginnt deshalb erst im Dünndarm. Die Geschwindigkeit, mit der sich der Mageninhalt in den Dünndarm entleert, beeinflusst auch, wie schnell die Kohlenhydrate verdaut werden. Einige Komponenten der Nahrung, wie beispielsweise wasserlösliche Ballaststoffe oder der Säuregehalt eines Nahrungsmittels, vermindern die Verdauungsgeschwindigkeit.

Sehr große Mengen von Amylase werden mit dem Saft der Bauchspeicheldrüse in den Dünndarm ausgeschüttet. Von nun an ist die Verdauungsgeschwindigkeit abhängig von den spezifischen Eigenschaften des jeweiligen Kohlenhydrats: Als wie resistent erweist sich das Kohlenhydrat – im physikalischen wie chemischen Sinne – gegen den „Angriff“ der Verdauungsenzyme? Einige Formen von Stärke werden sehr schnell verdaut, andere erweisen sich als hartnäckiger, und der Prozess dauert entsprechend länger.

Auf die Verdauungsgeschwindigkeit der Kohlenhydrate haben zudem jene Nahrungsmittel Einfluss, die mit dem Kohlenhydrat gemeinsam gegessen wurden. Wenn die Nahrung insgesamt sehr breiig oder klebrig ist, weil z. B. besonders zähflüssige Ballaststoffe beigemischt sind, brauchen die Verdauungsenzyme länger. Folglich benötigen auch die Produkte der Stärkeverdauung mehr Zeit, bis sie die Darmwand des Dünndarms, in welchen die letzte Stufe der Verdauung stattfindet, erreichen. Im Dünndarm werden die jetzt schon kurzkettigeren Kohlenhydrate zusammen mit den Zuckern in der Nahrung durch spezielle Enzyme gespalten. Die aus dem Verdauungsprozess resultierenden Monosaccharide wie Glukose, Fructose und Galaktose werden in den Blutstrom aufgenommen, von wo aus sie zwecks Energiegewinnung in die Zellen hineintransportiert werden.

Jedes Mal, wenn Monosaccharide den Blutstrom erreichen, schüttet die Bauchspeicheldrüse Insulin aus. Je schneller die Verdauungsgeschwindigkeit, desto schneller wird die Glukose ins Blut aufgenommen – und je höher der Ausschlag des Blutzuckerwertes, desto mehr Insulin wird ausgeschüttet. Geht es außergewöhnlich schnell, wird sogar zu viel Insulin ausgeschüttet, weil sich die Bauchspeicheldrüse bei der benötigten Menge regelrecht verkalkuliert. Das ausgeschüttete Insulin tut seinen Dienst und senkt den Blutzuckerspiegel sehr rasch. Es treibt den Zucker zuerst in die Muskel- und Leberzellen, und auch das Gehirn nimmt sich seinen Anteil. Da Nerven-, Leber-, Gehirn- und Muskelzellen nur eine sehr begrenzte Menge an Glukose aufnehmen bzw. speichern können, wird der überschüssige Glukoserest in Fett umgewandelt – ebenfalls unter dem Einfluss von Insulin – und gespeichert. Wenn die Insulinwerte sehr hoch sind, läuft dieser Prozess äußerst schnell ab.[11]

Hat das Insulin auch noch das letzte Quäntchen Glukose in die Zellen (häufig die Fettzellen) transportiert, steht faktisch keine Energie mehr zur Verfügung.

Der Körper selbst kann nur wenig (ca. 300 – 400 g) Glukose als Glykogen in der Leber und in den Muskeln speichern. Doch zur Stabilisierung des Blutzuckers steht ausschließlich das Glykogen der Leber zur Verfügung. Insulin ist also mit dafür verantwortlich, dass die Leber genug Glykogen speichern kann, um in der Zeit zwischen den Mahlzeiten den Blutzucker stabil halten zu können. Sinkt der Insulinspiegel, steigt der Level des Insulinantagonisten Glukagon. Dieser hilft, die gespeicherte Energie wieder in Glukose umzuwandeln und dem Körper erneut zur Verfügung zu stellen.[12] Die Speichermöglichkeiten des Körpers für Glykogen sind allerdings strikt begrenzt und müssen von Mahlzeit zu Mahlzeit wieder aufgefüllt werden. Es können zwar Reserven gebildet werden, die Menge ist jedoch gering und hängt vom Zustand der Muskulatur ab. Je trainierter die Muskeln, desto mehr Kohlenhydrate können a) verkraftet und b) in Form von Glykogen gespeichert werden.

Ganz wesentlich ist jedoch, wie viel Glukose im Blut gelöst ist, denn Glukose ist der Brennstoff, der Gehirn und Nerven wach und stark hält.

Von der Glukose-Verfügbarkeit für Gehirn-, Muskel- und Nervenzellen hängt schließlich der Energielevel eines Menschen ab: Je mehr Glukose für die Zelle zur Verfügung steht, desto „energiegeladener" ist der Mensch. Der im Blut gespeicherte „Blutzucker" reicht unter normalen Umständen für etwa 3 bis 4 Stunden. Das ist auch genau der Zeitraum, in dem der Serotoninspiegel im Gehirn stabil bleibt.[13]

Hunger, Müdigkeit etc. entstehen, sobald in den Körperzellen Glukosemangel herrscht. Diesen Mangelzustand nennt man →Hypoglykämie (Unterzuckerung). Sie macht sich als Leistungsknick bemerkbar, einhergehend mit einer abnormen Müdigkeit, Kopfschmerzen, Frösteln, manchmal Schweißausbrüchen und Herzklopfen. Die psychischen Symptome der Hypoglykämie sind Konzentrationsschwäche, Vergesslichkeit, Launenhaftigkeit, verminderte Belastbarkeit, emotionale Instabilität, depressive Gefühle, Gereiztheit, Ungeduld, Antriebslosigkeit, gestörte Sinneswahrnehmung, Verwirrtheit, Müdigkeit, mangelnde Aufmerksamkeit.[14]

Ist der Blutzuckerspiegel längerfristig zu hoch, scheint der Körper diesen Wert allmählich für den „Normalwert" zu halten. Entsprechend beantwortet er ein Absinken unter diesen „Normalwert" ebenfalls mit Unterzuckerungssymptomen, obwohl faktisch keine Unterzuckerung vorliegt.

In diesem Zustand fehlt dem Körper dauernd Energie, selbst dann, wenn er übergewichtig ist oder eigentlich genug Energie vorhanden sein müsste. Besonders der Energieumsatz der Nervenzellen ist für das Gehirn eine wichtige Messgröße, um festzustellen, ob genug Energie zur Verfügung steht. Wenn die Nervenzellen „Mangel" funken, geht das Gehirn davon aus, dass Energie fehlt, und produziert über die Ausschüttung bestimmter Hormone – unter anderem →Cortisol, aber auch →Dopamin und →Noradrenalin sowie Galanin (regt den Appetit auf Fett an) und →NPY (der stärkste Hungermacher überhaupt, macht Appetit auf Kohlenhydrate) – erneut „Hunger".[15]

Das ständige Schwanken des Blutzuckerspiegels – und mit ihm des Insulinspiegels – ist eine der Hauptursachen für das Entstehen von Zuckersucht und ihre oftmals jahrelange Dauer.

Einfache und komplexe Kohlenhydrate

Früher wurden Kohlenhydrate in einfache und komplexe Kohlenhydrate unterteilt. Dabei orientierte man sich an der Größe der Moleküle. Zucker, Einfach- und Zweifachzucker galten als „einfache" Kohlenhydrate, weil die Moleküle kleiner waren; Stärke galt als „komplexes Kohlenhydrat". Allein aufgrund der Länge der Molekülkette nahm man an, dass komplexe Kohlenhydrate länger bräuchten als einfache Kohlenhydrate, um verdaut zu werden, und diese den Blutzuckerspiegel daher auch nur langsam ansteigen ließen.

Diese Vorannahmen erwiesen sich nach gründlicher wissenschaftlicher Überprüfung als komplett falsch. So ließ sich anhand der Molekülstruktur keineswegs voraussagen, wie schnell ein Kohlenhydrat den Blutzuckerspiegel steigert und eine Insulinreaktion provoziert. Ein neues System der Klassifikation von Kohlenhydraten wurde notwendig.

Der glykämische Index von Kohlenhydraten

Um herauszufinden, wie ein Lebensmittel auf den Blutzuckerspiegel wirkt, entwickelte die australische Professorin Jennie Brand-Miller mit ihrem Forscherteam den so genannten glykämischen Index von Kohlenhydraten (→Glykämie Indexwert).

Dieser beschreibt den Typus eines Kohlenhydrats. Er zeigt an, wie schnell ein konsumiertes Kohlenhydrat im Körper verstoffwechselt wird und wie hoch der aus dieser Verstoffwechselung resultierende Anstieg des Blutzuckerspiegels ist.

Es wurde ein numerisches Verfahren gewählt: Ausgangspunkt für die Definition des glykämischen Index sind Höhe und Dauer des Blutzuckeranstiegs, ausgelöst durch 75 g reine Glukose. Auf diese Weise können sämtliche Nahrungsmittelmengen mit 75 g reiner Glukose (entspricht dem Wert 100) miteinander verglichen werden.[16]

Lebensmittel mit hohem glykämischen Index verursachen einen dramatischen Anstieg des Blutzuckerspiegels; Lebensmittel mit niedrigem glykämischen Index bewirken einen moderaten und für den Körper tolerierbaren Anstieg. Je höher und dauerhafter also der Blutzuckeranstieg, desto höher ist auch der glykämische Index.[17]

Dank des glykämischen Index wissen wir heute, dass der *physikalische Zustand* der Kohlenhydrate bestimmt, wie schnell ein Lebensmittel verstoffwechselt wird. Je kleiner die Partikelgröße eines Kohlenhydrats, desto schneller können die Verdauungsenzyme angreifen und entsprechend höher ist die Verdauungsgeschwindigkeit.

Und damit haben wir nun auch den Grund für die radikale Veränderung der Ernährung in den letzten zweihundert Jahren: Die stete Entwicklung industrieller Verarbeitungstechniken machte es zunehmend einfacher und billiger, Lebensmittel herzustellen, die sehr schnell verdaulich sind. Dazu zählen der weiße Haushaltszucker und raffinierte Weißmehle. Manche Stärkearten sind – nach der entsprechenden industriellen Verarbeitung – sogar noch schneller zu verdauen, ein Beispiel dafür sind Kartoffeln, die als Kartoffelflocken und später Kartoffelbrei die Bauchspeicheldrüse noch stärker belasten als Kartoffeln im gekochten, aber vollständigen Zustand. Ein anderes Beispiel sind alle Fruchtsäfte. Während die Früchte im Originalzustand noch Ballaststoffe enthalten, wie beispielsweise Orangen das Fruchtfleisch, enthalten sie im gepressten und verarbeiteten Zustand diese Ballaststoffe nicht mehr und werden daher mit einer wesentlich höheren Geschwindigkeit verdaut als die mit dem Fruchtfleisch verzehrte Orange. Folglich steigern Fruchtsäfte den Blutzuckerspiegel sehr stark.

Der glykämische Index eines Nahrungsmittels wird von weiteren spezifischen Eigenschaften eines Nahrungsmittels bestimmt wie Quellzustand der Stärke, Art der physikalischen Einbindung von Stärke, vom Ballaststoffgehalt sowie Zucker-, Fett- und Säuregehalt. Insgesamt gilt: Je verarbeiteter (raffinierter) ein Lebensmittel ist, desto höher der glykämische Index, desto belohnender wirkt es auf das menschliche Gehirn und desto mehr Gewinn macht die Lebensmittelindustrie. Warum ist das so? Ein Mensch kann am Tag nur eine begrenzte Menge an Kalorien essen. Wenn er angemessen isst, sind dies zwischen 1800 und 2200 Kalorien. Die Nahrungsmittelproduktion in den USA liegt – die Exporte schon abgerechnet – etwa bei 3800 Kalorien pro Tag und Kopf, und für andere Länder gilt Ähnliches. Es gibt also eine gewaltige Überproduktion und einen entsprechend massiven Konkurrenzkampf um die verzehrten Kalorien, denn die Menge der verzehrten Kalorien lässt sich nicht beliebig steigern, auf Deutsch: Wer genug gegessen hat und satt ist, kauft nichts mehr zu essen ein. Die Lebensmittelindustrie hat folglich immenses Interesse daran, Nahrungsmittel herzustellen und zu verkaufen, bei denen sehr viele Kalorien sehr schnell verzehrt werden, so dass sie auf ihrer Überproduktion nicht vollständig sitzen bleibt. Das gelingt umso besser, je stärker ein Lebensmittel verarbeitet wurde. Es ist für viele Menschen nicht leicht, vier oder fünf Äpfel auf einmal zu essen, aber kein Problem, zwei oder drei Glas Fruchtsaft herunterzustürzen. Je intensiver ein Lebensmittel verarbeitet wurde, desto mehr trägt es zur biochemischen Konfiguration der Sucht im menschlichen Gehirn bei; denn besonders raffinierte Lebensmittel lassen den Blutzuckerspiegel und somit den Serotoninspiegel sehr schnell, ja viel zu schnell ansteigen ... Der im Moment stark belohnende Effekt auf das Gehirn hat langfristig fatale Folgen: Suchtverhalten...[18]

Serotonin und Blutzucker

Der Serotoninspiegel im Gehirn wird unmittelbar von der Insulinsensitivität und dem Blutzuckerspiegel eines Menschen beeinflusst. Je insulinsensitiver ein Mensch ist – das bedeutet, je empfindlicher seine Zellen für die Wirkung des Insulins sind –, desto besser funktioniert der Aufbau von Serotonin im Gehirn. Um insulinsensitiv zu werden oder zu bleiben, braucht man jedoch niederglykämische Kohlenhydrate, da diese, weil sie langsamer verdaut werden, den Serotoninspiegel auch nur langsam steigern. Der Vorteil: Serotonin- und Blutzuckerspiegel bleiben lange hoch, weshalb man länger satt und die Stimmung stabil bleibt.

Um jedoch einen kurzfristigen und sehr rasch wirksamen Stimmungsboost zu erreichen, sind schnell verdauliche Kohlenhydrate (mit hohem glykämischen Index) viel „geeigneter“ als gesündere (mit niedrigem glykämischen Index). Wenn jemand also ständig Zucker und raffinierte Kohlenhydrate benutzen muss, weil seine Stimmung immens abgesackt ist und er sie schnell verbessern will, endet es damit, dass er von der „süßen“ Manipulation durch Zucker abhängig und schließlich insulinresistent wird.

Der Konsum von Kohlenhydraten

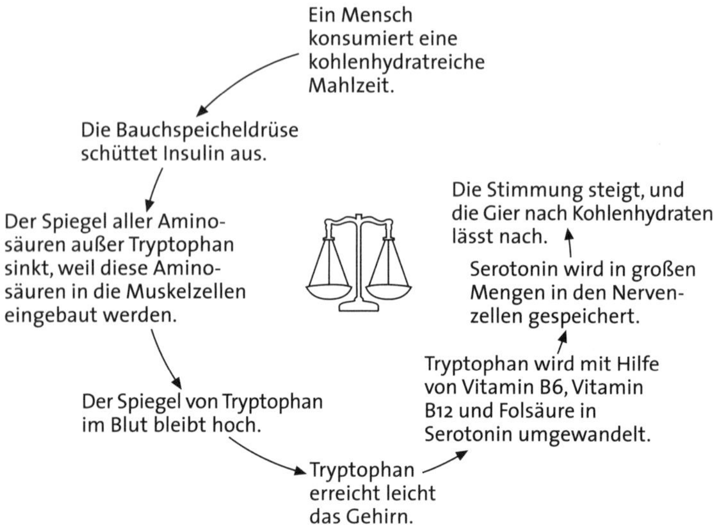

Und ist der Mensch aufgrund der ständigen Insulinausschüttungen erst einmal insulinresistent geworden – denn auch zu hohe Insulinausschüttungen provozieren auf Dauer eine Insulinresistenz –, wird mit der Zeit kaum noch Serotonin aufgebaut. Dieser Effekt ist an den schon genannten Symptomen wie Heißhunger, Aggressionen, Depressionen etc. ablesbar.

Eine Ernährung, die aus den falschen Fetten und den falschen Kohlenhydraten besteht, senkt demnach den Serotoninspiegel über die Störung der Glukoseverwertung und führt letztlich zu Zuckersucht, Übergewicht und zahlreichen psychischen Symptomen. Fazit: Es kommt darauf an, in der Ernährung die richtigen Fette und die richtigen Kohlenhydrate zu kombinieren. Dann funktioniert der Serotoninaufbau optimal, das System „Hunger und Sättigung“ leidet keinen Mangel und trägt somit nicht zu Sucht und süchtigem Verhalten bei.

Trinken

Mindestens ebenso sehr wie falsches Essen ruft Wassermangel im Körper (Dehydrierung) einen Serotoninmangel hervor und fördert Heißhungerattacken. Darauf hat vor allem der Arzt F. Batmanghelidj hingewiesen. Einige meiner Kollegen behaupten sogar: „Wenn ich es nur schaffe, einen Patienten zu motivieren, drei Liter Wasser am Tag zu trinken, geschieht schon ein psychisches Wunder.“

Denn: Dehydrierung verursacht im Gehirn einen schweren Tryptophanmangel – und Tryptophan ist bekanntlich der Ausgangsstoff, aus dem Serotonin und andere Transmitter, beispielsweise Melantonin, hergestellt werden.[19] Ohne ausreichende Wasserzufuhr ist eine Stabilisierung des Serotoninspiegels nicht möglich. Herrscht im Körper Wassermangel, wird, ausgelöst durch spezifische Regulationsprozesse in der Leber, vermehrt Tryptophan abgebaut, das folglich im Gehirn fehlt. Überdies beeinflusst der Wasserhaushalt, ob und wie reibungslos Tryptophan durch die →Blut-Hirn-Schranke ins Gehirn gelangt. Chronische Dehydrierung führt dazu, dass Tryptophan schließlich gänzlich aus dem körpereigenen Vorrat an verschiedenen Aminosäuren verloren geht.[20] Das bedeutet, die Serotoninreserven des Gehirns können nur mittels ausreichender Wasseraufnahme, adäquaten sportlichen Trainings und richtiger Nahrungsmittelauswahl aufrechterhalten werden.

Sowohl für Arousal- als auch für Satiation-Menschen gilt, dass sie alle „Getränke“, die dehydrierend wirken (schwarzer Tee, Kaffee, Alkohol), einschränken, meiden oder zumindest durch sehr viel Wasser ausgleichen sollten.

Salz, Kalium und Natrium

Belohnende Lebensmittel sind entweder besonders süß oder aber besonders salzig. Je erschöpfter die →Nebennierenrinde, desto beeinträchtigter ist nicht nur der Energielevel des Menschen, sondern auch der Salzhaushalt. In einer Welt, in der zunehmend mehr Menschen an einer Erschöpfung der Nebennierenrinde leiden, sind Schnellrestaurants, die vor allem salzige und fettige Lebensmittel in Kombination mit Weißmehlbrötchen anbieten, häufig die einzige „Rettung".

Die Nebennierenrinde ist nicht nur für die Produktion von Cortisol zuständig, sondern auch für die Produktion eines weiteren Hormons namens Aldosteron. Wenn die Nebennierenrinde erschöpft ist, fehlt im Körper Aldosteron. Aldosteron ist sowohl für die Aufrechterhaltung einer angemessenen Wasserkonzentration zuständig als auch für die Regulierung der Konzentration bestimmter Mineralstoffe wie Natrium, →Kalium, Magnesium und Chlorid, und zwar im Blut, in der Zellflüssigkeit und in der Flüssigkeit zwischen den Zellen. Diese vier Elektrolyte müssen in einer bestimmten Beziehung zueinander stehen, damit die Zelle optimal funktionieren und arbeiten kann. Schon eine geringfügige Veränderung in der Beziehung zwischen diesen Elektrolyten bewirkt, dass die Zelle andere biochemische Reaktionen zeigt. Hier entscheidet sich unter anderem das Zusammenspiel der Muskeln, der Herzschlag, ob und wie sich die Stimmung verändert, wie schnell sich der Alterungsprozess vollzieht, ob der Stoffwechsel Kohlenhydrate schneller oder langsamer verbrennt, und, und, und.

Die in diesem Zusammenhang wichtigste Beziehung ist die zwischen Natrium und Kalium. Die Körperzelle muss, um angemessen funktionieren zu können, die Menge von Kalium und Natrium im Verhältnis von 15:1 aufrechterhalten.

Innerhalb der einzelnen Zelle hat Kalium die höchste Konzentration. Im Blut und in der Flüssigkeit zwischen den Zellen hingegen hat Natrium die höchste Konzentration.

Steigt nun der Level von Aldosteron an, erhöht sich auch der Level von Natrium, und zwar sowohl im Blut als auch innerhalb der Zellflüssigkeit.

Bei einer *Überfunktion* der Nebennierenrinde ist der Level von Aldosteron hoch – und demnach auch der Natriumlevel. Der durch die *Überfunktion* der Nebennierenrinde gleichzeitig ausgelöste hohe Cortisolspiegel lässt zudem den Kaliumpegelansteigen.

Fehlt aufgrund einer *Unterfunktion* der Nebennierenrinde Aldosteron, wird Natrium über die Nieren ausgeschieden. Natrium wird Mangelware, so dass sich die Dicke und Konzentration des Blutes verändern; denn mit jedem Ausscheiden von Natrium, wird auch Wasser ausgeschwemmt. Das Blut wird dickflüssiger. Der Körper trocknet aus, es kommt zur Dehydrierung (siehe oben …).

Wenn das dem Blut, der Zellflüssigkeit sowie der Flüssigkeit zwischen den Zellen fehlende Natrium und das fehlende Wasser nicht ersetzt werden, steht der Zelle irgendwann zu wenig Natrium zur Verfügung. Da die Körperzelle jedoch unbedingt das 15:1-Verhältnis von Kalium zu Natrium aufrechterhalten muss, schwemmt sie neben dem Natrium auch vermehrt Kalium aus, das aber andererseits dringend gebraucht wird. Folglich haben Menschen mit einer *Unterfunktion* der Nebennierenrinde aus *zwei* Gründen zu wenig Kalium: Wegen des Mangels an Cortisol und wegen des Mangels an Aldosteron, der einen Natriummangel innerhalb der Zelle hervorruft.

Was passiert nun, wenn man bei einer Unterfunktion der Nebennierenrinde sehr viel Wasser trinkt, ohne Salz (NaCl/Natriumchlorid) zuzuführen? Das Verhältnis von Kalium zu Natrium in der Zelle verschlechtert sich weiter. Die Zellen brauchen nämlich Salz, um Flüssigkeiten zu absorbieren, das heißt, innerhalb der Zelle muss genügend Salz vorhanden sein, damit Wasser von der Zellumgebung in die Zelle hineinfließen kann.

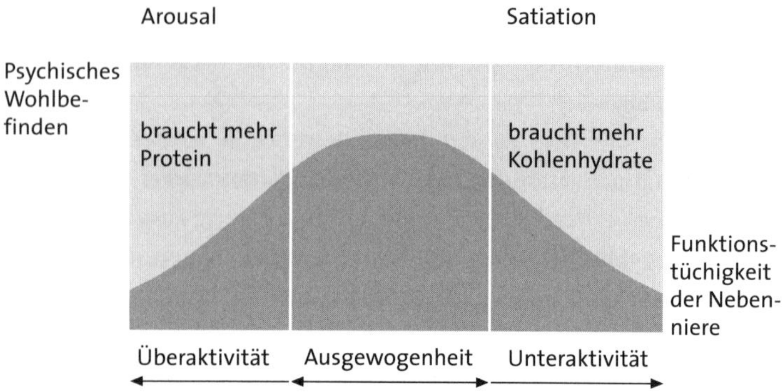

Was also geschieht, wenn ein Satiation-Mensch in der richtigen Intention, sein Kaliumlevel aufzufüllen, überwiegend kaliumhaltige Sportgetränke zu sich nimmt, ohne aber gleichzeitig auf eine ausreichende Zufuhr von Salz zu achten? Die Zelle, immer auf das Verhältnis von 15:1 (Kalium : Natrium) bedacht, beginnt, Natrium auszuschwemmen, und der Dehydrierungsprozess setzt sich fort. Dadurch wird Stress ausgelöst, die Nebennierenrinde wird noch erschöpfter … ein andauernder Negativkreislauf. Daher sind insbesondere für den Satiation-Menschen Sportgetränke, die nur Kalium zuführen, ungeeignet.

Denn Satiation-Menschen müssen darauf achten, dass sie regelmäßig Wasser mit etwas Salz trinken, um ihren Salzhaushalt zu balancieren. Da sie meist unter niedrigem Blutdruck leiden, schadet Salz ihnen nicht, sondern hilft ihnen.

Der Arousal-Mensch hingegen hat wegen der Überfunktion seiner Nebennierenrinde eher zu viel Natrium in seinen Zellen. Wenn der Arousal-Mensch sich zu salzreich ernährt, versucht seine Niere, das überschüssige Natrium auszuscheiden, und dabei geht immer auch Kalium mit verloren. Der Arousal-Mensch sollte sich also relativ salzarm ernähren.

Jeder Mensch sollte grundsätzlich mindestens 8 Gläser (0,4 l) Wasser am Tag trinken, also etwa 1 Glas pro Stunde bzw. insgesamt 3 Liter Wasser oder Kräutertee.[21]

Die günstige Ernährung für den Arousal-Menschen

Der Arousal-Mensch ist in der Regel ein so genannter schneller Verbrenner von Kohlenhydraten. Er hat intrazellulär einen erhöhten Kaliumanteil im Verhältnis zum →Kalzium.[22] Das bedeutet nicht, dass die Werte absolut zu hoch oder zu niedrig sind, es besteht nur eine Dysbalance zwischen diesen beiden Mineralstoffen innerhalb seiner Zellen.

Der Arousal-Mensch muss also darauf achten, dass er nicht zu viele kaliumhaltige Nahrungsmittel zu sich nimmt, da sich das Verhältnis von Kalium zu Kalzium dadurch zu seinen Ungunsten verändern würde. Er braucht Lebensmittel, die viel Kalzium enthalten, wie beispielsweise grünes Blattgemüse, aber auch fettarmer Käse sowie Milch oder Quark sind günstig.

Ein weiteres Problem des „schnellen Verbrenners" ist, dass Kohlenhydrate von seinem Stoffwechsel sehr rasch in Energie umgesetzt werden. Der Arousal-Mensch reagiert auf den Verzehr von Kohlenhydraten mit einem rasanten Blutzuckeranstieg, aber auch mit einer höheren Insulinausschüttung als Satiation-Typen. Das führt dazu, dass schon nach relativ kurzer Zeit sowohl der Blutzuckerspiegel als auch der damit verbundene Serotoninspiegel absinken. In gewisser Hinsicht steckt der Arousal-Mensch also in einer Zwickmühle. Er müsste, um seinen niedrigen Serotoninspiegel stabil zu halten, eigentlich viele stärkehaltige Kohlenhydrate essen, die den gewünschten Aufbau von Serotonin gewährleisten. Aber er reagiert auf jede Form von Stärke allzu intensiv: Die Stärke wird in seinem Körper zu schnell in Zucker umgesetzt, weshalb der oben erwähnte rasche Blutzuckeranstieg nach dem Konsum von Kohlenhydraten jenen baldigen „Absturz“ des Blutzuckerlevels und das entsprechend rasche Sinken des Serotoninspiegels bewirkt.

Fragt man einen Arousal-Menschen, was er als Kind am liebsten gegessen hat, erhält man als Antwort häufig: „Teig“ – Kuchenteig und Brot. Es gibt Kinder, die sich Kuchenteig machen, ohne den Kuchen dann zu backen, einfach nur, um den rohen Teig zu essen. Es gibt Kinder, die ausschließlich Nudeln essen. Und tatsächlich werden bei Heißhungerattacken eigentlich stets Nudeln und andere besonders stärkehaltige oder zuckrige Nahrungsmittel verzehrt.

Der Heißhungerattacke geht ein intensiver Arousal-Zustand voraus, in welchem der Arousal-Mensch durch Küche und Wohnung tigert und nach geeigneten Lebensmitteln sucht. Manchmal ist es gar nicht so sehr der Zucker, sondern vielmehr der stärkehaltige Teig in Brot, Croissants und Kuchen, nach dem sich der Betroffene sehnt. Der Grund dafür liegt auf der Hand: Da der Arousal-Mensch Kohlenhydrate schon immer besonders schnell verbrannt hat, ist auch der Hunger auf diese Lebensmittel ein ständiger Begleiter gewesen – der Hunger auf alles, was den niedrigen Serotoninspiegel stabilisieren und somit helfen könnte, die Depression und das Gefühl von Selbstunwert zu lindern. Viele, viele Mahlzeiten lang hat er ein zwar kurzfristiges, aber intensives Glücksgefühl erlebt und ist für sein Verhalten mittels Endorphinausschüttung biochemisch belohnt worden – kein Wunder also, dass dieses Verhalten auch dann immer wieder wiederholt wird, wenn es inzwischen zur Gewichtszunahme geführt hat.

Das Problem des Arousal-Menschen ist demnach, dass er den Serotoninspiegel stabil halten muss, aber die dafür benötigten stärkehaltigen Kohlenhydrate nicht nach Belieben zu sich nehmen darf. Das heißt, er muss Kohlenhydrate essen, aber die richtigen, um kein Blutzuckerungleichgewicht zu provozieren, das den Serotoninspiegel wieder senken würde. Gleichzeitig darf er nicht zu viele Proteine pro Mahlzeit essen, denn das würde möglicherweise den Dopaminspiegel sehr stark steigern und die Dysbalance in seiner Gehirnchemie zu seinen Ungunsten verändern.

Die Lösung ist eine ausgewogene Mischung aus Fett, Eiweiß und Kohlenhydraten bei jeder Mahlzeit – und zwar eine Mischung aus den *richtigen* Fetten, Eiweiß und den *richtigen* Kohlenhydraten. Dabei sollte mehr Eiweiß und Fett als Kohlenhydrate konsumiert werden, denn der Arousal-Mensch hat einen höheren Bedarf an Fett und Eiweiß als der Satiation-Mensch.

Statt stärkehaltige Kohlenhydrate wie Kartoffeln, Nudeln oder Brot zu essen, sind für den Arousal-Menschen insbesondere Kohlenhydrate aus Gemüse günstig. Gemüsesorten mit wenig Stärke, beispielsweise alle grünen Gemüsesorten, sind in Bezug auf die Gehirnchemie neutral, diese Kohlenhydrate haben also keinen oder nur einen sehr geringen Effekt auf die Gehirnchemie. Wenn zu einer Mahlzeit anstatt stärkehaltiger Kohlenhydrate überwiegend grünes Gemüse gegessen wird, kommt es zwar erst mal zu einem Serotoninabfall, doch dann saugt sich das Gehirn aus dem Blut Tryptophan, das noch von länger zurückliegenden, proteinreichen Mahlzeiten übrig ist. Denn nach einer proteinreichen Mahlzeit wird das gebildete Tryptophan erst im Laufe einiger Stunden nach und nach verbraucht – und der Serotoninspiegel steigt wieder an.

Wird zu jeder Mahlzeit der richtige Mix gewählt, bleibt folglich sowohl der Blutzuckerspiegel als auch der Serotoninaufbau stabil. Zusammengefasst: Vor allem die Hauptmahlzeiten des Arosal-Menschen sollten immer etwas stärkearmes, möglichst kalziumhaltiges Gemüse, Fett, Eiweiß und Kohlenhydrate enthalten.

Der Arousal-Mensch sollte aber darauf achten, dass nur ein sehr kleiner Teil jeder Mahlzeit aus stärkehaltiger Nahrung besteht und stattdessen überwiegend stärkearmes Gemüse, Lein- oder Fischöl sowie Protein gegessen werden. Doch sollte der Arousal-Typ nicht versuchen, stärkehaltige Kohlenhydrate komplett wegzulassen, weil der Serotoninspiegel, der ohnehin zu niedrig ist, dann noch weiter absackte. Eine Ernährung, die überwiegend aus proteinreichen Mahlzeiten besteht, sei es Quark, Fleisch, Bohnen (die zwar gesund sind und deshalb empfehlenswert, die aber auch den Dopaminspiegel steigern), Käse oder Eier, trägt zur Überstimulation bei. Das bedeutet: Protein in Maßen (!) ist gut, aber Protein in Massen ist nicht gut.

Gerade Arousal-Frauen, die ihren Selbstwert an einer schlanken Figur und dem damit verbundenen Status messen, machen häufig – in Anlehnung an offizielle Ernährungsvorschriften – eine Diät, die ihre Probleme noch verschlimmert: Salat, möglichst gar kein Fett und nur etwas Eiweiß, aber viel, viel „gesundes" Vollkornbrot. Vollkornbrot ist ohne Zweifel gesund, doch nicht in großen Mengen und nicht für jeden. Der Versuch, sich nur von Salat zu ernähren, führt somit garantiert in die nächste Heißhungerattacke nach Kohlenhydraten. Ein solcher Versuch muss scheitern, denn das Gehirn will und braucht seine Botenstoffe – und wenn man sie ihm nicht gibt, dann erzwingt es sie.

Hinzu kommt, dass die Natur dafür sorgt, dass bei einem Fehlen wichtiger Mineralstoffe die Stimmung „umschlägt", man fühlt sich ängstlicher, verzagter, insgesamt defensiver. Das hatte ursprünglich den Sinn, den Menschen nicht in Situationen hineinrennen zu lassen, die er aufgrund eines Mangels nicht bewältigen kann. Bei Kalziummangel kommt es daher zu einer für den Arousal-Menschen typischen nervös-ängstlichen Unruhe, die seine Tendenz zur Agitiertheit noch steigert.

Für diesen Typ ist deshalb eine regelmäßige Aufnahme von Kalzium besonders wichtig. Kalziumreiche Lebensmittel sollten immer zu den Hauptmahlzeiten gegessen werden, da dies dazu beiträgt, dass das Kalzium besser aufgenommen und verwertet wird.[23]

Bei sämtlichen Ernährungsempfehlungen für den Arousal-Menschen ist Folgendes zu beachten: Kalium ist für jeden Menschen, ob Arousal- oder Satiation-, ein unverzichtbares Mineral. Es sollte daher nicht zu einer krampfhaften Vermeidung von Kalium kommen. Vielmehr gilt hier ebenfalls, das Prinzip der Ausgewogenheit im Auge zu behalten.

Günstige Lebensmittel für den Arousal-Menschen

Gemüse

Alfalfasprossen, Ampfer, Artischocken, Bambussprossen, Blattsalat (alle Sorten), Blumenkohl, Brunnenkresse, Champignons, Chinakohl, Fenchel, Frühlingszwiebeln, Grünkohl, alle Gurken, Knoblauch, Kohlrabi, Okra, Paprika, Pilze, Porree, Radieschen, Rosenkohl, Rotkohl, Ruccola, Sauerkraut, Schalotten, Spitzkohl, Staudensellerie, Weißkohl, Wirsing, Zwiebeln.

Besonders *kalzium*haltige Gemüsesorten: grünes Blattgemüse, Kohl, Spinat und Fenchel sowie Gewürzkräuter.

Von diesen Gemüsesorten kann ohne weiteres viel und stets nach Bedarf gegessen werden.

Hülsenfrüchte

Butterbohnen, Grüne Bohnen, Kidneybohnen, Pintobohnen, Sojabohnen, Schwarze Bohnen, Wachsbohnen, Wachtelbohnen, Weiße Bohnen.

Bohnen enthalten relativ viel Stärke. Doch weil sie sowohl viel Kalium als auch viel Kalzium enthalten, zudem wegen ihres hohen Eiweißgehaltes, sind sie sowohl für den Arousal-Menschen als auch für den Satiation-Typ insgesamt als günstig zu bewerten.

Obst

Äpfel, Aprikosen, Birnen, Erdbeeren, Heidelbeeren, Himbeeren, Holunderbeeren, Kirschen, Pfirsiche, Pflaumen, Sanddorn.

Gewürze und Gewürzkräuter

Apfelessig, Bierhefe, Biobin, Essig, Fleisch- und Gemüsebrühe, Ingwer, Kardamon, Koriandersamen, Kreuzkümmel, Kümmel, Kurkuma, Muskatnuss, Nelken, Paprikagewürz, Pfeffer, Piment, Safran, Senf, Speisesalz, Tabasco-Sauce, Wacholderbeeren, Zimt, Zitronengras.

Basilikum, Dill, Estragon, Kerbel, Koriander, Majoran, Minze, Oregano, Petersilie, Pimpinelle, Rosmarin, Salbei, Schnittlauch, Thymian, Zitronenmelisse.

Nüsse und Samen

Alle verfügbaren Nüsse und Samen, z. B. Leinsamen, Pinienkerne, Walnüsse, Haselnüsse, Erdnüsse, Sonnenblumenkerne.

Ungesalzene Nüsse und Samen sind ein ausgezeichnetes Mittel, den Blutzuckerspiegel zu stabilisieren und sich die richtigen Fette zuzuführen. Nüsse, Samen und vor allem Leinsamen enthalten hochwirksame Omega-3-Fettsäuren. Sie sind eine ideale Nahrung für den Arousal-Typ. Er sollte, wenn möglich, immer ein paar davon in der Tasche haben, um seinen Blutzuckerspiegel bei Bedarf auf gesunde Weise zu stabilisieren.

Vorsicht bei allen gesalzenen Nüssen. Sie können für den Arousal-Menschen zu viel Salz enthalten. Sie machen daher durstig, was besonders in Restaurants bedeutet, dass man unter Umständen anfängt, vermehrt Alkohol zu trinken und sie laden zudem dazu ein, zu viel davon zu essen.

Stärke

Die folgenden Kohlenhydrate sind zwar prinzipiell wegen ihres niedrigen glykämischen Index günstig, dennoch sollte der Arousal-Typ nur einen geringen Teil seines Kalorienbedarfs über diese Lebensmittel decken und diese auch stets mit anderen günstigen Lebensmitteln aus der Liste kombinieren.

Brot

Pumpernickel, Roggenbrot mit Natursauerteig, Roggenbrötchen mit Natursauerteig, Schrotbrot.

Getreide

Amaranth, Buchweizen, Dinkel, Gerste, Hirse, Quinoa, Roggen, Hafer, selten: Weizen.

Für den Arousal-Typ ist es überaus wichtig, jegliches Getreide immer erst einige Stunden einzuweichen und dann nur in gekochter Form zu verwenden. Denn rohes Getreide enthält viel Phytinsäure, eine Säure, die die Verstoffwechselung von Kalzium negativ beeinflusst. Durch das Kochen wird die Phytinsäure unschädlich gemacht. Der Arousal-Typ fährt daher erheblich besser mit allen Formen von gekochtem Getreide. So ist Müsli zwar für viele Menschen gesund, aber nicht unbedingt für den Arousal-Menschen.

Reis

Brauner Reis, Vollkornreis, Wildreis, Basmati-Reis.[24]

Teigwaren

Pasta aus Hartweizen, Vollkornnudeln, selten: Eiernudeln.

Lange nahm man fälschlicherweise an, Pasta hätte einen sehr hohen glykämischen Index. Obwohl dem, wie man inzwischen herausgefunden hat, nicht so ist, sollte der Arousal-Typ nur Pasta essen, wenn diese mit Protein und Fett angereichert ist. Spaghetti mit Olivenöl oder Tagliatelle mit Meeresfrüchten: eine gute Entscheidung. Aber eine Portion Spaghetti mit fettarmer Tomatensauce … Das ist für den Arousal-Menschen keine wirklich gute Idee.

Milchprodukte

Milchprodukte sind aufgrund ihres hohen Kalziumgehalts für den Arousal-Typ gut geeignet – dennoch: Er sollte darauf achten, dass es nicht zu einer Überstimulierung durch zu viel Protein kommt. Dies würde seinen ohnehin hohen Dopaminspiegel noch weiter steigern – mit dem Resultat einer vermehrten Gier nach Stärke oder Süßem. Kalzium ist auch in grünem Blattgemüse enthalten, es ist also keineswegs notwendig, den ganzen Tag Milchprodukte zu essen.

Überdies sind nicht alle Milchprodukte gleichermaßen günstig. Denn manche Milchprodukte enthalten so viel Milchzucker (Laktose), dass sie bei sensiblen Menschen ebenfalls den Blutzuckerspiegel destabilisieren können.

Günstige Milchprodukte sind Butterkäse, Edamer, Emmentaler Käse, Feta, Gorgonzola, Gouda, Hartkäse, Kochkäse, Limburger, Mozzarella, Parmesan, Quark, Romadur, Roquefort, Schafskäse, Tilsiter, Ziegenfrischkäse, Ziegenkäse.

In Maßen: Joghurt natur, Milch, Hüttenkäse.

Emmentaler Käse ist besonders empfehlenswert, da dieser nicht nur einen hohen Kalziumgehalt aufweist, sondern auch Tryptophan enthält, das für einen stabilen Serotoninaufbau nötig ist.

Soya-Produkte

Die höchste Konzentration von Phytinsäure findet sich in Weizen, Hafer, Soja und Soja-Milch. Diese Produkte sind für den Arousal-Menschen nur in Maßen verträglich. Stehen aber beispielsweise Soja-Bohnen auf dem Speiseplan, dann sollten sie auf jeden Fall über Nacht eingeweicht werden, damit die Phytinsäure ausgeschwemmt wird.

Miso, Soya-Sauce und Tempeh können unbedenklich gegessen werden, weil sie fermentiert wurden, ein Verarbeitungsprozess, der die Phytinsäure zerstört.

Fisch/Meeresfrüchte

Aal, Austern, Blaufisch, Dorade, Engelfisch, Flunder, Forelle, Goldmakrele, Hecht, Heilbutt, Hering, Hummer, Kabeljau, Kammmuscheln, Krabben, Lachs, Makrele, Muscheln, Sardinen, Schellfisch, Thunfisch, Tintenfisch, Wolfsbarsch, Zackenbarsch.

Fisch ist generell günstig, da er reich an Omega-3-Fettsäuren ist. Dies gilt auch für fetten Fisch. Man sollte lieber etwas weniger Fisch essen, als fetten Fisch gänzlich zu meiden. Je öfter Fisch auf dem Speiseplan steht, desto besser.

Fleisch

Kalb, Kaninchen, Hase, Lamm, Reh/Hirsch, Wildschwein.

Geflügel

Ente, Fasan, Gans, Huhn, Pute, Rebhuhn, Wachtel.

Eier

Eier können für den Arousal-Menschen eine Überstimulierung bedeuten. Wer Eier mag, kann sie in Maßen essen. Wird zu einer Mahlzeit ein gekochtes Ei oder Rührei gegessen, dann möglichst in Kombination mit genügend Gemüse oder Pilzen und etwas Kohlenhydraten, damit es nicht überstimulierend wirkt.

Öle/Fette

Der Arousal-Typ verträgt Fett besser als der Satiation-Typ. Er sollte regelmäßig ein wenig Fett zu seinen Mahlzeiten essen, denn Fett trägt dazu bei, dass Kohlenhydrate langsamer verstoffwechselt werden, und bewahrt ihn insofern vor Heißhungerattacken.

Günstige Öle: Hanfsamenöl, Leinöl, Rapsöl, Walnussöl.

Diese Öle sind jedoch nicht besonders geeignet zum Kochen, denn mehrfach ungesättigte Fettsäuren degenerieren unter dem Einfluss von Hitze und fördern dadurch die Bildung freier Radikale. Zum Kochen geeignet und empfehlenswert sind einfach ungesättigte Fettsäuren wie Olivenöl, aber auch gesättigte Fette wie Butter (diese allerdings nur in geringen Mengen!).

Getränke
Gemüsesaft, Mineralwasser, alle Frucht- und Kräutertees, grüner Tee. Es sollten mindestens 3 Liter am Tag getrunken werden! Wobei man auf folgendes achten sollte: Gemüsesäfte sind oft mit Salz und Honig angereichert und daher sollten nur wirklich naturbelassene Produkte verzehrt werden.

Ungünstige Lebensmittel für den Arousal-Menschen

Brot und Knabberkram
Baguette, Laugengebäck, Biskuitkuchen, Cornflakes, Croissant, Graham Cracker, Hamburger, Kartoffelchips, Knäckebrot, Knuspermüsli, Cracker, Kuchen, Tortilla-Chips, Pita-Brot, Popcorn, Puffweizen, Roggencrisps, so genannte Vollkornbrötchen, die innen weiß oder mit Malzsirup gefärbt sind, Waffeln, Weißbrot, Brötchen, Pizza etc.

Reis
Parboild- und Puffreis, weißer Reis, Reis-Crispies, Reiskuchen, Reiswaffeln.

Milchprodukte
Brie, Buttermilch, Camembert, Cheddar, Crème fraîche, Dickmilch, Doppelrahmkäse, Frischkäse, Hüttenkäse, Joghurt, Kefir, Kondensmilch, Magerkäse, Schlagsahne, Saure Sahne, Schmelzkäse.

Fleisch
Schweine- und Rinderfleisch.

Obst
Ananas, Apfelmus, Bananen, Clementinen, Datteln, Feigen, Honigmelone, Kiwi, Kochbananen, Mandarinen, Mango, Netzmelonen,

Papaya, Rhabarber (enthält viel Oxalsäure, was die Aufnahme von Kalzium im Darm einschränkt), Rosinen, Satsumas, Wassermelone, Weintrauben, Zitrusfrüchte.

Achtung: Viele der hier genannten Obstsorten sind zwar prinzipiell gesund, aber sie enthalten sehr viel natürliche Süße; dürfen dennoch eher gegessen werden als beispielsweise Zuckerwaren.

Generell meiden sollte der Arousal-Typ Zitrusfrüchte, insbesondere Orangen, Grapefruit und Clementinen, sie enthalten viel zu viel Zucker für seinen Typ. Außerdem sind Zitrusfrüchte sehr kaliumreich. Zitronen können natürlich in Maßen gegessen werden.[25]

Gemüse

Auberginen, Broccoli, Möhren, Kartoffeln, Kichererbsen, Kürbis, Mais, Mangold, Spinat (Mangold und Spinat enthalten ebenfalls viel Oxalsäure, die mit Kalzium im Darm schwer lösliche Salze bildet, die wiederum dafür sorgen, dass ein Großteil des aufgenommenen Kalziums ungenutzt ausgeschieden wird.), Pastinaken, Schwarzwurzeln, Rüben, Süßkartoffeln, Weizenkeime, Wurzelgemüse, Yam, Zucchini, Zuckerrüben.

Diese Gemüsesorten enthalten entweder zu viel Kalium oder zu viel Stärke. Dennoch, verglichen mit beispielsweise Zuckerwaren, sind sie immer noch die sehr viel bessere Wahl. Dies ist nur ein Hinweis, diese Gemüse mit Bedacht, also nicht in rauen Mengen zu genießen, da sie unter Umständen blutzuckerdestabilisierend wirken. Raffinierte Lebensmittel wie Weißmehl oder Zucker sind aber sehr viel problematischer.

Mais allerdings ist ein sehr stärkehaltiges Lebensmittel und wirklich nur sehr selten empfehlenswert. Daher sollte man auch besonders auf alle angeblich „gesunden“ Lebensmittel achten, die viel Mais enthalten.

Öle/Fette

Meiden Sie möglichst alle Fette, die zu viele Omega-6-Fettsäuren oder gesättigte Fettsäuren enthalten wie:

Maisöl, Färberdistelöl, Sonnenblumenöl, Erdnussöl, Schweineschmalz, Bratenfett, Margarine, Butter (höchstens zum Kochen und dann nur sehr wenig), Palmöl, Kokosöl.

Getränke

Diätgetränke

Besonders fatal sind Diätgetränke wie Cola oder Limonade mit Süßstoff, aber auch sämtliche mit Süßstoffen auf „süß" getrimmten Lebensmittel.

Denn durch den Konsum von so genannten Diätgetränken und -lebensmitteln entsteht der Bedarf nach weiterer Nahrungsaufnahme. Schmeckt die Zunge „süß", nimmt das Gehirn an, dass dem Körper Energie in Form von Zucker zugeführt wird. Es weist die Leber an, die Produktion von Zucker aus den Protein- und Stärkereserven des Körpers einzustellen und stattdessen die im Blut zirkulierenden Stoffwechselbrennstoffe zu speichern. Ein normaler Stoffwechsel gibt während der „Fastenphase" zwischen den Mahlzeiten die gespeicherte Energie ab. Deshalb hat man in dieser Zeit auch nicht ständig Hunger. Süßstoffe signalisieren dem Gehirn, dass die Fastenphase zu Ende ist und wieder Energie kommt. Folglich tut der Körper das, was er immer während der Nahrungsaufnahmephase tut: Er speichert Energie.[26] Daher fehlt dem Körper jetzt Energie – und er bekommt Hunger. So fördern sämtliche Süßstoffe Heißhungerattacken ganz ungemein – sowohl beim Arousal-Menschen als auch beim Satiation-Typ.

Alkohol

Bier, Cocktails, Liköre, Wein, Sekt, Schnaps.

Wenn man eingeladen ist oder ausgehen möchte, kann man durchaus ein zwei Gläser trockenen Weiß- oder Rotweines trinken. Von Cocktails sollte man jedoch in jedem Fall absehen, da sie nicht nur besonders viel Alkohol enthalten, sondern auch sehr viel Zucker. Je süßer ein alkoholhaltiges Getränk schmeckt, desto gefährlicher ist es, weil zwei Stimulantia für die Belohnungsreaktion des Gehirnes kombiniert werden: der Geschmack „süß" und der Alkohol.

Sonstige

Fruchtsäfte, Kaffee (1 – 2 Tassen am Tag sind okay), Kakao, schwarzer Tee.

Kaffee und schwarzer Tee führen Kalzium ab, was die Stoffwechselprobleme des Arousal-Menschen noch verschlimmert.

Fruchtsäfte sind für den Arousal-Menschen deshalb so besonders ungünstig, weil sie erstens einen hohen glykämischen Index haben und daher sehr starke Blutzuckerschwankungen auslösen können, und sie zweitens meist auch viel Kalium enthalten (z.B. Apfelsaft).

Äußerst zuckerhaltige und daher ungünstige Lebensmittel

Ahornsirup, Apfeldicksaft, Birchermüsli, Birnendicksaft, Bonbons, Eiskrem, Fruchtgummi, Honig, Joghurt mit Süßstoff oder süßen Früchten, Ketchup, Limonade, Marmelade, Marzipan, Schokolade Nutella, usw.

Ahornsirup, Apfel- und Birnendicksaft gelten häufig als gesunde Alternative zum Zucker. Tatsächlich sind sie gesünder, aber die Bauchspeicheldrüse reizen sie trotzdem. Wegen des süßen Geschmacks wirken sie auf das Gehirn belohnend und provozieren eine Beta-Endorphin-Ausschüttung (→Endorphine). Insofern sind sie keineswegs besser oder günstiger als Zucker.

Zucker und Süßstoff

Süßstoffe sind sogar noch schlimmer als Zucker. Denn sie konditionieren das Gehirn auf das Bedürfnis nach Zucker und erzeugen künstlich Hunger (vgl. *Diätgetränke*). Daher ist es ausgesprochen ratsam, die Etiketten genau zu lesen. Letztlich sind *alle* Zuckerformen problematisch, mögen sie sich auch noch so gekonnt hinter Namen verstecken wieDextrose, Maltose, Saccharose, Glukosesirup, Malzsirup, Malzzucker, Melasse, Milchzucker, Streuzucker, Traubenzucker.

Regelrecht lebensgefährlich sind industriell hergestellte Zuckerformen wie „High Fructose corn syrup", ein „Wundermittel", das zu einem Großteil aus Fructose besteht und das sehr viel süßer ist als alles, was in der Natur vorkommt. Fructose ist an und für sich ein gesunder Zucker – wenn er so verwendet wird, wie er von der Natur „hergestellt" wird, also in Früchten und bestimmten Gemüsesorten. Die hier genannte Fructose wird aus Mais hergestellt. In Form von Getränken und Frühstücksflocken, die inzwischen alle mit dieser billig herzustellenden Supersüße „gezuckert" werden, nimmt der Mensch sehr viel höhere Mengen an Fructose zu sich, als jemals von der Natur vorgesehen. Die Fructose stimuliert die Leber zur Abgabe von Fett ins Blut, wodurch sich die Blutfettwerte sehr viel stärker erhöhen als durch einen noch so hemmungslosen Verzehr von fetthaltigen Lebensmitteln.

Grundsätzlich gilt: Sämtliche Lebensmittel im möglichst naturbelassenen Zustand kaufen!

Fertiggerichte

Tiefgefrorene Fertiggerichte können berufstätigen Menschen helfen, regelmäßig Gemüse und gesunde Nahrungsmittel zu sich zu nehmen. Viele Tiefkühlkostgerichte enthalten sogar mehr Vitamine und Mineralstoffe als „frisches" Obst oder Gemüse, das zu lange gelagert wurde. Es ist jedoch wichtig, darauf zu achten, welche Fette für die Zubereitung der Tiefkühlkost verwendet wurden.

Insgesamt sind alle vorgebackenen Gerichte wie Kuchen, Pizza etc. zum Wiederaufwärmen und Aufbacken schädlich.

Wann essen?

Ebenso wichtig wie die Frage, *was* man essen soll, ist die Frage, *wann* die günstigste Zeit zum Essen ist.

Der Arousal-Typ, der eine überfunktionierende Nebennierenrinde hat, tendiert dazu, Mahlzeiten auszulassen. Dabei kann er sich das weniger leisten als der Satiaion-Mensch, denn seine Blutzuckerschwankungen sind ausgeprägter. Vor allem, wenn der Arousal-Mensch unter Adrenal Fatigue leidet, sollte er auf sehr *regelmäßige Mahlzeiten* achten. Diese müssen natürlich keineswegs üppig sein, Hauptsache, er isst mehrmals am Tag und in geregelten Abständen. Solange jemand immer wieder Heißhungerattacken erlebt, sollten strikte Essenszeiten eingehalten werden, insbesondere das Frühstück. Sarah Leibowitz, Professorin für Psychologie an der Rockefeller University, Chicago, betrachtet das Frühstück eindeutig als eine der wichtigsten Mahlzeiten des Tages.[27]Natürlicherweise ist nach der langen nächtlichen Fastenzeit der Spiegel des Hungermachers NPY hoch. Weil aber bei einem gesunden Menschen der Cortisolspiegel ebenfalls morgens (zwischen 6 und 8 Uhr) am höchsten ist, haben viele Menschen keinen echten Appetit und lassen das Frühstück, das die Natur aber eigentlich vorgesehen hat, ausfallen. NPY ist ein sehr potenter Botenstoff, der veranlasst, dass wir Appetit auf Kohlenhydrate bekommen. Er sinkt erst, wenn wieder etwas gegessen wird. Bei Menschen, die nicht frühstücken, ist das folglich nicht der Fall. Der Spiegel des Hungermachers bleibt somit hoch, sendet ständig den Impuls „Kohlenhydrate“ und sorgt auf diesem Wege dafür, dass man im Laufe des Tages stark ausgeprägten Heißhunger entwickelt – das ist so gut wie sicher. Denn NPY ist nun mal ein äußerst wirksames Neuropeptid – und es lässt sich nicht verschmähen und nicht betrügen.[28]

Um dem Körper die Information zu übermitteln, dass genug Nahrung für diesen Tag vorhanden ist, genügt wirklich ein kleiner

Happen, ein Stück Obst, ein halbes Roggenbrötchen, etwas Milchzucker im Quark, gewissermaßen als Erinnerung. Dann sinkt der Spiegel von NPY, eine wichtige Maßnahme zur Vorbeugung gegen Heißhungerattacken. Das bedeutet: Solange Sie unter Heißhungerattacken leiden, ist es zwingend notwendig, vor 10 Uhr eine gesunde Kleinigkeit zu essen, um den Körper den Rest des Tages vor Gier zu bewahren.

Ein Mittagessen vor 12 Uhr ist empfehlenswert. Denn der Körper verbrennt das Frühstück recht schnell und braucht schon bald Nachschub. Zwischen 11 und 11.30 Uhr sollte, wenn irgend möglich, noch etwas gegessen werden. Wenn kein komplettes Mittagessen, dann zumindest etwas anderes, aber Nahrhaftes.

Die nächste Mahlzeit sollte zwischen 14 und 15 Uhr stattfinden, weil zwischen 15 und 16 Uhr typischerweise ein Abfall des Cortisol- und des Blutzuckerspiegels erfolgt, denn beide unterliegen im Laufe des Tages natürlichen Schwankungen.

Jede gesunde Mahlzeit steigert sowohl den Blutzucker- als auch den Cortisolspiegel etwas. Insofern kann das konsequente Einhalten von Essenszeiten Blutzucker- und Energietiefs „abfangen" und Heißhungerattacken entsprechend mildern oder sogar verhindern.

Das Abendessen findet am besten zwischen 17 und 18 Uhr statt – danach ist für den Arousal-Menschen noch ausreichend Energie übrig, um den Abend zu bewältigen, aber auch diese Mahlzeit verhindert das Auftreten nächtlicher Heißhungerattacken. Ab 20 Uhr beginnt der Cortisolspiegel langsam abzufallen, um den Menschen für die Nacht bereit zu machen.

Das Frühstück – die wichtigste Mahlzeit des Tages

Das Frühstück bestimmt die biochemische Reaktion auf alle Mahlzeiten des Tages. Diesen Effekt nennt man „Second meal effect"[29]:

Nimmt man zum Frühstück hochglykämische Lebensmittel wie

Brötchen mit Marmelade zu sich, ist beim Mittagessen der glykämische Index von gleichartigen Lebensmitteln (z. B. Nudeln) automatisch höher, als hätte man zum Frühstück Quark gegessen.

Zudem muss von morgens an genügend Tryptophan zur Verfügung stehen. Deshalb sollte die erste Mahlzeit des Tages auch immer etwas Protein enthalten. Naturgemäß ist der Serotoninspiegel zum Tagesbeginn relativ hoch, so dass das Frühstück die „ungefährlichste" Mahlzeit für den Konsum von viel Protein und eine dadurch ausgelöste Noradrenalinstimulation ist.[30]

Folglich ist es günstig, zum Frühstück Quark oder in anderer Form Proteine zu essen, möglichst in Kombination mit angemessenem Obst oder Gemüse. Wer lieber Brötchen möchte, sollte unbedingt echte Roggenbrötchen essen. „Echt" deshalb, weil es sie in verschiedener Qualität gibt – manche Roggenbrötchen sind in Wirklichkeit Weizenbrötchen mit nur ein paar winzigen Roggenkörnchen. Im Grunde kann man „normal" frühstücken. Quark mit Obst ist nur ein Vorschlag und wahrlich kein Muss.

Diese Mahlzeit sollte aber auf jeden Fall einige Kohlenhydrate und unbedingt etwas Protein enthalten. Ideal ist auch ein bisschen Fisch, etwa als Lachsbrötchen. Mag man keinen Fisch, dann ist z.B. Emmentaler Käse zu empfehlen, weil dieser ebenfalls viel Tryptophan enthält.

Bei einem vorgezogenen Mittagessen erweist sich eine Verteilung von mindestens 1/3 Protein, 1/3 Stärke und 1/3 Gemüse bzw. Salat als günstig.[31] Es empfiehlt sich, bei dieser Mahlzeit auch Fett zu sich zu nehmen – nicht viel, aber zumindest etwas, und zwar von den empfohlenen Fetten, also Leinöl, Walnussöl, Rapsöl. Das Verhältnis von Kohlenhydraten zu Protein ist wegen des relativ hohen Eiweißanteils (1/3) für den Aufbau von Serotonin im Gehirn zwar nicht optimal, dennoch ist nach einer solchen Mahlzeit ein ausreichender Aufbau von Serotonin im Gehirn gewährleistet und die Gefahr gebannt, dass zu viele stärkehaltigen Kohlenhydrate die nächste Heißhungerattacke provozieren. Darüber hinaus macht ein Mittagessen wie dieses länger satt als eine Mahlzeit mit weniger Protein.

Ein Snack muss das berühmte„Zwischentief“ gegen 16 Uhr abfangen.[32] Es genügt ein Happen Käse, Quark, Obst, Gemüse o. Ä.

Zur letzten Mahlzeit des Tages, die, wenn Theater, Disco oder Partys es erfordern, ruhig auch nach 18 Uhr eingenommen werden kann, braucht der Körper keine Stärke mehr, das heißt, es sollten höchstens sehr wenige stärkehaltige Lebensmittel gegessen werden. Geeignet sind wiederum etwas Protein, Fisch, Fleisch, Salat, Gemüse oder etwas Obst.

Nahrungsergänzungsmittel für den Arousal-Typ

Um den Blutzuckerspiegel stabil zu halten, sollte der Arousal-Typ Chrom zu sich nehmen.

Warum?

Chrom reguliert zusammen mit Niacin den Blutzuckerspiegel und trägt zu einem dichten Netz an Rezeptoren auf der Zelloberfläche bei. Wenn es fehlt, kommt es zu Heißhungeranfällen und Insulinresistenz, weil der Blutzuckerspiegel nicht mehr reguliert werden kann. Chrom wirkt dem instabilen Blutzuckerspiegel des Arousal-Typs entgegen. Ein niedriger Blutzuckerspiegel kann natürlich auch andere Ursachen haben als Chrommangel, wie z. B. eine kranke Bauchspeicheldrüse oder eine falsche Ernährung. Aber ohne Chrom geht in puncto Blutzuckerspiegel nichts.[33]

1/60 Millionstel Gramm (!) Chrom pro Tag in der Nahrungsaufnahme wird von Stoffwechselexperten gerade noch als ausreichend angesehen. Die Deutsche Gesellschaft für Ernährung (DGE) empfiehlt eine Zufuhr von 50 µg/Tag als zeitweilige Nahrungsergänzung. Wer jedoch unter akuten Heißhungerattacken leidet und entsprechend viele Süßigkeiten verzehrt, muss wissen, dass durch den hohen Konsum von Zucker sehr viel mehr Chrom verbraucht wird als

„normal“ oder von der Natur vorgesehen. Das Gleiche gilt, wenn untrainierte Menschen beginnen, Sport zu treiben – dann wird ebenfalls sehr viel Chrom verbraucht, was dazu führen kann, dass man sich plötzlich zu schlapp fühlt, um weiter zu trainieren – ein unerwünschter Effekt, der durchaus vermieden werden kann. Auch Stress und Infektionskrankheiten fördern einen erhöhten Chromverbrauch bzw. eine erhöhte Chromausscheidung.

Chrom ist in Bierhefe, Vollkornprodukten, in Samen, Kernen, Naturreis, Rosinen, schwarzem Pfeffer, Pilzen, Artischocken, Spargel, Pflaumen, Fleisch, Nüssen enthalten. Wer sich den obigen Vorschlägen entsprechend ernährt, kann also genügend Chrom mit der Nahrung zu sich nehmen. Dennoch sollte während der Zeit der Ernährungsumstellung auf jeden Fall Chrom als Nahrungsergänzungsmittel zu sich genommen werden, weil eine genügend hohe Chromzufuhr nicht gewährleistet ist, solange jemand zu viele Süßigkeiten zu sich nimmt. Günstig ist am Anfang eine Chromzufuhr von 50–100 µg am Tag.

Der Arousal-Typ braucht zudem alle Vitamine und Spurenelemente, die zum Aufbau der verschiedenen Transmitter im Gehirn notwendig sind.

a. Für den Serotoninaufbau: Vitamin B1, Vitamin B6, Vitamin B12 und Folsäure,
b. für den Dopaminaufbau: Vitamin B6 und Magnesium,
c. für den Aufbau von Noradrenalin aus Dopamin: zusätzlich Vitamin C.

Die empfohlenen Mengenangaben für die einzelnen Vitamine, Mineralstoffe und Spurenelemente schwanken von Expertenrat zu Expertenrat und von Land zu Land. Meist schadet jedoch eine Unterdosierung sehr viel mehr als eine Überdosierung.

Als oberer sicherer Bereich für die zusätzliche, dauerhafte Einnahme von Vitamin- und Mineralstoffergänzungen, unabhängig von der zugeführten Nahrung gilt derzeit für alle Menschen:

Vitamin B1 (Thiamin) 100 mg
Vitamin B6 (Pyridoxin) 200 mg
Vitamin B12 (Kobalamin) 500 µg
Vitamin B9 (Folsäure) 600 µg
Vitamin B3 (Niacin) 450 mg
Vitamin C 2000 mg (= 2 g)
Chrom 200 µg
Magnesium 350 mg
Kalzium 1500 mg.

Magnesium und Kalzium gibt es als Brausetabletten, sie sollten allerdings nicht gleichzeitig eingenommen werden.[34]

Im Rahmen einer gesunden Ernährung genügt ein handelsübliches Ergänzungspräparat. Dies gilt ganz besonders für Vitamin C und Niacin (Vitamin B3). Wer sich nicht sicher ist, ob er regelmäßig alle diese Vitamine, Mineralstoffe und Spurenelemente über die tägliche Nahrung aufnehmen kann, sollte zu guten Nahrungsergänzungsmitteln greifen.

Um zu gewährleisten, dass dem Körper genügend Niacin zugeführt wird, sollte man, solange man unter Heißhungerattacken leidet, auf jeden Fall ein Präparat mit einem Vitamin-B-Komplex einnehmen.

Über geeignete Produkte lassen Sie sich am besten in der Apotheke ausführlich beraten.

Die günstige Ernährung für den Satiation-Menschen

Der Satiation-Typ ist der „langsame Verbrenner" von Kohlenhydraten. Er hat einen niedrigen Level von Kalium im Verhältnis zu Kalzium.[35] Auch hier gilt: Gemessen an standardisierten medizinischen Werten muss weder der absolute Level von Kalium noch der von Kalzium zu niedrig oder zu hoch sein. Entscheidend ist das spezifische Verhältnis der beiden Mineralstoffe zueinander, die Balance. Um sein charakteristisches Ungleichgewicht nicht weiter zu verschlechtern, muss der Satiation-Typ auf eine Ernährung achten, die das Verhältnis von Kalium zu Kalzium innerhalb der Zellen verbessert oder zumindest stabil hält. Daher sind die besonders kalziumreichen Mahlzeiten, die dem Arousal-Menschen helfen, für ihn nicht günstig (auch wenn er natürlich ebenfalls Kalzium braucht).

Und gerade hierin liegt seine Gefährdung. Aufgrund seiner nicht so gut funktionierenden Nebennierenrinde nimmt der Satiation-Mensch immer unbewusst an, dass er Energie braucht, um die Aufgaben, die ihn herausfordern, bewältigen zu können. Während der Arousal-Mensch, der sich nach Kohlenhydraten sehnt, stets das Gefühl hat, genug bis zu viel Energie zu haben, meint der Satiation-Mensch, er sei irgendwie zu schwach und schlapp – und folgert: „Ich muss eben etwas essen.“ Sehr häufig wählt er jedoch unbewusst die falschen Lebensmittel.

Da sowohl der Dopamin- als auch der Serotoninspiegel zu niedrig sind, möchte der Satiation-Mensch Zucker, um den Mangel an Serotonin auszugleichen, und sucht Fett und Eiweiß für die Energie und den Aufbau von Dopamin. Er bevorzugt daher kalziumreiche Milchprodukte, die aber sein Problem sogar verschlimmern – und meidet unbewusst die kaliumreichen Lebensmittel, die in allen naturbelassenen Lebensmitteln, insbesondere in pflanzlicher Kost wie Obst, Salat, Rohkost, Gemüse und Vollkornprodukten vorhanden sind. Dies sind allerdings die Lebensmittel, die ihm helfen könnten. In sämtlichen verfeinerten Lebensmitteln, die schnell Energie „geben“, sind die nährstoffreichen Anteile hingegen abgetrennt, und mit dem Verarbeitungsprozess ist auch viel Kalium verloren gegangen. Insofern verschlimmert sich also das Problem des Satiation-Typs, wenn dieser den ganzen Tag, um seinen Mangel an Energie auszugleichen, „vor sich hin nascht“ und dabei Brötchen und Süßigkeiten knabbert.

Kalium beeinflusst wie Kalzium auch die Grundstimmung, in der ein Mensch lebt. Es wirkt nicht nur auf den Kohlehydratstoffwechsel, es ist zusammen mit Phosphor auch dafür zuständig, dass die Gehirnzellen genügend Glukose als Energie erhalten. Eine ausreichende Versorgung mit Kalium steuert auf diesem Wege dem Hunger nach Süßigkeiten entgegen.

Der Satiation-Typ, der tendenziell weniger zum Unterzucker neigt als der Arousal-Mensch, hat einen eher gleichmäßigen Energielevel, sprich eine gleichmäßig niedrige Energie, weshalb er schön regelmäßig isst ... und regelmäßig ein bisschen zu viel.

Da Satiation-Menschen Energie relativ langsam verbrennen, kommen sie auch mit wenig Essen relativ lange aus. Für den Satiation-Typ genügen im Grunde drei Mahlzeiten oder sogar nur zwei plus eine kleine Zwischenmahlzeit.

Häufig und fälschlicherweise trinken sie am Tag eine Tasse Kaffee nach der anderen, um trotz ihres Energiemangels wach zu bleiben und durchzuhalten.

Der Satiation-Mensch sollte in einem sehr ausgewogenen Maße Kohlenhydrate und Eiweiß essen, denn er muss schließlich sowohl Serotonin als auch Dopamin aufbauen. Wenn er zuviel Eiweiss isst, baut er zuviel Dopamin auf, was zur Gier auf Süßigkeiten führt, wenn er zuviel Kohlenhydrate isst, hat er zuviel Serotonin im Verhältnis zu Dopamin aufgebaut, was zu einem vermehrten Bedarf an Steak, Eiern, Tofu, Würstchen ... etc. führt.

Er sollte zu jeder Mahlzeit etwas Protein essen, um zu garantieren, dass er über genügend Protein zum Aufbau von Serotonin (Tryptophan) und Dopamin (Tyrosin) verfügt, also etwas Fisch, etwas Käse, aber wesentlich weniger als der Arousal-Mensch.

Obwohl er Stärke insgesamt besser verträgt als der Arousal-

Mensch, ist es auch für ihn wesentlich günstiger, allzu viele stärkehaltige Kohlenhydrate zu meiden.

Aufgrund seiner Stoffwechselkonstitution ist der Satiation-Mensch tatsächlich der „Low-Fat-Typ", weshalb er mit Fett und Öl sehr viel vorsichtiger umgehen sollte als der Arousal-Mensch – und das, obwohl er sich eigentlich nach Fett sehnt, weil es ihm „hilft", sich kurzfristig besser zu fühlen. Langfristig ist eine fettarme Ernährung aus Gemüse und Vollkornprodukten jedoch hilfreicher für ihn, er hat dann auch sehr viel mehr Energie zur Verfügung. Höchstens ein Viertel seiner täglichen Kalorien sollte aus Fetten und Ölen stammen. Die für den Satiation-Mensch günstige Ernährungsumstellung beginnt also mit einem Mehr an kaliumreichen Lebensmitteln und einem Weniger an Milchprodukten und kalziumreichen Lebensmitteln.

Leidet ein Arousal-Mensch unter Adrenal Fatigue, so gelten für ihn im Prinzip dieselben Ernährungsmaßstäbe wie für den Satiation-Menschen.

Günstige Lebensmittel für den Satiation-Menschen

Gemüse

Alfalfasprossen, Ampfer, Artischocken, Avocado, Bambussprossen, Blattsalat (alle Sorten), Blumenkohl, Brokkoli, Brunnenkresse, Champignons, Chinakohl, Fenchel, Frühlingszwiebeln, Grünkohl, Gurken, Kartoffeln, Knoblauch, Kohl, alle Sorten, Kohlrabi, Mangold, Okra, Oliven, Paprika, Pilze, Porree, Radieschen, Rosenkohl, Rotkohl, Salatgurken, Sauerkraut, Schalotten, Spargel, Spinat, Spitzkohl, Staudensellerie, Tomaten, Zwiebeln.

Besonders günstig für den Satiation-Menschen sind folgende, sehr *kalium*reiche Gemüsesorten: Avocado, Brokkoli, Sellerie, Kartoffeln, Kohl, Salat, Spargel.

Hülsenfrüchte

Butterbohnen, Grüne Bohnen, Kidneybohnen, Pintobohnen, Sojabohnen, Schwarze Bohnen, Wachsbohnen, Wachtelbohnen, Weiße Bohnen.

Hülsenfrüchte enthalten viel Kalium, daher sind sie auch für den Satiation-Menschen günstig. Aber sie enthalten auch viel Eiweiss, daher sollte er sie mit stärkearmen Gemüse kombinieren, damit es nicht zu einer Überproduktion von Dopamin im Verhältnis zu Serotonin kommt.

Obst

Generell alle Obstsorten.

Gewürze und Gewürzkräuter

Apfelessig, Bierhefe, Biobin, Essig, Fleisch- und Gemüsebrühe), Ingwer, Kardamon, Koriandersamen, Kreuzkümmel, Kümmel, Kurkuma, Muskatnuss, Nelken, Paprikagewürz, Pfeffer, Piment, Safran, Senf, Speisesalz, Tabasco-Sauce, Wacholderbeeren, Zimt, Zitronengras.

Basilikum, Dill, Estragon, Kerbel, Koriander, Majoran, Minze, Oregano, Petersilie, Pimpinelle, Rosmarin, Salbei, Schnittlauch, Thymian, Zitronenmelisse.

Nüsse und Samen

Sämtliche Nüsse und Samen:

Leinsamen, Pinienkerne, Walnüsse, Haselnüsse, Erdnüsse, Sonnenblumenkerne etc.

Der Satiation-Mensch sollte, wenn er merkt, dass er sich nach gesalzenen Nüssen sehnt, immer erst ein Glas Wasser mit einem halben Teelöffel Salz trinken, um sicherzustellen, dass er nicht zu viele Nüsse „nascht“, weil er in Wirklichkeit Salz braucht.

Nüsse und Samen, sofern im ungesalzenen Zustand, sind ein ausgezeichnetes Mittel, den Blutzuckerspiegel zu stabilisieren und sich die richtigen Fette zuzuführen. Nüsse, Samen und vor allem Leinsamen enthalten hochwirksame Omega-3-Fettsäuren. Sie sind proteinreich und daher eine ideale Fett- wie Eiweißquelle, sie enthalten aber auch genügend Stärke, so dass es nicht zu einer Überstimulierung kommt.

Stärke

Die folgenden Kohlenhydrate sind zwar prinzipiell wegen ihres niedrigen glykämischen Index günstig, und der Satiation-Mensch kann ohnehin besser mit stärkehaltigen Kohlenhydraten umgehen als der Arousal-Mensch.

Dennoch muss er – besonders wenn er unter Gewichtsproblemen leidet – aufpassen, dass er nicht ständig seinen Insulinspiegel mit zu viel Stärke steigert. Er sollte daher immer stärkehaltige Lebensmittel mit nicht stärkehaltigen Lebensmitteln, wie die hier genannten Gemüsesorten, kombinieren. Und er sollte immer stärkehaltige Kohlenhydrate zusammen mit Protein essen – mehr Hähnchen als Reis zum Mittag.

Brot

Pumpernickel, Roggenbrot mit Natursauerteig, Roggenbrötchen mit Natursauerteig, Schrotbrot.

Getreide

Amaranth, Buchweizen, Dinkel, Gerste, Hirse, Quinoa, Roggen, Hafer, selten: Weizen.

Der Satiation-Mensch kann durchaus sein Müsli essen, für ihn ist rohes Getreide nicht im selben Maße gefährlich wie für den Arousal-Menschen. Dennoch gilt natürlich auch für ihn, dass Phytinsäure negative Auswirkungen auf ihn hat. Auch sein Kalziumpegel wird von Phytinsäure angegriffen, und auch er braucht natürlich Kalzium.

Reis

Brauner Reis, Vollkornreis, Wildreis, Basmati-Reis.[36]

Teigwaren

Pasta aus Hartweizen, Vollkornnudeln, selten: Eiernudeln.

Lange nahm man fälschlicherweise an, Pasta hätte einen sehr hohen glykämischen Index. Inzwischen weiß man, dass dem nicht so ist. Der Satiation-Mensch kann Pasta mit sehr wenig Fett und viel Gemüse kombinieren. Für ihn sind tatsächlich die Spaghetti mit Tomatensauce eine gesunde Mahlzeit, wenn er – wegen des Proteins – ein klein wenig Parmesankäse hinzufügt. Spaghetti mit Olivenöl oder fetter Sahnesauce ist nicht gesund für ihn.

Milchprodukte

Generell sind Milchprodukte aufgrund ihres hohen Kalziumgehalts für den Satiation-Menschen nicht so günstig wie für den Arousal-Menschen. Er muss sie nicht krampfhaft meiden, aber er sollte vorsichtig mit ihnen umgehen. Wenn er grünes Blattgemüse isst, bekommt er automatisch genügend Kalzium.

Auch für ihn gilt, dass manche Milchprodukte so viel Milchzucker (Laktose) enthalten, dass sie starke Blutzuckerschwankungen auslösen können.

Günstige Milchprodukte sind Butterkäse, Edamer, Emmentaler Käse, Feta, Gorgonzola, Gouda, Hartkäse, Kochkäse, Limburger, Mozzarella, Parmesan, Quark, Romadur, Roquefort, Schafskäse, Tilsiter, Ziegenfrischkäse, Ziegenkäse.

In Maßen: Joghurt natur, Milch, Hüttenkäse (enthält aber relativ viel Milchzucker).

Soya-Produkte

Alle Soya-Produkte können in Maßen verzehrt werden.

Fisch/Meeresfrüchte

Aal, Austern, Blaufisch, Dorade, Engelfisch, Flunder, Forelle, Goldmakrele, Hecht, Heilbutt, Hering, Hummer, Kabeljau, Kammmuscheln, Krabben, Lachs, Makrele, Muscheln, Sardinen, Schellfisch, Thunfisch, Tintenfisch, Wolfsbarsch, Zackenbarsch.

Fisch ist generell günstig, da er reich an Omega-3-Fettsäuren ist. Dies gilt auch für fetten Fisch, denn die Fette, die aus Fisch gewonnen werden, sind gesund. Dick machen alle gesättigten und Transfette (siehe oben). Man sollte lieber etwas weniger Fisch essen, als fetten Fisch gänzlich zu meiden. Je öfter Fisch auf dem Speiseplan steht, desto besser.

Fleisch

Kalb, Kaninchen, Hase, Lamm, Reh/Hirsch, Wildschwein.

Geflügel

Ente, Fasan, Gans, Huhn, Pute, Rebhuhn, Wachtel.

Eier

Wer Eier mag, kann sie in Maßen essen. Doch möglichst immer in Kombination mit genügend Gemüse oder Pilzen und etwas Kohlenhydraten.

Öle/Fette

Der Satiation-Typ sollte stets sehr, sehr sparsam mit Fett umgehen.

Günstige Öle: Hanfsamenöl, Leinöl, Rapsöl, Walnussöl.

Diese Öle sind jedoch nicht besonders geeignet zum Kochen, denn mehrfach ungesättigte Fettsäuren degenerieren unter dem Einfluss von Hitze und fördern dadurch die Bildung freier Radikale. Zum Kochen geeignet und empfehlenswert sind einfach ungesättigte Fettsäuren wie Olivenöl, aber auch gesättigte Fette wie Butter (diese allerdings nur in geringen Mengen!).

Getränke
Gemüsesaft, Mineralwasser, alle Frucht- und Kräutertees, grüner Tee. Es sollten, wie mehrfach erwähnt mindestens 3 Liter am Tag getrunken werden!

Bei einer Erschöpfung der Nebennierenrinde bedarf es also unbedingt eines genauen Plans, wie der Dehydrierung des Körpers entgegengewirkt werden kann. Der Satiation-Mensch sollte den ganzen Tag über ein Wasserglas oder eine Wasserflasche in Griffweite haben, um das Trinken nicht zu vergessen. Er sollte diesem Wasser immer gerade so viel Salz hinzufügen, dass er es noch angenehm findet, das Wasser zu trinken (siehe oben). Dies wirkt bei ihm der Dehydrierung entgegen, und dies ist für ihn besonders notwendig, denn Dehydrierung trägt in seinem Falle zweifellos zu Übergewicht bei, weil der Satiation-Körper dazu tendiert, Hunger und Durst zu verwechseln. Häufig essen Menschen, wenn sie eigentlich Durst haben, oder sie wollen einen Hamburger oder ein Würstchen und meinen aber eigentlich „Salz". Dehydrierung bedeutet enormen Stress für den Körper, weshalb sich die Symptome des Satiation-Typs noch verstärken.

Bei Adrenal Fatigue gilt, und zwar in erhöhtem Maße, was über Cola, Kaffee und süßstoffhaltige Diätgetränke gesagt wurde. Alles, was zu einer weiteren Dehydrierung beiträgt und Hungergefühle anregt, ist gefährlich.

Ungünstige Lebensmittel für den Satiation-Menschen

Brot und Knabberkram
Laugengebäck, Biskuitkuchen, Cornflakes, Graham Cracker, Croissant, Hamburger, Kartoffelchips, Knäckebrot, Knuspermüsli, Cracker, Kuchen, Tortilla-Chips, Pita-Brot, Popcorn, Puffweizen, Roggencrisps, so genannte Vollkornbrötchen, die innen weiß oder mit Malzsirup gefärbt sind, Waffeln, Weißbrot, Brötchen, Pizza etc.

Reis

Parboild- und Puffreis, weißer Reis, Reis-Crispies, Reiskuchen, Reiswaffeln.

Milchprodukte

Der Satiation-Mensch kann im Prinzip alle Milchprodukte essen, aber: Er sollte auf einen möglichst niedrigen Fettgehalt achten und zweitens nur sehr wenige seiner täglichen Kalorien aus Milchprodukten beziehen, da sie die Balance zwischen zu viel Kalzium und zu wenig Kalium zu seinen Ungunsten verschlechtern können.

Fleisch

Schweine- und Rinderfleisch.

Obst

Generell kann der Satiation-Mensch alle Obstsorten essen – wenn er merkt, dass sein Blutzuckerspiegel dies verträgt.

Wenn er merkt, dass er nach dem Genuss von Obst Heißhungerattacken bekommt, sollte er sich an die Liste für den Arousal-Menschen halten.

Gemüse

Letztlich sind auch für ihn alle sehr stärkehaltigen Gemüsesorten nicht so günstig, er kann sie aber in Maßen essen.

Auberginen, Broccoli, Möhren, Kichererbsen, Kürbis, Mais, Pastinaken, Rüben, Schwarzwurzel, Süßkartoffeln, Wurzelgemüse, Yam, Zuckerrüben.

Öle/Fette

Meiden Sie möglichst alle Fette, die zu viele Omega-6-Fettsäuren oder gesättigte Fettsäuren enthalten wie

Maisöl, Färberdistelöl, Sonnenblumenöl, Erdnussöl, Schweineschmalz, Bratenfett, Margarine, Butter (höchstens zum Kochen und dann nur sehr wenig), Palmöl, Kokosöl.

Getränke

Diätgetränke

Hier gilt das, was bereits in der Liste für den Arousal-Menschen geschrieben wurde.

Alkohol

Bier, Cocktails, Liköre, Wein, Sekt, Schnaps.

Wenn man eingeladen ist oder ausgehen möchte, kann man durchaus ein zwei Gläser trockenen Weiß- oder Rotweines trinken. Von Cocktails sollte man jedoch in jedem Fall absehen, da sie nicht nur besonders viel Alkohol enthalten, sondern auch sehr viel Zucker. Je süßer ein alkoholhaltiges Getränk schmeckt, desto gefährlicher ist es, weil zwei Stimulantia für die Belohnungsreaktion des Gehirnes kombiniert werden: der Geschmack „süß" und der Alkohol.

Sonstige

Fruchtsäfte, Kaffee (1 – 2 Tassen am Tag sind okay), Kakao, schwarzer Tee.

Der Satiation-Mensch kann Gemüsesäfte wie Tomatensaft oder Möhrensaft in Maßen trinken.

Äußerst zuckerhaltige und daher ungünstige Lebensmittel

Ahornsirup, Apfeldicksaft, Birchermüsli, Birnendicksaft, Bonbons, Eiskrem, Fruchtgummi, Honig, Joghurt mit Süßstoff oder süßen Früchten, Ketchup, Limonade, Marmelade, Marzipan, Nutella, Schokolade usw.

Ahornsirup, Apfel- und Birnendicksaft gelten häufig als gesunde Alternative zum Zucker. Tatsächlich sind sie gesünder, aber die

Bauchspeicheldrüse reizen sie trotzdem. Wegen des süßen Geschmacks wirken sie belohnend und provozieren eine Beta-Endorphin-Ausschüttung. Insofern sind sie keineswegs besser oder günstiger als Zucker.

Zucker und Süßstoff

Süßstoffe sind noch schlimmer als Zucker. Denn sie konditionieren das Gehirn auf das Bedürfnis nach Zucker und erzeugen künstlich Hunger (vgl. *Diätgetränke*). Daher ist es äußerst ratsam, die Etiketten genau zu lesen. Letztlich sind alle Zuckerformen problematisch, mögen sie sich auch noch so gekonnt hinter Namen verstecken wie

Dextrose, Maltose, Saccharose, Glukosesirup, Malzsirup, Malzzucker, Melasse, Milchzucker, Streuzucker, Traubenzucker, Corn Syrup.

Regelrecht lebensgefährlich sind auch für den Satiation-Menschen industriell hergestellte Zuckerformen wie „High Fructose corn syrup (siehe oben).

Grundsätzlich gilt: Sämtliche Lebensmittel im möglichst naturbelassenen Zustand kaufen!

Fertiggerichte

Insgesamt sind alle vorgebackenen Gerichte wie Kuchen, Pizza etc. zum Wiederaufwärmen und Aufbacken schädlich.

Nahrungsergänzungsmittel für den Satiation-Typ

Der Satiation-Mensch profitiert von den gleichen Nahrungsergänzungsmitteln wie der Arousal-Mensch, da ja auch er alle Mineralstoffe, Spurenelemente und Vitamine braucht, um die entsprechenden Transmitter im Gehirn aufbauen zu können. Selbstverständlich sollte er auf die Einnahme von Kalzium als Nahrungsergänzung verzichten – mit einer Ausnahme: Es kann sein, dass er, absolut gesehen, zu wenig Kalzium hat, obwohl er relativ zum Kalium zu viel davon besitzt. Dann gilt es, vorsichtig zu dosieren und noch verstärkt auf eine besonders kaliumreiche Ernährung zu achten.

Kalium kann der Körper bei einer gesunden Ernährung problemlos aufnehmen und speichern. Kalium sollte immer nur gemeinsam mit Natrium ersetzt werden, sonst sorgt eine erhöhte Kaliumzufuhr dafür, dass sich das Verhältnis von Kalium zu Kalzium *verschlechtert* (vgl. *Salz*, *Kalium*, *Natrium*).

Für den Satiation-Menschen empfiehlt es sich zudem, vor allem auf ausreichend Vitamin C zu achten.

Vitamin C, der Regulator des Zellstoffwechsels, ist unter anderem das Nährsubstrat für die Funktion der Nebenniere. Diese braucht es zur Aktivierung der Cortisolproduktion. Das von der Nebenniere produzierte Cortisol dient der Mobilisierung von Glukose und Fettsäuren in der jeweils benötigten Menge.

Ohne Vitamin C verschärfen sich alle Probleme einer erschöpften Nebenniere erheblich, denn auch im Gehirn ist Vitamin C entscheidend, und zwar für die Produktion des Transmitters Noradrenalin. Wenn Vitamin C fehlt, wird die ohnehin geringfügige Produktion von Noradrenalin aus Dopamin noch weiter vermindert ...

Aufgrund der Unterfunktion seiner Nebennierenrinde sollte der Satiation-Mensch daher stets zusätzlich Vitamin C einnehmen und durch Ausprobieren herausfinden, welche Dosis gut für ihn ist. Zu viel Vitamin C kann zu Durchfall führen, jedoch meist erst bei der sehr hohen Dosis von ca. 3 Gramm pro Tag. 1 – 2 Gramm Vitamin C über den Tag verteilt, zusätzlich zu einer gesunden Ernährung, ist für einen Satiation-Menschen in jedem Fall eine optimale Entscheidung.

Fazit – Das Fundament und das Haus

Das Überlebenssystem „Hunger und Sättigung“ kann zu Suchtverhalten beitragen, wenn die falschen Lebensmittel gewählt werden. Daher ist es so etwas wie das stützende Fundament des Hauses.

Ich habe in den Kapiteln über die Ernährung des Satiation- und Arousal-Menschen bewusst auf Mengenangaben für die einzelnen Makronährstoffe (also Kohlenhydrate, Fette und Eiweiß) verzichtet. Es gilt, die gegebenen Informationen in das eigene Leben zu integrieren und langfristig die richtige Tendenz einzuhalten. Wenn Sie bei jeder Mahlzeit angstvoll auf Ihren Teller starren, ob nun das entsprechende Mengenverhältnis exakt eingehalten wurde, erzeugt das nur noch mehr Stress – und führt unter Umständen letztlich zur Verweigerung–, als wenn Sie entspannt essen und vielleicht mal ein etwas „ungünstigeres“ Verhältnis gewählt haben. Die Liste ist eine Orientierungshilfe für Ihr Leben, sie sollte nicht zu weiteren Einschränkungen führen.

Nach der Veröffentlichung von „Zucker und Bulimie“ erhielt ich viele Briefe von Menschen, denen es mit einer Ernährungsumstellung erheblich besser ging. Einige allerdings zeigten sich enttäuscht, weil sie dennoch wieder Heißhungerattacken erlebten – wenn auch seltener. Sie hatten von sich verlangt, es müsse alles von einem Tag auf den anderen funktionieren, spätestens aber nach zwei oder drei Tagen …

Wenn Sie dieses Buch sinnvoll für sich nutzen möchten, geben Sie sich eine Chance:

Erstens braucht eine Nahrungsumstellung Zeit, das Gehirn und der Körper müssen regelrecht „umlernen“. Wer hofft, die Liste durchgehen zu können, und alle Probleme seien binnen eines Tages gelöst, wird enttäuscht werden. Sie brauchen mehrere Wochen oder Monate, aber wenn Sie sich diese Zeit zugestehen, erleben Sie die Ergebnisse, die Sie sich wünschen.

Zweitens: Das System „Hunger und Sättigung“ ist nicht allein ausschlaggebend. Selbst bei einer optimalen Ernährung kann der Verbrauch von Serotonin durch Stress in den anderen Systemen so groß werden, dass die Nachproduktion nicht ausreicht – egal, wie viele Serotonin erzeugende Lebensmittel man isst. Die Serotoninproduktion wird im Gehirn mittels eines bestimmten Enzyms limitiert. Dies ist eines der Elemente der chemischen Baseline. Der geschwindigkeitslimitierende Schritt bei der Umwandlung von Tryptophan zu Serotonin ist das Enzym Tryptophanhydrolase (bzw. Tryptophanhydroxylase). Dieses Enzym bestimmt zusammen mit dem zur Verfügung stehenden Tryptophan im Körper wie viel Serotonin im Gehirn überhaupt aufgebaut werden kann. Es wird nur in dem Maße Serotonin aufgebaut, wie dieses Enzym zur Verfügung steht – der Rest des Tryptophans wird dann für andere Aufgaben verbraucht oder ungenutzt ausgeschieden. Erst nach einer recht langen Zeit – einigen Wochen, manchmal einigen Monate – der Veränderung im System „Sicherheit“ plus optimaler Ernährung nimmt auch die Produktion von Tryptophanhydroxylase im Gehirn zu, und es kann wieder mehr Serotonin produziert und ausgeschüttet werden.

Bleiben Sie aber unter Ihren Möglichkeiten der Serotoninproduktion, weil Sie sich falsch ernähren, hilft richtige Ernährung recht schnell. Das heißt, relativ schnell steht Ihnen mehr Serotonin zur Verfügung. Typgerechte Ernährung kann Ihnen helfen, denn Ernährung ist, wenn auch nicht allein ausschlaggebend, so doch entscheidend.

Mit anderen Worten: Ernährung ist so etwas wie das Fundament eines Hauses. Dieses Fundament ist zwar noch nicht das Haus, aber ohne Fundament lässt sich kein Haus bauen. Wenn Sie also Ihr Haus bauen möchten, beginnen Sie damit, das Fundament zu gießen. Gießen Sie es nicht an einem Tag, gießen Sie Schicht um Schicht. Sie haben Zeit.

Genießen Sie Ihren Veränderungsprozess.

8. Kapitel
Die Praxis – Schritt für Schritt aus der Sucht aussteigen ...

Einen Teil dieses Buches schrieb ich in Orlando, Florida/USA. In Orlando, wie wahrscheinlich in jeder US-amerikanischen Stadt, ist es schwer, ein Produkt zu kaufen, das naturbelassen ist. Wenn ich mir morgens einen Apfel kaufe, ist er teurer als das Toastbrot (vollkommen aussichtslos, in meinem Hotel ein Vollkornbrot zu bekommen). Vor mir steht ein Drink, ein „Grüner Tee Drink". Er wird als „Healthy Refreshment", also als „gesundes Erfrischungsgetränk" angeboten, und deshalb enthält er auch keinen Zucker, dafür aber „Corn Syrup" ... Orlando ist voller schwer übergewichtiger Menschen, die erschöpft und verschwitzt in den Restaurants sitzen und Kaffee, Cola, Eis, Donuts, Muffins, gezuckerte Pizza mit gezuckertem Schinken und gesüßte Hotdogs essen. Sie tun es nicht mit Genuss – alle Produkte schmecken etwa gleich –, jeder von ihnen tun es mit der Verzweiflung desjenigen, der einer furchtbaren Übermacht hilflos ausgeliefert ist.

In diesem Buch geht es um Freiheit: Die Freiheit, in einen mit Süßigkeiten voll gestopften Raum zu kommen, und sich davon nicht beirren zu lassen, im Gegenteil, es ist einem absolut egal ... Die Freiheit, durch ein US-amerikanisches Restaurant zu gehen, in dem der süße Nachtisch im Preis fürs Hauptgericht inbegriffen ist, und diesen Nachtisch trotzdem liegen zu lassen ... Die Freiheit, tatsächlich nur das in den Mund zu stecken, was man in den Mund stecken möchte, und es zu genießen ...

Die meisten Menschen wissen viel über gesunde Ernährung, aber sie praktizieren sie nicht, und zwar deshalb, weil sie nach bestimmten Nahrungsmitteln süchtig sind. Der Arousal-Mensch isst Teig,

Brot, Süßigkeiten und Nudeln, um dem Gefühl zu entgehen, das durch einen niedrigen Serotoninspiegel vermittelt wird: Depression, Selbstunwert, Selbsthass, Schuld, Scham, unmotivierte Aggressionen. Der Satiation-Mensch möchte vor allem dem durch einen niedrigen Dopamin- und niedrigen Serotoninspiegel ausgelösten Gefühl von Ohnmacht und Hilflosigkeit entrinnen, er möchte sich die Energie eressen, die ihm fehlt.

Solange man süchtig ist, ist man nicht frei. Der Anblick eines Nahrungsmittels löst bereits das Begehren aus, und die Angst vor der eigenen Sehnsucht verhindert mitunter, dass man zu Partys geht oder Einladungen annimmt, weil es dort irgendetwas zu essen geben könnte, das die Gier wieder weckt. Der Konflikt zwischen bewusster Erkenntnis und faktischem Handeln kann zur Verzweiflung treiben und sinnlose Kontrollversuche auslösen.

Die Freiheit kommt von innen. Ist die biochemische Konfiguration des Gehirns und des Körpers erst einmal verändert, ist einem das Mittel, sie entsprechend zu manipulieren, egal. Die Außenwelt kann man nicht unter Kontrolle bekommen, schon gar nicht in einem Land wie den USA, in welchem für viele Menschen die Ernährungssituation völlig außer Kontrolle geraten ist.

Wenn Menschen süchtig nach einer Droge werden, sei es Alkohol, sei es Zucker, seien es Zigaretten oder irgendeine andere Droge, dann aus zwei Gründen. Erstens: Es besteht ein faktischer Mangel in einem der drei Überlebenssysteme – dieser Mangel erzeugt Stress – und der Stress erzeugt die Sucht. Der Mangel kann in der Handlungsweise des einzelnen Menschen begründet oder von der Gesellschaft, in welcher er lebt, beeinflusst sein. Wer keine Ausbildung, keine Krankenversicherung und/oder kein Obdach hat, der lebt fraglos ein Leben im Mangel, und der daraus resultierende Stress vermindert seinen Serotoninspiegel ebenso sicher. Je ärmer und ungebildeter ein Mensch, desto höher ist die Wahrscheinlichkeit, dass er aus biochemischen Gründen nach irgendetwas süchtig wird.

Und selbst Menschen, die den wie auch immer gearteten Mangel längst behoben haben, können oftmals das erlösende Gefühl des „Ich hab' es!" nicht erlangen oder nicht zulassen – und so bleibt die Motivation, dieses Gefühl „künstlich" zu erreichen, bestehen. Das bedeutet, das erlösende Gefühl wird nicht aktiv gesucht, und wenn es da ist, nicht wahrgenommen. Der Betroffene macht so lange weiter, bis alles vorhandene Dopamin aufgebraucht ist – oder ein anderer Prozess interveniert.[1] Das bedeutet, irgendein Ereignis von außen stoppt ihn, aber er selbst hat auf sein Verhalten keinen Einfluss mehr.

Und das bestimmt das Essverhalten.

Sucht endet, wenn der Mangel nachhaltig behoben und das Gefühl, verbunden mit dem Gedanken des „Ich hab' es!" aktiv erzielt und wahrgenommen wird.

Im ersten Falle gilt es, den faktischen Mangel zu erkennen und zu beheben, im zweiten Falle besteht die Lösung darin, die Wahrnehmung des „Ich hab' es!" zu trainieren, das heißt, dem Gehirn den biochemischen Zustand der Erlösung beizubringen. Beide Probleme können auch miteinander kombiniert sein, dann muss beides gleichzeitig trainiert werden.

1. Teil: Ernährungsumstellung

Test

Dieser Test soll Ihnen helfen festzustellen, ob Sie der Arousal- oder der Satiation-Typ sind – falls Sie es nicht schon beim Lesen erkannt haben.

Bitte beantworten Sie die folgenden Fragen mit „Ja" oder „Nein", und notieren Sie unter jedem Teil, wie viele „Ja"-Antworten Sie gegeben haben.

I

a. Ist die Gier auf Süßes Ihr größtes Problem?
b. Sind Süßigkeiten wie Schokolade, Pralinés, Schokoriegel Ihre Schwäche?
c. Haben Sie ausgeprägte Heißhungerattacken, oder essen Sie zwanghaft, wenn Sie verschiedenen Stressoren bzw. Aufregungen ausgesetzt sind wie Einsamkeit, Langeweile, Ärger, Glück. (Der Begriff „Glück" mag überraschen – aber auch glückliche Ereignisse können für manche Menschen so überstimulierend sein, dass sie in der Folge unter Heißhungerattacken leiden.)
d. Leiden Sie unter →Binge Eating? Oder essen Sie manchmal so viel, dass Sie erbrechen bzw. sich nicht mehr richtig bewegen können?
e. Gibt es in Ihrer Familie Erkrankungen wie Depressionen, Alkoholismus oder PMS (Prämenstruelles Syndrom)?
f. Fühlen Sie sich schnell deprimiert? Leiden Sie unter Stimmungsschwankungen und sind reizbar?
g. Sind Sie depressiv, leiden Sie unter PMS oder Winterdepression (SAD), leiden Sie unter Migräne?

II

a. Bevorzugen Sie salzige und süße Nahrungsmittel, z.B. Brot, Pizza, Kuchen, Chips, häufig in Kombination mit eiweißreichen Nahrungsmitteln wie Würstchen, Steak, Käse (bzw. unmittelbar vor oder nach eiweißreichen Mahlzeiten)?
b. Genießen Sie das Leben nicht? Sind sie generell ein Mensch, der sich eher „down" fühlt oder niedergedrückt ist?
c. Haben Sie eine Suchtstruktur? Brauchen Sie Drogen, um Ihre Stimmung zu verbessern oder Ihre Probleme zu vergessen?
d. Sind Sie leicht abgelenkt? Haben Sie Schwierigkeit mit Motivation oder Konzentration?
e. Leiden Sie unter sexueller Unlust?

f. Haben Sie einen sehr großen Appetit? Fühlen Sie sich fast immer hungrig? Könnten Sie einfach alles in Sichtweite essen?
g. Wie fühlt sich Ihr Energie-Level an? Fühlen Sie sich häufig müde und machen dafür Ihren Stoffwechsel verantwortlich?[2]

Notieren Sie das Ergebnis (Anzahl der „Ja"-Anworten):
Teil I: Teil II:

Haben Sie mehr „Ja"-Antworten bei Teil I, gehören Sie eher zum Arousal-Typ, haben Sie bei Teil II mehr Fragen mit „Ja" beantwortet, sind Sie eher der Satiation-Typ.[3]

Übung 1: Ernährungsumstellung – Schritt für Schritt …
Sie wissen jetzt, welcher Typ Sie sind. Ersetzen Sie bei jeder Mahlzeit ein altes, gewohntes Lebensmittel durch ein neues aus Ihrem Bereich (siehe 7. Kapitel). Belassen Sie sonst alles beim Alten, zwingen Sie sich auf keinen Fall, alles auf einmal zu bewältigen. Nach ein oder zwei Wochen ersetzen Sie ein weiteres altes durch ein neues Lebensmittel. Beispiel: Sie essen in der ersten Woche zu jeder Mahlzeit ein Gemüse aus Ihrer jeweiligen Liste. In der zweiten Woche essen Sie weiterhin ein „neues" Gemüse und ersetzen zudem das Weißbrot durch Roggen- oder ein anderes Vollkornbrot. In der dritten Woche essen Sie Gemüse, Roggenbrot und ersetzen alle zuckerhaltigen Getränke durch Mineralwasser und/oder Früchtetee usw.

Tun Sie das so lange, bis Ihre Ernährung bei den Mahlzeiten, die Sie unter Kontrolle haben, den Ernährungsvorschlägen möglichst nahe kommt. Richten Sie jeden Tag Ihre Aufmerksamkeit darauf, was Sie heute richtig machen wollen.

Sie müssen es niemals vollständig „richtig" machen. Sie werden aber recht schnell merken, wie viel Energie Sie plötzlich haben, und dann macht es sogar Spaß weiterzumachen …

Übung 2: Entspannung

Bevor eine Mahlzeit begonnen wird, sollten Sie – vorausgesetzt, Sie haben Einfluss auf Ihre Umgebung – ruhige Musik auflegen oder zumindest einige sehr tiefe Atemzüge machen.

Beginnen Sie zu essen. Versuchen Sie während des Essens ganz bewusst Ihren Greifarm zu entspannen. Sehen Sie sich die Speisen auf dem Teller an, und sagen Sie sich innerlich: ‚Mein rechter/linker Arm wird ganz schwer und ist ganz entspannt.' Erst dann greifen Sie zu. Beim nächsten Happen wiederholen Sie diesen kleinen inneren Monolog. Also: Hinsehen – Entspannen – Greifen. Das macht die Nahrung für das Gehirn uninteressanter (siehe auch 2. Kapitel, die Schleife Sehen – Dopamin – Greifen). Dadurch wird verhindert, dass man zu schnell nach neuer Nahrung greift und so die Sättigungssignale überrennt.

Übung 3: Visualisieren

Stellen Sie sich jenes Lebensmittel, das Ihnen am meisten „Kummer" macht, als farbiges, helles Bild vor.

Sehen Sie sich das Bild in Ruhe an.

Dann schieben Sie es – von Ihrem inneren Auge gesehen – etwas weiter weg.

Machen Sie einen Rahmen um das Bild und schieben Sie es noch ein wenig weiter von sich.

Jetzt lassen Sie das Bild langsam verblassen.

Wenn die Farben sehr blass sind, stellen Sie sich vor, das Bild schmilzt, so wie früher ein Dia schmolz, wenn es zu lange im Projektor war: Es wurde von einem Punkt aus schwarz, bis das ganze Plastik zerschmolz.

Nehmen Sie jetzt ein neues, günstiges Lebensmittel aus Ihrer Liste. Visualisieren Sie dieses Lebensmittel als großes, helles, farbiges Bild. Fokussieren Sie ihre Aufmerksamkeit eine Zeitlang auf dieses Bild.

Übung 4: Sich überlegen, was man essen möchte

Angenommen, Sie verspüren Appetit und entwickeln die Idee, etwas essen zu wollen:

Legen oder setzen Sie sich eine Minute hin.

Atmen Sie sehr tief in den Bauch.

Stellen Sie sich den Gedanken „Ich hab' es!“ als Bild, als Ton, als Musik, als Wort vor ... und visualisieren Sie, wie dieses Erlebnis durch Ihren Körper fließt.

Überlegen Sie dann, *was* Sie essen möchten.

Nehmen Sie sich nochmals eine Minute Zeit (eine Minute kann sehr lang sein), atmen Sie in den Bauch und denken, fühlen Sie: „Ich hab' es!“. Sie werden merken, wie Sie sich mehr und mehr entspannen und wie diese Übung Ihre Entscheidung für oder gegen bestimmte Lebensmittel beeinflusst.

Übung 5: Sport

Sport kann zu einem verbesserten →Serotoninaufbau beitragen:

Ein Weg ist das intensive Muskeltraining, sei es mit Gewichten, durch intensives Aerobic oder andere aufbauende Sportarten. Das Ausmaß, in dem jemand fähig ist, in seinem Gehirn Serotonin aufzubauen, steht in direkter Beziehung zum Fett/Muskel-Verhältnis. Je mehr Muskeln, desto mehr konkurrierende Aminosäuren können absorbiert werden, und das fördert den Serotoninaufbau. Männer haben mehr Muskeln, also auch mehr Serotonin. Wenn eine Frau zu viel →Protein isst und keinen Sport treibt, geht ihr →Dopaminspiegel hoch und ihre Serotoninspiegel entsprechend runter, weil sie weniger Muskeln und mehr Fett hat.

Sport kann aber auch direkt zu einer Serotoninausschüttung führen. So steigern alle entspannenden Sportarten den Serotoninspiegel. Da zudem der Aufenthalt in der Natur Serotonin steigernd ist, sind sanfte sportliche Aktivitäten an der frischen Luft wahre „Serotoninpusher“.

Empfehlenswerte Sportarten: Gehen oder Fahrrad fahren auf ebenem Untergrund und ohne anstrengende Steigungen, Spaziergänge in der Natur (Park, Strand, Wald, Wiesen), Stretching, Low-Impact-Aerobic, vorsichtiges Gewichtheben mit wenig Gewicht. Alle meditativen Sportarten wie Yoga, Autogenes Training, Tai Chi etc.[4]

Konkurrenz-Sportarten wie Tennis, Squash, Boxen, als Wettkampf betriebener Langlauf etc. lassen den Noradrenalin-/Dopaminspiegel ansteigen. Je größer der Anteil von Kampf oder Konkurrenz in der Sportart ist, desto stärker steigt auch der Dopamin-/Noradrenalinspiegel.

Bei sehr anstrengenden Sportarten werden zuerst Dopamin und Noradrenalin verbraucht. Aber so wie ein Muskel wächst, wenn man ihn trainiert, steigt nach einer Ruhepause der Dopamin-/Noradrenalinspiegel wieder an. Auf diesem Wege kann man den Dopaminspiegel und Noradrenalinspiegel mit anstrengenden und konkurrierenden Sportarten langsam steigern.

Für Arousal-Menschen sind konkurrierende und intensive Sportarten sehr attraktiv, sie können aber auch süchtig machen. Für Satiation-Menschen sind sie ein ideales Mittel, um den zu niedrigen Dopaminspiegel zu steigern.

Beide Typen können durchaus an einem oder zwei Abenden in der Woche eine Sportart wählen, die der eigenen Tendenz widerspricht. Der Arousal-Mensch sollte dann als Ausgleich zu meditativen Sportarten greifen und der Satiation-Mensch zu konkurrierenden Sportarten.

Übung 6: Schlaf

Genügend Schlaf ist für die Heilung von Adrenal Fatigue entscheidend – aber gerade Menschen mit Adrenal Fatigue leiden häufig unter Schlafstörungen.

Gewöhnen Sie sich an regelmäßige Schlafenszeiten, und verpflichten Sie sich, im Bett zu bleiben – und sei es nur ruhend –, wenn Sie sich einmal hingelegt haben. Je genauer die Bettzeiten eingehalten werden, desto einfacher haben Sie es.

Übung 7: Ich bin eingeladen – und nun ...?
Verdeutlichen Sie sich, dass das →limbische System des Gastgebers (oder der Gastgeberin) dem Ihren sehr ähnelt – und dass Sie mit der Einladung „gebunden“ werden sollen.

Die zwei möglichen Situationen:
a) Sie möchten die Einladung eigentlich gerne annehmen, wissen aber, dass der soziale Schaden zu groß wäre, wenn Sie beispielsweise die selbst gemachte Mousse au Chocolat ablehnen würden.

Verdeutlichen Sie sich, dass Ihre Sucht primär durch die biochemische Konfiguration Ihres Gehirnes ausgelöst wird und nicht durch die Speise. Die Änderung dieser biochemischen Konfiguration haben Sie unter Kontrolle.

Essen Sie vorher schon eine (möglichst gesunde) Kleinigkeit, damit Sie nicht allzu hungrig bei Ihrem Gastgeber eintreffen ... Und dann genießen Sie, was der Gastgeber Ihnen serviert – auch die Mousse au Chocolat. Atmen Sie tief durch und verdeutlichen Sie sich, dass *keinerlei* Schaden entstanden ist. Sie können eine solche „Sünde“ bei einer in der Regel für Ihren Typ günstigen Ernährung ohne weiteres am nächsten Tag wieder ausgleichen.

b) Sie möchten die Einladung annehmen, und Sie wissen, dass Sie, ohne soziale Demontage zu betreiben, manche Speisen ablehnen können.

Sagen Sie dem Gastgeber zunächst, dass Sie ihm für die Einladung danken und sich gefreut haben zu kommen – das erhält die soziale Bindung. Lehnen Sie die Speise dann höflich ab und versichern

Sie ihm gleichzeitig, dass Sie es nur aus persönlichen Gründen tun, weil Sie diese Nahrungsmittel nicht vertragen. Machen Sie taktvoll deutlich, dass die Ablehnung nichts mit seiner Person zu tun hat. Selbst wenn man Sie sanft drängt, bleiben Sie bestimmt und konsequent. Das macht Sie erstens stärker – und zweitens tun Sie es schließlich nur für sich ... Lehnen Sie jedoch weitere Begründungen ab. Rechtfertigen Sie sich nicht, Sie tun schließlich nichts Böses.

Neulich bot mir ein international anerkannter Trainer auf einem Fortbildungsseminar einen Schokoriegel an. Ich schüttelte den Kopf, und er sah mich mit einem Ausdruck von unermesslichem Erstaunen an. „No candy?“, fragte er. „No, thanks“, antwortete ich.

Übung 8: Einladen und Binden

Diese Übung ist die schwierigste. Aber wenn Sie sie regelmäßig praktizieren, revolutioniert sie unter Umständen Ihr Leben.

Hören Sie auf, andere Frauen und Männer mit Süßigkeiten zu quälen. Wenn Sie eine Party geben, bereiten Sie das Büffet so vor, dass man auf Ihrer Party – neben den üblichen Leckereien – auch eine große Platte mit schmackhaft angerichteten Gemüsestreifen, die man in gut gewürzten, fettarmen Joghurt oder Quark dippen kann, vorfindet. Stellen Sie zudem reichlich Obst aufs Büffet und genügend (echte) Vollkornbrötchen neben das Baguette. Kaufen Sie auch fettarmen Käse und anderen fettarmen Aufstrich. Wenn Sie Gastgeber sind, akzeptieren Sie, dass jemand, der „Nein“ zu den Leckereien sagt, nur die Leckereien nicht möchte, Sie selbst aber vielleicht sogar sehr gerne mag. Es ist eine gute Idee, zusätzlich zur Mousse au Chocolat einen Obstsalat anzubieten und nicht beleidigt zu gucken, wenn jemand den Obstsalat tatsächlich isst und die aufwendige Mousse verschmäht. Bieten Sie niemals jemandem etwas an, bei dem Sie selbst Probleme haben. Wenn Sie selbst heimlich bei der

Mousse denken: „Morgen faste ich“, so streichen Sie lieber die Mousse aus Ihrem Angebot für andere.

Wünschen Sie sich emotionalen Kontakt zu Ihren Kollegen, seien Sie diesen gegenüber einfach offen, nett und aufmerksam, aber stellen Sie kein Bonbonglas in Sichtweite einer →Adipösen auf. Das ist weder nett noch kollegial. Es vergiftet unterschwellig die Stimmung, auch dann, wenn Sie selbst massenweise Süßigkeiten essen können, ohne zuzunehmen, und die gemütliche Kollegin doch so oft und so gerne zuzugreifen scheint. Ich habe dieses Problem in meiner Praxis schon sehr oft diskutiert, und ich kann Ihnen versichern: Die Kollegin, der Sie immer wieder die Schmecklecker vor die Nase stellen, leidet darunter – auch wenn sie zugreift.

Wenn Ihre Tochter oder Ihr Sohn Sie besuchen kommt: Keine Süßigkeiten! Wenn er oder sie Ihren lieb gemeinten Schokoteller nicht will, respektieren Sie das einfach. Gehen Sie ins Kino, ins Konzert, ins Theater oder schenken Sie Seife, Taschenbücher oder Parfüm, aber quälen Sie das Kind nicht mit Zucker in der Soße oder einem „bunten Teller“. Lassen Sie kleine Liebespäckchen mit viel Schokolade einfach weg, vor allem, wenn Ihr Kind Bulimie hat. Ich kenne dieses Problem – in den verschiedensten Varianten – aus meiner Praxis. Sie können davon ausgehen, dass Sie den Kontakt zu Ihrem Kind aufs Spiel setzen, wenn Sie es weiterhin mit Süßem bedrängen. Möchten Sie, dass Ihr Kind gerne mit Ihnen zusammen ist, so unterlassen Sie einfach die süßen Aufmerksamkeiten und Bindungsversuche. Ihr Kind sagt zwar gequält „Ja“ und isst das Zeug – doch innerlich ist es furchtbar wütend.

Denn: Wenn Sie Nahrung benutzen, um eine Bindung zu erzwingen, wird der andere die angebotene bzw. aufgedrängte Nahrung vielleicht annehmen, Sie jedoch mit der Zeit immer mehr ablehnen.

Übung 9: „Sicherheit“ im Alltag
Diese Übung kann Ihnen helfen, sich bewusst zu werden, wie sich Ihr „Typ“ auf Ihr Verhalten in Ihrem Leben auswirkt.

1. Stellen Sie sich in den nächsten 2 Wochen folgende Fragen und beobachten Sie sich und Ihre Umgebung.

Vielleicht besorgen Sie sich auch ein Notizheft, in welchem Sie die Antworten schriftlich festhalten.

Wenn Sie ein Auto haben, welches Auto fahren Sie? Ist es ein Wagen, der eher Hoch- oder Tiefstatus symbolisiert?

Fahren Sie ein Markenrad? Oder genügt ein Billigfahrrad?

Welche Sorte Job machen Sie? Ist es eher ein Arousal- oder eher ein Satiation-Job? (vgl. 4. Kapitel/5. Kapitel)

Wie ist Ihre Wohnung eingerichtet? Repräsentativ oder gemütlich?

Was ist Ihre bevorzugte Kleidung? Teuer und schick oder bequem und gemütlich?

Benutzen Sie vor allem Markenprodukte? Sind Sie stolz auf die Labels Ihrer Kleidung? Oder ist Ihnen das Label egal?

Treiben Sie sehr viel Sport? Oder eher keinen?
Welche Sportarten betreiben Sie?

Sind Sie Single oder in einer festen Beziehung?

Wie reagieren Sie im Konflikt? Beschwichtigend, verständnisvoll und freundlich oder eher aggressiv und rechthaberisch?

Haben Sie häufig das Gefühl, das Opfer anderer Menschen zu sein?

Fokussieren Sie eher darauf, was der *andere* tut, oder eher darauf, was *Sie* selber tun?

Gehen Sie abends oft aus, oder genießen Sie es, zu Hause zu bleiben?

Machen Sie sich Listen im Kopf, was Sie alles noch tun oder sagen müssen, was noch nicht toll genug, überraschend genug, perfekt genug ist?
Oder neigen Sie zur Resignation?

Sind Sie eher energiegeladen oder doch meist so müde, dass Sie oft gar nicht wissen, wie Sie über den Tag kommen sollen?

2. Nun stellen Sie sich jeden Tag in einer beliebigen Situation vor, Sie wären der gegensätzliche Typ: Sind Sie ein Arousal-Typ, so stellen Sie sich vor, Sie wären ein Satiation-Typ – und wenn Sie ein Satiation-Typ sind, stellen Sie sich vor, Sie wären ein Arousal-Typ … Wie würden Sie die Welt sehen? Wie würden Sie sich fühlen?

Übung 10: „Ich hab' es!" und „Ich will es haben"

Diese Übung ist sowohl für Satiation- als auch für Arousal-Menschen gedacht.

1. Nehmen Sie sich einmal am Tag Zeit und gehen Sie in Gedanken alles durch, was Sie Ihr Eigen nennen können: Ernährung, Gesundheit, Wohnung, soziale Beziehungen, Geld, Job, Aussehen, Erfolge. Gehen Sie alle drei Überlebenssysteme in Gedanken durch. Visualisieren Sie, was sie haben. Stellen Sie sich den Gedanken „Ich hab' es!" als Bild, als Musik, als Gefühl vor, und lassen Sie diesen Gedanken durch Ihren Körper fließen. Erlauben Sie sich, dass jede Zelle ihres Körpers von diesem Gedanken erfährt und ihn aufnimmt.

2. Stellen Sie sich einmal am Tag vor, was Sie jetzt gerne hätten, was Sie sich wünschen – in den Bereichen Bereich Ernährung, Gesundheit, Wohnung, Beziehungen, Geld, Job, Aussehen, Erfolge. Gehen Sie alle drei Überlebenssysteme in Gedanken durch. Visualisieren Sie, was Sie möchten. Stellen Sie sich den Gedanken „Ich will es haben – und ich kann es auch haben!" als Bild, als Musik, als Gefühl vor, und lassen Sie diesen Gedanken durch ihren Körper fließen. Erlauben Sie sich, dass jede Zelle Ihres Körpers von diesem Gedanken erfährt. Schreiben Sie auf, was Sie gerne haben möchten. Sie werden erleben, wie Ihr Unbewusstes Sie dabei unterstützt, Ihr Ziel zu erreichen.

Übung 11: Beziehungen verbessern

Konflikte sind ein sehr guter Hinweis auf eine Mangelsituation in Ihrem Leben.

Konflikte mit gegensätzlichen Typen entstehen unter anderem, wenn ein Arousal-Mensch möchte, dass ein Satiation-Mensch ihm gegenüber Arousal-Anteile zeigt, oder ein Satiation-Mensch möchte, dass ein Arousal-Mensch ihm gegenüber Satiation-Anteile zeigt. In diesem Falle möchte man zwar etwas Richtiges – aber vom falschen Typ.

Wenn also ein Satiation-Mensch möchte, dass ein Arousal-Mensch bindendes Satiation-Verhalten zeigt (was dieser in aller Regel nicht kann), dann befindet sich der Satiation-Mensch im Zustand des Mangels an „gebunden werden" und sollte sich daher lieber einen anderen Satiation-Menschen suchen.

Wenn ein Arousal-Mensch zum Fallschirmspringen gehen möchte, sucht er sich besser ebenfalls einen Arousal-Menschen, der begeistert mitmacht, statt einen Partner des gegensätzlichen Typs dazu zu zwingen, plötzlich Spaß am Risiko zu haben.

Wenn ein Arousal-Mensch einen unverbindlichen Plausch möchte, um in Distanz zu anderen Menschen bleiben zu können, ist ein Nähe herstellender Satiation-Mensch nicht der angemessene Gesprächspartner.

Ein anderer Konflikt-Typus entsteht, wenn beide dasselbe haben möchten und darum kämpfen, wer gibt und wer nimmt.

Praktisch alle Konflikte zwischen komplementären Typen (also Arousal vs. Satiation) entstehen, weil ein Satiation-Mensch sehr lange „gibt" und zuhört, bindet, das Heim aufräumt, im Status zurücksteckt – und dann hat er plötzlich genug. Er ist der Meinung, nun könne der Arousal-Mensch seinen Anteil geben. Aber dieser möchte weiterhin der gebundene und dennoch übergeordnete Partner sein. Die dann ausbrechenden Konflikte kreisen entweder um *Status* – dann geht es darum, wer von nun an zurücksteckt –, um *Zugehörigkeit* – dann geht es häufig darum, wer wen anerkennt und wer wen zurückweist – oder um *Nähe und Distanz* – dann geht es darum, wer Nähe herstellt und wer Distanz herstellt, wer bindet und wer gebunden wird. In diesem Falle möchte der Satiation-Mensch plötzlich, dass der Arousal-Mensch zu Satiation-Anteilen fähig ist, und der Arousal-Mensch ist empört, weil er glaubt, er werde bedroht, ausgenutzt etc.

Konflikte zwischen gleichen Typen (Arousal vs. Arousal und Satiation vs. Satiation) kreisen ebenfalls häufig um die Frage, warum ein Partner, ein Freund, ein Kind die Anteile nicht zeigen kann, die man als Kompensation eigener Anteile gerne hätte …, die dem Typus des Menschen, von dem sie gefordert werden, aber nicht entsprechen. Ein Arousal-Mensch möchte einen Arousal-Menschen manipulieren, bindendes, anerkennendes Verhalten zu zeigen, und ein Satiation-Mensch möchte, dass ein anderer Satiation-Mensch Fun und Aufregung in sein Leben bringt.

Konflikte zwischen gleichen Typen entzünden sich zudem oft an der Frage, wer eine begehrte Position in der Beziehung bekommt. Diese Konflikte kreisen entweder um *Status* – dann geht es darum, wer zurücksteckt –, um *Zugehörigkeit* – dann geht es häufig darum, wer wen anerkennt und wer wen zurückweist – oder um *Nähe und Distanz* – dann geht es darum, wer Nähe herstellt und wer Distanz herstellt, wer bindet und wer gebunden wird.

Denken Sie an einen Konflikt in Ihrem Leben.
Beschreiben Sie kurz diesen Konflikt (in Ihrem Notizbuch).
Welcher Typ sind Sie selbst?
Welcher Typ ist der andere?
Wer möchte binden? Wer möchte gebunden werden?

Wer möchte Nähe? Wer möchte Distanz?

Welchen Status möchte der andere? Welchen Status möchten Sie?

Welche Fähigkeiten bräuchte der andere, um diesen Konflikt zu lösen? Könnte er diese aufgrund seines Typs haben? Will er sie haben?

Stellen Sie sich vor, der andere hätte den benötigten Anteil. Wie würde er reagieren?

Welche Fähigkeiten bräuchten Sie, um diesen Konflikt zu lösen? Möchten Sie diese Fähigkeiten entwickeln? Stellen Sie sich vor, Sie selbst hätten den benötigten Anteil schon und könnten fühlen und handeln wie der gegensätzliche Typ. Wie würden Sie reagieren?

Denken Sie an Ihre Eltern:
Welcher Typ war Ihre Mutter?
Welcher Typ war Ihr Vater?
Welcher Typ sind Sie selbst?
Mit welchem Typ geraten Sie am häufigsten in Konflikte?

Wenn der andere ein Arousal-Typ ist und Sie selbst ein Satiation-Typ sind, resultiert der Konflikt möglicherweise daraus, dass Sie sich geweigert haben, weiterhin aktiv zu binden oder zu nähren oder den Tiefstatus zu akzeptieren. Dann möchte der Arousal-Typ etwas, was er selbst nicht hat und nicht geben kann, und Sie sollen ihm dies nun geben, wollen es aber nicht – oder nicht mehr. Überlegen Sie, was oder wie Sie durchsetzen können, dass Sie nicht weiterhin geben und binden *müssen*.

Ist der andere ein Satiation-Typ und Sie selbst sind ein Arousal-Typ, könnte es durchaus sein, dass Sie etwas nicht bekommen haben, was Sie für sich aber gebraucht hätten: Nähe, Einfühlsamkeit, Rücksicht, Bindung. Überlegen Sie, ob der andere wirklich verpflichtet ist, Ihnen das zu geben, was Sie haben möchten, und was Sie Ihrerseits ihm im Gegenzug geben könnten.

Wenn sowohl Sie als auch der andere ein Satiation-Typ sind, liegt es nah, dass Sie eine Stimulierung suchen, die er Ihnen nicht geben kann.

Sind Sie selbst wie der andere ein Arousal-Typ, besteht zwischen Ihnen unter Umständen ein Kampf darum, wer Nähe zeigen „muss", wer im Hochstatus sein darf und wer sich unterordnen „muss".

Überlegen Sie, ob Ihre Wünsche mit diesem Gegenüber zu realisieren sind, oder ob es eine andere Möglichkeit gibt, Ihre Ziele zu erreichen.

Hatten Sie den Wunsch, mit einem Satiation-Menschen zum Fallschirmspringen zu gehen, suchen Sie sich dafür lieber einen Arousal-Freund. Wenn Sie mit einem Arousal-Menschen intime Gespräche führen wollen und er Ihnen so gut wie nie wirklich zuhört – suchen Sie sich einen Satiation-Gesprächspartner. Der Wunsch ist meist legitim, aber die Verwirklichung ist nur mit einigen Menschen möglich.

Notieren Sie Ihre Ergebnisse. Finden Sie nötigenfalls einen Coach oder Therapeuten, der Ihnen aus Ihrer Verstrickung heraushilft.

Übung 12: Neue Gedanken denken

Es gibt typische Formen, wie sich Satiation- und Arousal-Menschen die Welt erklären. Das sind jedoch Erklärungsmuster, die sie immer wieder einschränken.

Einige davon hat der amerikanische Psychiater Daniel G. Amen in Zusammenarbeit mit anderen Vertretern der kognitiven Psychologie und Therapeuten herausgefunden.[5] Weitere Ideen stammen dem NLP (Neurolinguistisches Programmieren).

a. Das Denken in Sätzen wie „keiner", „niemand", „alle"

Der Sprecher sagt etwas über eine Menge von Menschen, die etwas Negatives tun, sagt aber nicht genau, wer dieses Negative getan hat, so dass er einer direkten persönlichen Auseinandersetzung entgeht. Diese Wörter deuten auf Grenzen im Modell des Sprechers hin. Im Allgemeinen fühlt sich ein Sprecher, der diese Begriffe in einem negativen Zusammenhang gebraucht, hilflos und überwältigt.

Beispiele:
Niemand hört mir jemals zu.
Jeder übervorteilt mich.
Alle reden schlecht über mich.

Sätze wie diese führen dazu, dass ein spezifisches Problem global wird – ein erster Schritt in die Depression oder in die Paranoia. Wenn wirklich alle schlecht über Sie reden, dann ist die Welt ein sehr bedrohlicher Ort. Wenn niemand Ihnen zuhört, ist es sinnlos, den Mund aufzumachen.

Fragen Sie sich:
Wer genau ist betroffen?
Wer hört nicht zu?
Wer übervorteilt mich?
Wer redet schlecht über mich?

Stellen Sie fest, wen Sie im Sinn haben. Offenkundig gibt es einen Konflikt zwischen Ihnen und dem anderen.

Gehen Sie nun noch einmal zurück zu Übung 11 (Seite 233), und führen Sie diese Übung erneut durch. Das Ziel ist es, den sozialen Konflikt zu erkennen und Lösungsansätze zu finden, der hinter den Verallgemeinerungen verborgen ist.

Verallgemeinerungen in negativen Sätzen wie „alle“ „immer“, „niemals“, „jeder“, „irgendeiner“ sorgen dafür, dass ein im Grunde temporäres Problem gedanklich und emotional – und damit in der subjektiven Wahrnehmung der Realität – zu einem immerwährenden, das heißt unlösbaren Problem wird – oder ein spezifisches Problem zu einem globalen Problem. Sätze mit solchen Wörtern führen letztlich dazu, dass man sich depressiv und hilflos fühlt.

Beispiele:
Er trägt niemals etwas zu unserem Wohlbefinden bei.
Wenn ich jetzt diese Chips esse, bedeutet das, dass ich für immer versagen, mich niemals beherrschen werde.
Immer, wenn ich Eis, Kuchen oder Schokolade esse, fühle ich mich als wäre ich ein Verbrecher.
Alle Lehrer sind ungerecht.

Fragen Sie sich, ob diese globalen Aussagen wirklich so stimmen. Sicherlich fallen Ihnen auf Anhieb eigene Glaubenssätze dieser Art ein! Sind wirklich alle Lehrer ungerecht oder nur einer? Sind Sie wirklich für immer ein Versager, oder haben Sie einfach ein paar Chips gegessen? Hört er wirklich niemals zu?

Trainieren Sie sich darin, möglichst präzise (gedankliche) Aussagen zu formulieren, also Sätze, die ein Problem zeitlich und räumlich begrenzen.

Dieses Erklärungsmuster praktizieren sowohl der Arousal- als auch der Satiation-Mensch.

b. Auf das Negative fokussieren

Insbesondere der Satiation-Mensch fokussiert mit Vorliebe auf die negativen Aspekte einer Situation und übersieht dabei mögliche positive Aspekte. Damit soll nicht zum Ausdruck gebracht werden, dass die negativen Aspekte übersehen werden sollten, aber jede Situation birgt auch andere Perspektiven. Und man fühlt sich einfach stärker, ist optimistischer gestimmt, wenn man auch auf die positiven Möglichkeiten achtet.

c. Die Zukunft vorhersagen

Das ist das Lieblingsspiel des Arousal-Menschen. Es sind so genannte sich selbst erfüllende Vorhersagen (self-fulfilling prophecy). Sie tragen dazu bei, dass der →Dopamin- und Noradrenalinspiegel steil ansteigen – und häufig erfüllt sich die negative Voraussage. Eine negative Voraussage tritt häufig deshalb ein, weil sie *gemacht* wurde, denn sie bestimmt das entsprechende Verhalten – und die entsprechende Biochemie des Gehirns. Je angstbesetzter die Voraussage, desto mehr steigen Noradrenalin und Dopamin an, desto eher wird das Verhalten von dieser biochemischen Konfiguration auch geprägt. Je aggressiver und paranoider sich jemand verhält, desto wahrscheinlicher ist es, die befürchteten negativen Ergebnisse auch zu erhalten.

d. Gedankenlesen

Dies ist ein Muster, das beide Typen gern anwenden: Man äußert sich darüber, was ein anderer zu diesem oder jenem denkt und fühlt – ohne mit dem anderen direkt zu kommunizieren –, und nimmt somit in Kauf, dass er möglicherweise ganz anders denkt oder fühlt.

Beispiel: Er denkt, dass ich ihn langweile.

Sie wissen nicht, ob er wirklich so denkt, und zwar so lange, bis Sie ihn fragen. Vielleicht langweilen Sie ihn tatsächlich, aber vielleicht denkt er auch gerade daran, dass er vergessen hat, Milch zu kaufen. Sie können niemals wirklich wissen, was im Kopf des anderen so vor sich geht.

e. Mit Schuld geschlagen

Schuldgefühle entstehen sehr häufig, wenn man in Begriffen wie *sollen, müssen, nicht dürfen* denkt.

Dies ist ein Lieblingsmuster des Satiation-Menschen.

Leider wirken Schuldgefühle auf das →limbische System kontraproduktiv. Schuldgefühle motivieren den Betroffenen oftmals, etwas zu tun, was er eigentlich nicht tun möchte. Denn wenn man denkt: „Ich muss Diät halten", neigt der Mensch dazu, ziemlich genau das Gegenteil zu *tun*, und isst schnell noch ein Stück Kuchen. Wenn man mit einem Verhalten Druck, das heißt ein ICH MUSS verbindet ist es gleichzeitig an ein Schuldgefühl gekoppelt, und daher pflegt man genau dem Verhalten, das an ein Schuldgefühl gekoppelt ist auch auszuweichen. Ersetzen Sie also Sätze, in denen „Ich sollte", „Ich muss", „Ich darf nicht" vorkommen, durch Sätze wie „Es entspricht der Situation, dass ich dies und jenes tue", „Es fördert meine Ziele, wenn ich ...", „Es hilft mir, wenn ich ..." usw.

f. Etikettieren

Sowohl der Arousal-Mensch als auch der Satiation-Mensch benutzen dieses Muster häufig. Doch während Satiation-Menschen sich selbst mit negative Etiketten versehen, pflegen Arousal-Menschen andere zu etikettieren.

Hängt man jemandem beispielsweise schon bei der ersten Begegnung das Etikett „Er ist ein Schuft!" an, dann kombiniert das Gehirn diesen Menschen prompt mit allen jemals erlebten Beispielen für „Schuft" – und man ist nicht mehr fähig, auf vernünftige, also unvoreingenommene Art und Weise mit diesem Menschen umzugehen.

Das Gleiche gilt, wenn man sich selbst ein Etikett anklebt. Wer sich selbst ein Etikett anklebt oder akzeptiert, dass ihm ein anderer eins anklebt, reagiert ebenfalls damit, dass sein Gehirn nun alle Beispiele, die zu diesem Etikett gehören zusammensucht und das senkt das Selbstwertgefühl. Alle negativen Aussagen, wie „Ich bin unfähig“, „Ich bin faul“, „Ich bin depressiv“ etc. sind solche Etiketten.

g. Personalisieren

Personalisieren bedeutet, dass man alles, was sich ereignet, persönlich nimmt. Wenn mein Gegenüber unvermittelt den Raum verlässt, während ich mit ihm spreche, kann es sein, dass ich ihn wirklich soeben verärgert oder beleidigt oder gelangweilt habe, aber es kann genauso gut sein, dass er Durchfall bekommen hat. Personalisierung wird überwiegend von Satiation-Menschen betrieben, die jede „Schuld“ sofort und ausschließlich bei sich suchen.

Nutzen Sie jede Erklärungsmöglichkeit, die Sie finden, um das Verhalten des anderen unabhängig von ihrer Person zu deuten. Sie werden sich sehr schnell selbstbewusster fühlen: Er ist so schlecht gelaunt ... Ob er Kopfweh hat? Oder hatte er gerade Ärger im Job? Fragen Sie ihn. Meist klärt sich die Situation schnell auf.

h. Die Schuld geben

Dies ist das gefährliche Spiel des Arousal-Menschen, es kann seine Biographie ruinieren. Wenn er mit einer unangenehmen Situation konfrontiert wird, schiebt er anderen die Schuld zu. Er fürchtet heimlich um seinen Status. Die Kernaussage dieses Spiels ist: Wenn du etwas anderes getan hättest, wäre ich nicht in dieser Situation. Es ist nur deine Schuld, ich bin nicht verantwortlich.

Das Spiel „die Schuld geben“ soll den anderen motivieren, die Verantwortung zu übernehmen und entsprechend zu handeln. Der Arousal-Mensch möchte auf keinen Fall auf seine innere Situation und Depression fokussieren, und daher soll sich der andere umstellen und seiner Situationsdeutung anpassen.

Dieses Spiel ist das Gegenstück zum Spiel „Mit Schuld geschlagen“, das der Satiation-Mensch spielt (siehe Seite 240).

Wenn Sie registrieren, dass Sie selbst jemandem die Schuld geben, gehen Sie zu Übung 11 (Seite 233): Arbeiten Sie die Übung mit diesem Konflikt durch.

Das Gleiche gilt, wenn Ihnen jemand die Schuld gibt. Übung 11 kann Ihnen helfen herauszufinden, was die unerfüllten Bedürfnisse desjenigen sind, der Ihnen die Schuld an einem Ereignis gibt.

Das Ende der Sucht

Alle friedlichen Gedanken, Gefühle und ihre Katalysatoren, sogar Placebos, also allein die Vorstellung, einem würde geholfen, steigern den Serotoninspiegel. Ein neuer Glaubenssatz kann somit durchaus stark genug werden, um die Gehirnchemie nachhaltig *positiv* zu beeinflussen.

Zu den wirksamsten Tools, um Serotonin zu „boosten“, gehören tatsächlich das Lesen inspirierender Literatur, das Gebet und die Meditation.

Darüber hinaus sind Fantasievorstellungen, die positive Empfindungen hervorrufen, ein geeigneter Weg, sich mental und damit biochemisch zu „behandeln“ und so Schritt für Schritt aus der Sucht auszusteigen. Unterstützen Sie diese angenehmen Visualisierungen durch sanfte klassische Musik wie die Kompositionen von Bach, Brahms, Chopin, Händel, Haydn und Mozart.

Eine effektvolle Möglichkeit, sich von der Sucht und ihren auslösenden Faktoren zu befreien, ist die offensive Begegnung mit dem inneren Schmerz, ein Kontakt, der durchaus über bestimmte Musik forciert werden sein kann. Eine derartige direkte Konfrontation erlaubt es, negative Emotionen, an denen der Betroffene stets festgehalten hat, loszulassen. Gefühle wie Ärger, Verbitterung, Betrug und Verlust trennen oft das Bewusstsein von tieferen Bereichen des Möglichen wie Vergebung, Würde und Liebe. Wenn Trauer und Depression zu tieferen Einsichten und innerem Frieden führen, ist diese Transzendenz ein besonders intensiver Serotoninbooster – und somit ein weiterer heilender Schritt …

Der Dienst am anderen und der Platz in der Gemeinschaft sind ebenfalls ausgeprägte Serotoninbooster. Viele Menschen klagen über mangelndes Selbstbewusstsein. Selbstbewusstsein ist biochemisch gesehen an einen hohen Serotoninspiegel geknüpft – und der steigt nur, wenn man das Richtige aus den richtigen Gründen tut. Wenn Sie einer alten Oma über die Straße helfen, weil sie dabei gesehen werden wollen, wie hilfreich Sie sind, wird Ihr Serotoninspiegel nicht steigen. Gut mit sich selbst kann man sich nur fühlen, wenn man der Oma über die Straße hilft, weil man *ihr* – und nicht sich selbst – helfen möchte.

Karitative oder beratende Tätigkeiten vermitteln eine starke Sicherheit und eine Verbindung zu anderen. Wir sind alle soziale Wesen, und wir sehnen uns danach, einen Platz in der Gemeinschaft zu haben, der uns das Gefühl eines sinnvollen, erfüllten Daseins, spüren lässt.[6]

Den schrittweisen Ausstieg aus der Sucht zu finden heißt:

1. den Mangel in den entsprechenden Überlebenssystemen registrieren,
2. den Mangel beheben,
3. und schließlich wahrnehmen, dass er behoben wurde.

Denn Sucht endet nicht, sobald der Mangel behoben ist, sondern erst, wenn dieses veränderte Gefühl, geknüpft an den Gedanken des „Ich hab' es!“, verinnerlicht worden ist.

Diesen Weg zu gehen ist eine echte Herausforderung.

Aber das Ziel ist bestimmt der Mühe wert.

Anmerkungen

Einführung

1 Hart, Carol: (2002)
2 Somer, Elizabeth: (1999)
3 Binder, Franz; Wahler, 1993: (1999)

1. Kapitel

1 Pinel, John P. J.; Boucsein, Wolfram (Hrsg.): (2001)
2 Pinel, John P. J.; Boucsein, Wolfram (Hrsg.): (2001)
3 Ruden, Ronald A.; Byalick, Marcia: (2003)
4 Ruden, Ronald A.; Byalick, Marcia: (2003)
5 Ruden, Ronald A.; Byalick, Marcia: (2003)
6 Roth, Gerhard: (2003)
7 Die Darstellung innerhalb dieses Kastens orientiert sich an: Pinel, John P. J.; Boucsein, Wolfram (Hrsg.): (2001)
8 Ruden, Ronald A.; Byalick, Marcia: (2003)
9 Ruden, Ronald A.; Byalick, Marcia: (2003)

2. Kapitel

1 Masters, Roger D.; McGuire, Michael T.: (1994)
2 Seligman, Martin E. P.: (1999)
3 Van der Kolk, Bessel A.; McFarlane, Alexander C.; Weisaeth, Lars (Hrsg.): (2000)
4 Seligman, Martin E. P.: (1999)
5 Ruden, Ronald A.; Byalick, Marcia: (2003)
6 Robertson, Joel; Monte, Tom: (1997)
7 Robertson, Joel; Monte, Tom: (1997)
8 Robertson, Joel; Monte, Tom: (1997)
9 Ruden, Ronald A.; Byalick, Marcia: (2003)
10 Robertson, Joel; Monte, Tom: (1997)
11 Roth, Gerhard: (2003)
12 Roth, Gerhard: (2003)
13 Ruden, Ronald A.; Byalick, Marcia: (2003)
14 Hüther, Gerald: (1997)
15 Wilson, James L.; Foreword by Johnathan V. Wright: (CA 2001)

16 Talbott, Shawn: (CA 2002)
17 Talbott, Shawn: (CA 2002)
18 Wilson, James L.; Foreword by Johnathan V. Wright: (CA 2001)
19 Wilson, James L.; Foreword by Johnathan V. Wright: (CA 2001)
20 Wilson, James L.; Foreword by Johnathan V. Wright: (CA 2001)
21 Wilson, James L.; Foreword by Johnathan V. Wright: (CA 2001)
22 Alden, Jennifer: (2001). Allerdings spricht Jennifer Alden nicht von „Satiation-Depression“. Dieser Begriff stammt aus den Büchern von Joel Robertson.

3. Kapitel

1 Nestle, Marion: (2003)
2 Nestle, Marion: (2003)
3 Stoll, Andrew L.: (2001)
4 Stoll, Andrew L.: (2001)
5 Stoll, Andrew L.: (2001)
6 Stoll, Andrew L.: (2001)
7 Bratman, Steven; Knight, David: (2000)
8 Roth, Gerhard: (2003)
9 DesMaisons, Kathleen: (1998)
10 Cuntz, Ulrich; Hillert, Andreas: (2000)
11 Nestle, Marion: (2003)
12 Worm, Nicolai: (2000)
13 Diet, Nurtrition and the Prevention of Chronic Diseases, Report of a Joint WHO/FAO Expert Consultation
14 Ruden, Ronald A.; Byalick, Marcia: (2003)
15 Hüther, Gerald; Rüther, Eckart: (2000)
16 Hüther, Gerald; Rüther, Eckart: (2000)
17 Hüther, Gerald; Rüther, Eckart: (2000)
18 Oberbeil, Klaus: (2000)
19 Oberbeil, Klaus: (2000)
20 Strunz, Ulrich; Jopp, Andreas: (2001)
21 Oberbeil, Klaus: (1999)
22 Hüther, Gerald; Rüther, Eckart: (2000)
23 Pollmer, Ulrich u. a.: (1999)
24 Pollmer, Ulrich u. a.: (1999)
25 Rehner, Gertrud; Daniel, Hannelore: (2002)
26 Wurtman, Judith; Suffers, Susan: (1996)
27 Wurtman, Judith; Suffers, Susan: (1996)
28 Hartenbach, Walter: (2002)

29 Wolcott, William; Fahey, Trish: (2000)
30 Wolcott, William; Fahey, Trish: (2000)
31 Wolcott, William; Fahey, Trish: (2000)
32 Wolcott, William; Fahey, Trish: (2000)
33 Internet, gynehormonweb, Folgeseite : C16-CRH.html, 05.12.01
34 Internet, gynehormonweb, Folgeseite : C16-CRH.html, 05.12.01
35 Internet, gynehormonweb, Folgeseite : C16-CRH.html, 05.12.01
36 Morawietz, Horst: (2000)
37 Wurtman, Judith; Suffers, Susan: (1996)
38 Internet, gynehormonweb, Folgeseite : C16-CRH.html, 05.12.01
39 Hoebel, Bartley G.; Rada, Pedro V.; Mark, Gregory P.; Pothos, Emmanuel N.: (1999)
40 Morawietz, Horst: (2000)
41 Morawietz, Horst: (2000)
42 Internet, gynehormonweb, Folgeseite : C16-CRH.html, 05.12.01
43 Morawietz, Horst: (2000)
44 Morawietz, Horst: (2000)
45 Klein, Stefan: (2002)
46 Roth, Gerhard: (2003)
47 Somer, Elizabeth: (1999)
48 Somer, Elizabeth: (1999)
49 Hoebel, Bartley G.; Rada, Pedro V.; Mark, Gregory P.; Pothos, Emmanuel N.: (1999)
50 Somer, Elizabeth: (1999)
51 Somer, Elizabeth: (1999)

4. Kapitel

1 Robertson, Joel; Monte, Tom: (1997)
2 Robertson, Joel; Monte, Tom: (1996)
3 Robertson, Joel; Monte, Tom: (1997)
4 Robertson, Joel; Monte, Tom: (1997)
5 Wolcott, William; Fahey, Trish: (2000)
6 Miketta, Gaby: (1991)
7 Roth, Gerhard: (2003)
8 Vaughan, Susan: (2001)
9 Williams, Gianna: (2003)
10 Masters, Roger D.; McGuire, Michael T.: (1994)
11 Masters, Roger D.; McGuire, Michael T.: (1994)
12 Masters, Roger D.; McGuire, Michael T.: (1994)
13 Masters, Roger D.; McGuire, Michael T.: (1994)

14 Masters, Roger D.; McGuire, Michael T.: (1994)
15 Masters, Roger D.; McGuire, Michael T.: (1994)
16 Johnstone, Keith: (2000)
17 Johnstone, Keith: (2000)
18 Johnstone, Keith: (2000)

5. Kapitel

1 Amen, Daniel G.: (2000)
2 Wolcott, William; Fahey, Trish: (2000)
3 Ruden, Ronald A.; Byalick, Marcia: (2003)
4 Seligman, Martin E. P.: (1999)
5 Seligman, Martin E. P.: (2001). Seligman stellt die Verbindung zwischen niedrigem Serotoninspiegel und Selbstwertgefühl nicht her, er beschreibt nur das Absinken des Selbstwertgefühls eines Menschen, der bestimmte Erklärungsmuster benutzt.
6 Seligman, Martin E. P.: (2001)
7 Bowlby, John: (2001)
8 Hoebel, Bartley G.; Rada, Pedro V.; Mark, Gregory P.; Pothos, Emmanuel N.: (1999)
9 Morawietz, Horst: (2000)

6. Kapitel

1 Talbott, Shawn: (2002)
2 Gray, John: (2003)
3 Gray, John: (2003)
4 Gray, John: (2003)
5 Didou-Manent, Michèle; Ky, Tran; Robert, Hervé: (1998)
6 Bruch, Hilde: (1991). Hilde Bruch stellt hier unter anderem die Entdeckung des Zusammenhangs zwischen Kalorienaufnahme und Körpergewicht durch den Arzt van Noorden um 1900 dar.
7 Hüther, Gerald; Rüther, Eckart: (2000). Hüther beschreibt hier nur, wie Hungern die Serotoninausbeute im Gehirn verändert, er bezieht sich nicht auf Magersucht.
8 Bruch, Hilde: (1982)
9 Bruch, Hilde: (1982)
10 Claude-Pierre, Peggy: (1997)
11 Rauland, Marco: (2001)
12 Robertson, Joel; Monte, Tom: (1997)

7. Kapitel

1 SPIEGEL online v. 10.03.2004
2 Wurtman, Judith; Suffers, Susan: (1996)
3 Brand-Miller, Jennie; Wolever, Thomas M. S.; Foster-Powell, Kaye; Colagiuri, Stephen: (2003)
4 Oberbeil, Klaus: (1999)
5 Brand-Miller, Jennie; Wolever, Thomas M. S.; Foster-Powell, Kaye; Colagiuri, Stephen: (2003)
6 Oberbeil, Klaus: (1994)
7 Brand-Miller, Jennie; Wolever, Thomas M. S.; Foster-Powell, Kaye; Colagiuri, Stephen: (2003)
8 Stoll, Andrew L.: (2001)
9 Stoll, Andrew L.: (2001)
10 Oberbeil, Klaus: (1994)
11 Hamm, Michael: (2001)
12 Pinel, John P. J.; Boucsein, Wolfram (Hrsg.): (2001)
13 Wurtman, Judith; Suffers, Susan: (1996)
14 DesMaisons, Kathleen: (1998)
15 Somer, Elizabeth: (1999)
16 Brand-Miller, Jennie; Wolever, Thomas M. S.; Foster-Powell, Kaye; Colagiuri, Stephen: (2003)
17 Brand-Miller, Jennie; Wolever, Thomas M. S.; Foster-Powell, Kaye; Colagiuri, Stephen: (2003)
18 Die Darstellung der Zusammenhänge hinsichtlich der Lebensmittelindustrie orientiert sich an dem Buch von Marion Nestle (2003). Die Verbindung zwischen Serotoninspiegel und den Interessen der Lebensmittelindustrie stammt von der Autorin.
19 Batmanghelidj, Faridun: (1996)
20 Batmanghelidj, Faridun: (1996)
21 Die Inhalte dieses Abschnittes orientieren sich an den Überlegungen von: James L.; Foreword by Johnathan V. Wright: (2001)
22 Wolcott, William; Fahey, Trish: (2000)
23 Oberbeil, Klaus: (1995)
24 Leser meines Buches „Zucker und Bulimie“ werden bemerkt haben, dass ich damals Basmati-Reis in die Liste der ungünstigen Lebensmittel einordnete. Die aktualisierte Neueinordnung beruht auf den neuen Forschungserkenntnissen von Brand-Miller, Jennie; Wolever, Thomas M. S.; Foster-Powell, Kaye; Colagiuri, Stephen: (2003) .
25 Wolcott, William; Fahey, Trish: (2000)
26 Batmanghelidj, Faridun: (1996)

27 Somer, Elizabeth: (1999)
28 Leibowitz, Sarah F.: (1991)
29 Worm, Nicolai: (2000)
30 Wurtman, Judith; Suffers, Susan: (1996)
31 Heller, Richard F.; Heller, Rachael F.: (2001)
32 Wilson, James L.; Foreword by Johnathan V. Wright: (CA 2001)
33 Oberbeil, Klaus: (1995)
34 Jopp, Andreas: (2002)
35 Wolcott, William; Fahey, Trish: (2000)
36 Siehe Anmerkung 24 dieses Kapitels.

8. Kapitel

1 Ruden, Ronald A.; Byalick, Marcia: (2003)
2 Rivas, Paul; Tremblay, E. A.: (2003)
3 Der von Paul Rivas entwickelte Test wurde im Hinblick auf Dopamin und Noradrenalin zusammengefasst. Darüber hinaus spricht Rivas nicht von Arousal- und Satiation-Menschen, diese Verbindung stammt von der Autorin.
4 Robertson, Joel; Monte, Tom: (1997)
5 Amen, Daniel G.; Routh, Lisa C.: (2003)
6 Robertson, Joel; Monte, Tom: (1997)

Glossar

Acetylcholin (ACh): →Neurotransmitter, der im Nervensystem reichlich vorkommt und spezifisch an neuromuskulären Endplatten freigesetzt wird. Senkt über den →Parasympathikus die Herzfrequenz und den Blutdruck.

ACTH: Abkürzung für adrenocorticotropes Hormon. Gebildet in der Hirnanhangdrüse; steuert u. a. die →Cortisolausschüttung in den Nebennieren.

Adipositas: Fettsucht, Fettleibigkeit.

Adrenalin: Hormon des Nebennierenrindenmarks, auch Neurotransmitter. Wie das Noradrenalin ein Botenstoff des sympathischen Nervensystems.

Adrenerge Neuronen: Neuronen, deren Synapsen →Katecholamine produzieren.

Adrenokortikales System: Hormone aus der Hirnanhangdrüse. Sie regen die Sekretion von →Cortisol durch die Zellen der Nebennierenrinde an (siehe auch Stressreaktion).

affektiv: Durch heftige Gefühlsäußerungen gekennzeichnet, das Gefühlsleben betreffend.

afferent: Zu einer Struktur hinleitend. Die Nervenfasern, die sich „afferent“ zum Zentralnervensystem verhalten, leiten Sinnesinformationen weiter (→sensorische Neuronen).

Alpha-2-Rezeptoren: Spezielle Empfänger für Meldungen des sympathischen Nervensystems. Im Fettgewebe verhindern sie die Fettlösung, im Zwischenhirn steigern sie den Appetit.

Aminosäure: Bausteine der →Proteine. Es gibt ca. 20, aus denen der Körper in endlosen Abwandlungen die Zehntausende von Proteinen zusammenbaut, die er benötigt. Der menschliche Organismus kann den größten Teil der benötigten Aminosäuren selbst herstellen. 10 Aminosäuren sind jedoch „essentiell“, das heißt, sie müssen aus der Nahrung bezogen werden.

Amygdala: Der Mandelkern. Hirnregion, Teil des →limbischen Systems.

Anorexia nervosa: Griech: Appetitlosigkeit, wörtlich Appetitverlust/-verminderung; Essstörung.

Antioxidantien: Chemische Verbindungen, die freie Radikale und den von diesen angerichteten Schaden neutralisieren. In pflanzlicher Nahrung findet man viele Antioxidantien, in tierischen Produkten dagegen wenige. Eine Reaktionskette, die sich fortsetzt, solange die Träger der Reaktion (die freien Radikale) vorhanden sind, führt zu fortschreitender Autooxidation. Antioxidantien reagieren mit den Reaktionsträgern und beenden so die oxidative Reaktionskette. Zu den bekanntesten der vielen Antioxidantien zählen Vitamin C, Vitamin E, Zink und Selen.

Apfeltyp: Bauchbetonte Fettverteilung bei Übergewicht. Typisch für die männliche Form des Übergewichtes, kommt jedoch auch bei Frauen vor und weist auf einen konstant erhöhten →Cortisolspiegel hin.

assoziiert: verbunden, verknüpft.

Assoziativer Cortex: Netzwerk der Großhirnrinde, →Cortex.

Ausagieren: Das Ausagieren einer momentanen Stimmung ist offensichtlich günstig als „Training" für die spontane (auch unbewusste) Mobilisierung von körpereigenen Drogen. Kontinuierliches Sich-Zusammenreißen und Sich-Anpassen dämpft die endogenen (von Gehirn oder Hypophyse abgesondert) Botenstoffe in ihrer Aktivität, was die Biofeedback-Regelmechanismen im Körper nachhaltig stören kann.

Autogenes Training: Autosuggestive Methode mit Umschaltung und Bestimmung der vegetativen Funktionen, die sonst einer Willensbestimmung nicht oder nur schwer zugänglich sind. Selbstentspannungsübungen können unter bestimmten Voraussetzungen auch in einen meditativen Zustand übergehen. Das Autogene Training wirkt auf Serotonin, Endovalium, Endorphine, Melantonin.

aversiv: abgeneigt, widerwillig.

Axon: Lang gezogene, vom Nervenzellkörper ausgehende Faser, über welche die Information vom Zellkörper zu den Nervenfaserendigungen gelangt. Am Ende verästelt. Das Axon ist der „Sender" der Nervenzelle.

Axonaler (axoplasmatischer) Transport: Auf- und Abwärtsbewegung von Zellsubstanzen über die Länge des Axons, wobei bestimmte Proteine die Substanzen entlang von Mikrotubuli durch das Axon vorwärtstreiben.

Ballaststoffe: Bestandteile in Nahrung mit pflanzlichen Fasern, die nicht vom menschlichen Körper verdaut werden können, z. B. Vollkornbrot, Kohlarten und Hülsenfrüchte. B. regen die Darmtätigkeit an und sorgen für eine geregelte Darmentleerung. B. regulieren außerdem das Hunger- und Sättigungsgefühl. Sie haben einen günstigen Einfluss auf die Blutfette, den →Blutzuckerspiegel sowie verschiedene Darmerkrankungen, und sie tragen zur Vermeidung von Darmkrebs bei. Mit B. verschwindet zusätzlich die reaktionelle →Hypoglykämie, entweder durch die abgeschwächte →Insulinreaktion oder aufgrund der Reaktivierung der →Glukagonsekretion durch die Bauchspeicheldrüse drei Stunden nach Beginn der Nahrungsaufnahme.

Bauchspeicheldrüse: Liegt hinter dem unteren Teil des Magens und hat etwa die Größe einer Hand; hier werden →Insulin, →Glukagon und andere Verdauungsenzyme produziert und ans Blut abgegeben. Die A-Zellen der Bauchspeicheldrüse bilden Glukagon, den Insulinantagonisten, der den Blutzuckerspiegel hebt. Die B-Zellen produzieren Insulin, welches den Blutzuckerspiegel senkt.

Beta-Blocker: Medikamente, die zur Hemmung der sympathischen Fasern verwendet werden.

Beta-2-Rezeptoren: Spezielle Empfänger für Meldungen des sympathischen Nervensystems; stärkster Fettlöser im Fettgewebe.
Beta-3-Rezeptoren: Spezielle Empfänger zur Wärmeerzeugung im →braunen Fettgewebe; wichtig zur Konstanterhaltung des normalen Körpergewichtes.
Binge Eating: Essstörung mit Heißhungerattacken, aber ohne korrigierende Maßnahmen.
Bioflavonoide: Bestimmte Mikronährstoffgruppe, die nur in Pflanzen vorkommt. Der Körper kann sie nicht selbst herstellen, benötigt aber die meisten dieser Verbindungen, wenn nicht alle. Bioflavonoide müssen deshalb durch pflanzliche Nahrung zugeführt werden. Sie sind in sechs Untergruppen gegliedert: Flavone, Flavanone, Flavonole, Isoflavonoide, Anthocyanine und Flavane.
Birnentyp: Fettverteilung in der Hüft-Po-Oberschenkel-Region. Typisch für die weibliche Form des Übergewichtes.
Blut-Hirn-Schranke: Barriere zwischen Blutstrom und Hirngewebe, die von den Zellen der Kapillarwände gebildet wird und nur ganz bestimmte Substanzen passieren lässt.
Blutzucker: Als „Blutzucker" bezeichnet man die im Blut gelöste und daher dem Gehirn und den Zellen als Nahrung zur Verfügung stehende →Glukose. Glukose ist eine lebensnotwendige Nahrung für die Zellen; mit Hilfe des Hormons →Insulin können die Zellen den Zucker aus dem Blut aufnehmen. Produziert die Bauchspeicheldrüse zu wenig Insulin, bleibt der Zucker im Blut, ein Teil wird über die Nieren mit dem Urin ausgeschieden. Wenn der Blutzuckerspiegel unter eine bestimmte Marke pro 100 Milliliter Blut fällt, dann muss die Bauchspeicheldrüse Glukagon produzieren. Glukagon setzt in der Leber die Blutzuckerreserven frei. Das gespeicherte Glukagon wird zu Glucose umgewandelt und in das Blut abgegeben. Normal sind Blutzuckerwerte zwischen 85 und 105 Milligramm Glucose pro 100 Milliliter Blut. Werte darüber gelten als erhöht (Hyperglykämie), Werte darunter gelten als zu niedrig (Hypoglykämie). Allerdings hat jeder Mensch seinen „Normbereich". Wer lange mit erhöhten Blutzuckerwerten lebt, spürt die Symptome einer Hypoglykämie, also eines Blutzuckermangels schon bei üblicherweise als erhöht geltenden Blutzuckerwerten.
BMI (Body Mass Index): Einheit zur Ermittlung eines von Größe und Gewicht unabhängigen Körpermaßes. Ein nützliches Maß für Schlankheit oder Fettleibigkeit. Berechnet wird dieser Wert, indem man das Köpergewicht (in Kilogramm) durch das Quadrat der Körpergröße (in Metern) dividiert: Der BMI ergibt sich aus dem Körpergewicht geteilt durch die Körpergröße im Quadrat, kg/m^2. Beispiel: 70 kg : $(1{,}63\ m)^2 = 26{,}25$. Referenzwerte: < 17,5 →Anorexie; 20,0 – 24,9 Normgewicht; 25,0 – 29,9 Übergewicht; > 30,0 →Adipositas; > 40,0 starke (morbide) Adipositas.

Botenstoffe: Neurotransmitter. Substanzen, die das Gehirn und teilweise auch das autonome Nervensystem zur Informationsübermittlung benutzen, u. a. Dopamin, Serotonin, Noradrenalin und Acetylcholin.

Braunes Fettgewebe: Wichtig beim Neugeborenen zur Wärmebildung, beim Erwachsenen zur Konstanterhaltung des Gewichtes. Die braune Fettzelle verbrennt wie ein Turbomotor Fette und Kohlenhydrate.

Broca Index: Ältere, nicht mehr gültige Formel zur Bestimmung des Soll-Gewichtes in Kilogramm: Körpergröße (cm) – 100 = Soll-Gewicht (kg).

Bulimia nervosa: Griech.: Ochsenhunger; Störung des Essverhaltens mit Heißhungeranfällen und anschließend absichtlich herbeigeführtem Erbrechen oder Missbrauch von Abführmitteln.

Cholecystokinin: „Sattheitshormon"; im Magen und im Darm produzierter Botenstoff, der im →Hypothalamus „Sattheit" auslöst.

Cholesterin: In allen tierischen Geweben vorkommende chemische Verbindung. C. ist eine organische Verbindung, die im menschlichen Organismus viele Funktionen übernimmt; es ist Bestandteil der Zellwände und wird für den Aufbau von Hormonen und Vitamin D benötigt. C. wird entweder mit der Nahrung aufgenommen oder in der Leber hergestellt.

Bei einem intakten Fettstoffwechsel wird bei einer vermehrten C.aufnahme durch die Nahrung weniger C. in der Leber hergestellt. Ist der Regelmechanismus gestört, sind die C.werte im Blut erhöht (Hypercholesterinämie). Diese Fettstoffwechselstörung ist mitverantwortlich für die Entstehung von Arteriosklerose.

C. ist der Grundkörper für die Gallenflüssigkeit und die Steroidhormone, d. h. für das Cortisol, die Sexualhormone und Aldosteron, den Salzregulator.

Je höher der →Cortisolspiegel steigt, desto höher steigt auch der Cholesterinspiegel. Die Korrektur von erhöhten Cholesterinwerten mittels Lipidsenker ist daher häufig unangemessen und richtet mehr Schaden an als Nutzen.

Cortex: →Kortex

Cortisol: Glukokortikoid der →Nebennierenrinde mit vielfältigen Wirkungen auf Nerven- und Körperzellen, Stressreaktion, →Zellkommunikation, Genexpression. Steuert zusammen mit →Insulin den Fett- und Zuckerstoffwechsel; wird aktiv durch die →HHN-Achse.

CRF (Corticotropin releasing factor): Englische Bezeichnung für →CRH. Stoff, der in der Hirnanhangdrüse das Hormon →ACTH freisetzt und seinerseits die Tätigkeit der Nebennierenrinde reguliert.

CRH (Corticotropin releasing hormone bzw. Corticotropin-freisetzendes Hormon): Im Zwischenhirn gebildeter →Botenstoff; reguliert die →HPA-Achse und die Sexualhormone sowie das →Wachstumshormon.

Dendrit oder Dendritenbaum: Fortsatz – oft stark verzweigt (Baum) – der Nervenzelle. Über Dendriten werden Impulse an den Zellkörper geleitet. Der Dendrit ist der „Empfänger" der Nervenzelle. Eine Nervenzelle kann sehr viele Dendriten haben, hat aber meist nur ein →Axon.
depressiv: traurig, niedergeschlagen, bedrückt.
Diabetes: Eine Störung des Kohlenhydrat-Stoffwechsels, die auf unzureichende →Insulinproduktion oder verringerte Empfindlichkeit für dieses Hormon zurückzuführen ist. Diabetes ist die Kurzform für „Diabetes mellitus": Zuckerkrankheit.
DNS (Desoxyribonukleinsäure): Dies ist der berühmte genetische Code, der von den dafür mit dem Nobelpreis ausgezeichneten Wissenschaftlern Watson und Crick entdeckt wurde. Die DNS ist in jeder Zelle vorhanden und stellt die Blaupause dar, nach welcher der Körper aufgebaut und aufrechterhalten wird. Werden Zellen neu gebildet, gewartet oder für eine andere Funktion umgebaut, holen andere chemische Verbindungen sich von diesem Bauplan die Anweisungen, wie sie ihre Aufgabe durchführen sollen.
Dopamin (DA): Wichtiger →Neurotransmitter des Gehirns, der sich auf drei verschiedene Systeme verteilt, die alle ihren Ursprung in Hirnstammstrukturen haben. Im Gehirn wichtiger Transmitter des Belohnungssystems. Er spielt bei Schizophrenie, Parkinson-Krankheit und Belohnungsmechanismen eine Rolle. Dopamin ist die Vorstufe des →Noradrenalins. Dopamin hat, ebenso wie Noradrenalin, Einfluss auf das Sättigungszentrum.
Dysstress: Veraltete Vorstellung von „schädigenden" Stressreaktionen im Gegensatz zu „Eustress" als positiv beeinflussender Stressreaktion.
efferent: Von einer Struktur wegleitend. Die Nervenfasern, die sich „efferent" zum Zentralnervensystem verhalten, steuern vor allem Muskeln (motorische Nervenzellen) und Drüsenfunktionen.
Efferentes Neuron: Motorisches Neuron. Leitet Impulse vom Gehirn oder Rückenmark zu den Erfolgsorganen (Muskeln und Drüsen).
Eicosanoide: Aktive, aus →essentiellen Fettsäuren abgeleitete Verbindungen. Es gibt drei Hauptgruppen: Prostaglandine, Thromboxane und Leukotriene. Diese sind gemeinsam für zahlreiche körperliche Reaktionen verantwortlich. Sie lassen Blutgefäße weiter oder enger werden, steuern die Ausscheidung oder Zurückhaltung von Urin, halten Natrium zurück oder sorgen für dessen Abgabe, beeinflussen den Eisprung, regen die Kontraktionen des Uterus an, lösen Menstruationskrämpfe aus oder beruhigen sie, leiten therapeutische Fehlgeburten ein. Sie verhüten oder fördern Blutgerinnsel, bringen Blutplättchen dazu, sich an Arterienwände anzulagern (Atheriosklerose), verstärken oder hemmen Entzündungen, rufen Überempfindlichkeitsreaktionen (Anaphylaxe) hervor oder dämpfen sie (gilt auch für Allergien und Autoimmunkrankheiten), steuern die Arbeit des Verdauungstrak-

tes, verstärken oder hemmen die Kontraktion der glatten Darmmuskulatur, hemmen die Magensekretion, fördern sowohl die Demineralisierung der Knochen (Resorption) als auch die Hyperkalziämie (überhöhter Kalziumgehalt des Blutes).

Einfach ungesättigte Fettsäuren: Abk. MUFA (monounsaturated fatty acid). Unschädliche, hitzestabile Öle, deren prominentester Vertreter das Olivenöl ist. Sind aber auch in Rapsöl vorhanden. Fettsäuren mit einer Doppelbindung. Positive Wirkung auf den Cholesterinspiegel. Senken das →LDL-Cholesterin, während das →HDL-Cholesterin kaum verändert wird.

Endknöpfchen bzw. -köpfchen: Sitzen am →Axonende, bilden Synapsen (Verbindungsstellen) aus, enthält Versikel mit Transmittern.

endokrin: Mit innerer Absonderung von Drüsenstoffen (i.e.S. Hormone) verbunden.

Endorphine: Endogene (von Gehirn oder Hypophyse abgesonderte) Opiate, die wie Morphin wirken.

Enzyme: Eiweißkörper, die durch ihre Anwesenheit eine biochemische Reaktion starten oder beschleunigen, ohne dabei selbst verändert zu werden (auch als Katalysatoren bezeichnet). Grundlage für die Reaktionsabläufe aller Stoffwechselwege. Enzyme greifen in eine Vielzahl körperlicher Abläufe ein. Ein Beispiel ist das im Speichel enthaltene Pytalin. Mit ihm wird Stärke in wenigen Sekunden in Glukose umgewandelt, was andernfalls Stunden dauern würde. Enzyme: Eiweißverbindungen, die die Stoffwechselabläufe im Organismus beschleunigen oder erst ermöglichen („Biokatalysatoren“). Jedes E. ist nur für einen bestimmten Vorgang verantwortlich und beeinflusst die Reaktion eines ganz bestimmten Stoffes im Körper.

Essentielle Fettsäuren: Nur zwei der ungefähr zwanzig oder mehr Fettsäuren sind „essentiell“. Sie können ausschließlich über die Nahrung gewonnen werden. Es handelt sich dabei um Linolsäure und Alpha-Linolensäure, die man umgangssprachlich auch als Vitamin F1 bzw. F2 bezeichnet. Die empfohlene tägliche Mindestaufnahme ist noch nicht offiziell festgelegt, aber man nimmt allgemein an, dass sie jeweils bei 1 Gramm täglich liegen sollte, und zwar idealerweise im Verhältnis 1:1.

Eustress: Veraltete Vorstellung von „förderlichen“ Stressreaktionen im Gegensatz zu „Dysstress“ als negativ beeinflussender, pathogener Stressreaktion.

exzessiv: außerordentlich; das Maß überschreitend; ausschweifend.

Faserstoffe (→Ballaststoffe): Sie bilden die natürliche Verpackung pflanzlicher Nahrungsmittel und werden im Dünndarm nicht verdaut. Es handelt sich hauptsächlich um Zellulose, Hemizellulose, Pektine, Harze und Lignine. Pektine und Harze sind eher zähe Flüssigkeiten und nicht so „faserig“. Einige der Faserstoffe vermehren die Masse des Stuhls, womit sie Verstopfung lindern und die Bildung von Divertikeln im Dickdarm verringern.

Pektin und Guar-Harz verlangsamen die Leerung des Magens und tragen zur Sättigung bei.
Die Faserstoffe der Nahrung werden im Dickdarm teilweise verdaut, indem sie mit Hilfe Gas produzierender Bakterien fermentiert werden. Dabei entstehen leicht flüchtige Fettsäuren (Essig-, Butter- oder Propionsäure), die sich positiv auf die Darmgesundheit auswirken. „Weiche“ Faserstoffe – sie sind für Menschen am besten geeignet – finden sich in Gemüse, Nüssen und Früchten. „Harte“ Fasern sind in Vollkorngetreide und Kleie enthalten.

Fette und Öle: Öle sind Fette, die bei Zimmertemperatur flüssig sind. Olivenöl wird zum Beispiel im Kühlschrank fest – es wird zu Fett. Insofern sind die Wörter „Öl“ und „Fett“ austauschbar.

Fettsäuren: Hauptsächliche Bestandteile der Nahrungs- und Körperfette (→gesättigte, einfach ungesättigte und mehrfach ungesättigte Fettsäuren).

Fettstoffwechsel: Umfasst die Verdauung und Verarbeitung der Fette im Körper. Die in der Nahrung aufgenommenen Fette gelangen über die Speiseröhre in den Magen. Erst im Dünndarm werden die Fette mit Hilfe von bestimmten Stoffen der Galle und Bauchspeicheldrüse gespalten. Die Bestandteile der Fette werden dann durch die Dünndarm-Schleimhaut in Form von →Lipoproteinen ins Blut aufgenommen. Von dort gelangen sie zur Weiterverarbeitung in die Leber und werden – wieder in Form von Lipoproteinen – in die Blutbahn abgegeben. Bei der Verstoffwechselung werden Fettbestandteile in Energie umgewandelt, zum Beispiel für den Bau von Zellwänden verwandt oder als Depotfett in die Körperzellen eingelagert.

Fettstoffwechselstörung: auch Hyperlipidämie (hyper = Erhöhung, -lipid = Fett, -ämie = Blut). Eine Störung des Fettstoffwechsels hat eine Erhöhung der Fettwerte im Blut zur Folge. Zu den wichtigsten Blutfettwerten zählen →Cholesterin und →Triglyceride. Man unterscheidet 1. Hypercholesterinämie, die mit erhöhten Cholesterinwerten einhergeht, 2. Hypertriglyceridämie, mit erhöhten Triglyceriden und 3. gemischte Hyperlipidämie, bei der sowohl beim Cholesterin als auch bei den Triglyceriden zu hohe Konzentrationen gemessen werden

Fructose: Ein einfacher Zucker (auch Monosaccharid genannt), der gewöhnlich in Obst und manchen Gemüsearten vorkommt. Er kann sich mit →Glukose zu einem Disaccharid, also Saccharose oder Haushaltszucker verbinden. Anders als Zucker wird die Fructose im Stoffwechsel langsam und ohne schädliche Folgen verarbeitet. Fructose wird auch als Zuckeraustauschstoff verwendet.

GABA (Gamma-Aminobuttersäure): Wichtigster, sehr schnell hemmender →Neurotransmitter des Gehirns.

Gesättigte Fettsäuren: Abk. SAFA (saturates fatty acid). In gesättigten Fetten sitzen an jedem Kohlenstoffatom zwei (am abschließenden C-Atom drei) Wasserstoffatome. Zwischen den Kohlenstoffatomen gibt es keine Doppelbindungen. Je mehr gesättigte Fettsäuren in einem →Triglycerid enthalten sind, desto härter ist dieses in der Regel bei Zimmertemperatur. Rinderfett ist stark gesättigt, Hühnerfett weniger stark. Auf die Verarbeitung der meisten gesättigten Fette ist unser Körper nicht eingerichtet. Sie verhindern, dass die →essentiellen Fettsäuren richtig funktionieren, was unter anderem zu Herzleiden, Arterienverhärtung, Thrombose, hohen Cholesterinwerten und zur Unterdrückung des Immunsystems führen kann.
Hauptlieferanten sind tierische Fette wie Butter, Schmalz, Talg sowie fettreiche tierische Lebensmittel, z. B. fettes Fleisch, Wurstwaren, fettreiche Milchprodukte. Des Weiteren enthalten die pflanzlichen Fette Kokosfett, Palmfett und Palmkernfett größtenteils SAFAs.
Gesättigte Fette haben die ausgeprägteste Cholesterin erhöhende Wirkung. Dies zeigt sich insbesondere am Anstieg des →LDL-Cholesterins.

Gestörte Glukosetoleranz: Erhöhte Blutzuckerwerte unter besonderen Belastungsbedingungen. Wenn nach einem Glukosetoleranztest die Blutzuckerwerte höher liegen als bei Nichtdiabetikern, aber unterhalb der Werte von Diabetikern.

GI-Wert: →Glykämie Indexwert.

Glykogen: Speicherform der →Glukose in den Zellen von Leber und Muskulatur.

Glukokortikoide: Wirkstoffe aus der Nebennierenrinde. Sie beeinflussen vielfältige Zellfunktionen. →Cortisol ist ein wichtiges Glukokortikoid

Glukose/Glucose: Auch Dextrose genannt. Traubenzucker. Ein einfacher Zucker (Monosaccharid), der in Obst und Honig enthalten ist. Glukose muss in der richtigen Konzentration im Blut vorliegen, da sie den Muskeln und dem Gehirn Energie liefert. Ein überhöhter Glukosespiegel wird Hyperglykämie genannt. Ist er zu niedrig, nennt man den Zustand Hypoglykämie. Glukose wird bei der Blutzuckerbestimmung gemessen.

Glykämie Indexwert (GI-Wert): Ein Maß für die Wirkung von →Kohlenhydraten auf den Blutzuckerspiegel. Den GI-Wert für Blutzucker (Glukose) selbst hat man auf 100 festgesetzt. Bei den meisten Nahrungsmitteln liegt der Wert unter 100.

Großhirnmark: Innerer Teil des Großhirns.

Großhirnrinde (Kortex): Äußerer, gefurchter Bereich des Großhirns.

Gyrus cinguli: Zum Assoziationskortex des →limbischen Systems gehörender Bereich der Hirnrinde, der c-förmig über dem Corpus callosum liegt. Wichtig für Emotionen und Erinnerungsbildung.

HDL-Cholesterin (High Density Lipoprotein): Fette(„Lipo“)-Eiweiß(„protein“)

-Verbindung mit hoher Dichte. Diese Partikel im Blut sorgen für den Abtransport von nicht mehr benötigtem Cholesterin aus den Körperzellen zur Leber. Dort wird es umgebaut, um dann mit der Gallenflüssigkeit über den Darm ausgeschieden zu werden. Somit entfernt HDL überschüssiges Cholesterin aus dem Körper und wirkt der Arteriosklerose entgegen. Es wird daher häufig auch als das „gute" Cholesterin bezeichnet und sollte bei Männern nicht unter 35mg/dl (0,9 mmol/l), bei Frauen nicht unter 40 mg/dl (1,0 mmol/l) liegen. Positive Veränderungen des Lebensstils können zum Anstieg des HDL-Cholesterins beitragen. Dazu gehören: Gewichtsreduktion bei Übergewicht, Aufgabe des Rauchens und regelmäßiges körperliches Training.

Heroin: Künstlich hergestellte, besonders schnell wirkende Form des Morphins, die in der Lage ist, die →Blut-Hirn-Schranke zu passieren.

Hippokampus: Ein Bereich der Hirnrinde, genauer halbmondförmige Hirnstruktur des →limbischen Systems; bedeutsam für nachhaltige Lern- und Gedächtnisleistungen.

Histamin: Ein chemischer Botenstoff, der an einer Reihe komplexer biologischer Abläufe beteiligt ist. Histamin interagiert mit Zellrezeptoren und löst damit Veränderungen bei vielen verschiedenen Körperfunktionen aus: Es führt sowohl zu Muskelkontraktionen im Darm, im Uterus und in den Lungen als auch zur Entspannung feiner Blutgefäße; erhöht die Durchlässigkeit der Kapillargefäßwände, entfernt Reste beschädigter Zellen, bekämpft Allergene, regt die Produktion von Magensäure sowie den Herzschlag an und beeinflusst Immunreaktionen der Lymphozyten. Histamin verhält sich wie ein →Neurotransmitter; seine genaue Funktion ist allerdings noch nicht vollständig aufgeklärt.

HHN-Achse/HPA-Achse: HHN-Achse = Hypothalamus-Hypophyse-Nebennierenrinde; HPA-Achse = engl. Hypothalamo-hypophyseo-adrenokortikales System. Neuronal ausgelöstes, hormonelles Reaktionssystem, an dem Zwischenhirn, Hirnanhangdrüse und Nebennierenrinde beteiligt sind.

Höhere Hirnareale: Teile der Hirnrinde. Sitz des Bewusstseins, der Erinnerung und des Willens.

Hormone: Chemische Botenstoffe, die von Körpergeweben ausgesandt werden, um über den Blutstrom andere Gewebe zu instruieren. Sie regulieren eine Vielzahl von Körperfunktionen. Hormone sind entweder Steroide oder Aminosäuren (Proteine), Substanzen, die typischerweise von →endokrinen Drüsen direkt ins Blut freigesetzt werden und ihre Wirkung auf entfernt liegende Organe ausüben. Hormone sind Informationsüberträger, steuern den Stoffwechsel, das Wachstum und die Fortpflanzung.

Hülsenfrüchte: Die getrockneten Früchte von Pflanzen aus der Familie der Leguminosen. Zu den wichtigsten Vertretern gehören Alfalfa, Bohnen, Ginster,

Klee, Linsen, Erbsen, Erdnüsse, Sojabohnen und Wicken. Hülsenfrüchte sind reich an Proteinen.

Hydrierte Öle und Trans-Fettsäuren: In beiden Fällen handelt es sich um künstliche Fette ähnlicher Verbindungen. Bei der Herstellung werden verschiedene Ölsorten so bearbeitet, dass sie bei Zimmertemperatur fest werden. Dazu wandelt man →mehrfach ungesättigte Öle (wie Sonnenblumenöl oder Maisöl) in →gesättigte Fette um. Man findet sie normalerweise in Margarine und vielen Backwaren wie Kuchen und Plätzchen. Für die Gesundheit sind diese künstlichen Fette sehr schädlich.

Hyperglykämie: Außergewöhnlich hoher Glukosespiegel im Blut. Der überschüssige →Blutzucker ist unmittelbar giftig für das Nervensystem.

Hyperinsulinämie: Außergewöhnlich hoher →Insulinspiegel im Blut. Hervorgerufen durch eine Überproduktion des →Pankreas, ungenügende Extraktion über die Leber und vermehrte Insulinresistenz. Gleichzeitig ist der Blutzuckerspiegel erhöht.

Hypertonie: Teil des →Metabolischen Syndroms bei Typ-2-Diabetiker. Hypertonie ist die Erhöhung des Blutdrucks und wird als ein wichtiger Risikofaktor für Schlaganfall und Herz-Kreislauf-Erkrankungen angesehen. H. liegt vor, wenn der obere Wert (systolisch) über 140 mmHg und der untere Wert (diastolisch) über 90 mmHg liegt. In den meisten Fällen haben Hypertoniker keine Beschwerden. Im Gegenteil. Sie fühlen sich oft leistungsfähig und gesund. Es können aber auch Symptome wie Druckgefühl und Schmerzen im Kopf, Schwindel sowie – bei langfristiger H. – Schmerzen in der Herzgegend und Atemnot bei Belastung auftreten.
Die Ursache für Hypertonie ist bis heute nicht geklärt. Auslöser scheint allerdings eine Engstellung der Blutgefäße zu sein. Aufgrund des häufigen Vorkommens in manchen Familien wird angenommen, dass erbliche Faktoren von Bedeutung sind. Äußere Faktoren wie beispielsweise hoher Kochsalzverzehr, Übergewicht und exzessiver Alkoholkonsum können zu H. führen. H. kann aber auch in Folge von Erkrankungen der Niere, Funktionsstörungen bestimmter Drüsen, Fehlbildungen der Gefäße usw. auftreten.

Hypertriglyceridämie: Die →Triglyceride im Blut sind erhöht. H. ist ein Risikofaktor bei Herz-Kreislauf-Erkrankungen und muss daher behandelt werden. Man findet H. häufig in Begleitung von Adipositas (starkem Übergewicht), Alkoholmissbrauch und/oder Diabetes mellitus. Der Triglyceridwert im Blut wird günstig beeinflusst durch eine Normalisierung des Gewichts, Einschränkung des Alkoholkonsums und einen reduzierten Verzehr von zuckerreichen Lebensmitteln. Ferner senkt ein erhöhter Verzehr von →Omega-3-Fettsäuren die Triglyceride.

Hypoglykämie: Außergewöhnlich niedriger →Glukosespiegel im Blut (unter 50 mg/dl). Dies führt zu unterschiedlichen Symptomen, darunter geistige

Beeinträchtigungen, Reizbarkeit, Heißhunger nach Zucker, Verwirrtheit, Müdigkeit und epileptische Anfälle.

Hypophyse: Hirnanhangdrüse, Ausgangspunkt für eine große Anzahl von Hormonen; gesteuert vom Zwischenhirn.

Hypothalamus: Unter dem Hauptteil Thamalus liegender Bereich des Zwischenhirns. Er reguliert das innere Milieu des Körpers, indem er die Ausschüttung von Botenstoffen und Hormonen über die →Hypophyse veranlasst. Teil des →limbischen Systems. Regulierendes Zentrum für viele Körperfunktonen wie Hunger, Durst, Schlaf- und Wachzustand, Körpertemperatur, Gefühlsausdruck. Regelt autonom, d. h. selbständig alle Stoffwechselabläufe; wird selbst von →höheren Hirnarealen kontrolliert; hat entscheidenden Einfluss auf das Körpergewicht. Vom Hypothalamus gehen die entscheidenden Impulse für die Energieaufnahme und -abgabe aus.

Impuls: kurzfristige Spannungsänderung.

indiziert: angezeigt

induziert: bewirkt

Inhibitorisches (hemmendes) postsynaptisches Potenzial (IPSP): Graduierbares (abstufbares) Potenzial, das aus der Summe kleiner Hyperpolarisationen entsteht.

Inselzellen: In der Bauchspeicheldrüse verteilte Zellgruppen. Ihre B-Zellen produzieren das blutzuckersenkende Insulin; nach ihrem Entdecker auch Langerhans-Inseln genannt.

Insuffizienz: Ungenügende Funktion, z. B. der Nieren (Nephropathie), eine häufige Folgekrankheit bei →Diabetes mellitus.

Insulin: In der Bauchspeicheldrüse gebildetes, blutzuckersenkendes, körpereigenes Hormon. Es wird von der Bauchspeicheldrüse (Pankreas) abgegeben, sobald der Blutzucker steigt. Es hat vor allem die Aufgabe, Muskel- und Fettzellen dazu zu bringen, →Glukose aus dem Blut aufzunehmen und so den Glukosespiegel zu normalisieren. „Schlüssel“, um Glukose in die Körperzellen einzuschleusen, damit diese daraus Energie gewinnen können. Insulin wirkt sich zudem auf viele andere Körperfunktionen aus: Es beeinflusst den Fettstoffwechsel, behindert die Fettmobilisierung, fördert die Fettaufnahme und kann durch Zellneubildung das Fettgewebe vermehren; ist es im Blut erhöht, fördert es die Gewichtszunahme. Es wird dem insulinbedürftigen Diabetiker als Arzneimittel verabreicht.

Insulinresistenz: Die Körperzellen (Muskel- und Fettzellen) reagieren zu wenig bis gar nicht auf Insulin, das heißt, sie sind insulinresistent, so dass der im Blut befindliche Zucker nicht in die Zellen gelangen kann. In den Zellen kann auch kein Zucker als →Glykogen gespeichert werden. An der Muskelzelle ist die Wirkung der Blutfette, an der Fettzelle der Tumor-Nekrose-Faktor alpha (TNFa) entscheidend. Die Insulinresistenz ist wahrscheinlich der wichtigste Faktor in der Entwicklung des Übergewichts.

Inulin: Ein süß schmeckender Stoff, der speziell in Wurzeln und Knollen von Dahlie und Topinambur (Helianthus tuberosus) vorkommt. Das Inulinmolekül ist ein kleines, reaktionsarmes Polysaccharid, das problemlos durch das Verdauungssystem geschleust wird. Da es vom Körper nicht aufgenommen wird, liegt sein →GI-Wert niedrig oder bei null.

Kalium: Ein weiches, weißes und sehr reaktionsfreudiges Metall (K) mit silbrigem Glanz. In der Natur in Verbindungen mit anderen Elementen reichlich vorhanden. Gemeinsam mit Natrium trägt es unter anderen wesentliche elektrolytische Zellfunktionen.

Kalium-Natrium-Pumpe: In der Zellmembran befindliches System zum Austausch von K- und Na-Ionen.

Kalzium: Ein zu den Metallen zählendes Element (Ca), das in vielen Verbindungen überall in der Natur vorkommt, z. B. als Kreide und Kalkstein. Zusammen mit Phosphor (= Kalziumphosphat) ist es Hauptbestandteil der Knochen. Die meisten pflanzlichen Nahrungsmittel sowie einige tierische Produkte enthalten Kalzium.

Kalorie: Berechnungsgrundlage des Energiegehaltes unserer Nahrung in Kilokalorien (kcal). Beispiel: 1 g Zucker hat 4,1 kcal.

katabol: Abbauend, und zwar den Abbaustoffwechsel oder Eiweißabbau betreffend. Gegenteil: anabol.

Katecholamine: Signalstoffe der →Zellkommunikation (Adrenalin, Noradrenalin und Dopamin). Sie wirken als Transmitter, Hormone und →Neuromodulatoren auf Nerven- bzw. Körperzellen.

Klinische Ökologie: Auf bestimmte Stoffe (z. B. in der Nahrung) kann nicht nur die Haut, sondern auch die Psyche allergisch reagieren. Die Klinische Ökologie erforscht ernährungs- und umweltbedingte Krankheiten von Psyche und Körper. Bei körperlichen und/oder psychischen allergischen Reaktionen werden aufgrund einer überschießenden Fehlreaktion bestimmte Botenstoffe (z. B. →Histamine) in extremer Menge in Umlauf gebracht, oder es entstehen „falsche“ Kombinationen von Botenstoffen. Das Ziel der klinischen Ökologie ist, die allergisierenden Stoffe mittels bestimmter Tests zu erkennen, um diese dann aus der täglichen Ernährung zu bannen.

Körperschema: Wissen/Vorstellung über den eigenen Körper. Körperschemastörung bezeichnet eine krankhafte Verzerrung des Körperschemas.

Kohlenhydrate: Eine Vielfalt von Verbindungen der Elemente Kohlenstoff, Sauerstoff und Wasserstoff. Sie bilden verschiedene Zucker, Stärken und die Zellwände der Pflanzen. Im Zuge der Verdauung werden sie schließlich in Blutzucker (Glukose) umgewandelt. Kohlenhydrate werden in Pflanzen vorwiegend aus Wasser und Kohlendioxyd gebildet und als Zucker, Stärke und Zellulose über die Nahrung aufgenommen. Als Glukose im Blut sind sie ein Hauptbrennstoff des Stoffwechsels.

Der menschliche Körper ist am besten an „langsame" Kohlenhydrate (mit niedrigem →GI-Wert) angepasst. „Langsame" Kohlenhydrate sind in Salaten, Gemüse und den meisten Früchten enthalten. Auch →Fructose, den speziell in Obst vorhandenen Zucker, kann der menschliche Körper gut verarbeiten. Bei Fructose handelt es sich um Stärkearten, die sich in Getreide und Kartoffeln finden, aber auch um Zuckerarten wie in Rohrzucker und Honig.

Komplexe Kohlenhydrate vs. Zucker: Zu den komplexen Kohlenhydraten gehört Stärke, nicht aber Zucker. Stärkereiche Lebensmittel sind Getreide, Vollkornprodukte, Hülsenfrüchte, Kartoffeln und einige Gemüsesorten Diese haben gleichzeitig einen hohen Ballaststoffanteil und liefern Vitamine und Mineralstoffe. Daher sind sie als Lebensmittel besonders wertvoll und sollten bevorzugt verzehrt werden.

Im Gegensatz dazu sollten kohlenhydratreiche Lebensmittel, die einen hohen Anteil an Zucker enthalten, wegen ihres geringen Vitamin- und Mineralstoffgehaltes gemieden werden. Komplexe Kohlenhydrate bewirken ein länger anhaltendes Sättigungsgefühl (→Ballaststoffe), während zuckerreiche Lebensmittel nur einen geringen Sättigungswert aufweisen.

Kortex (Cortex): Hirnrinde. Diese Hirnregion ist beim Menschen besonders entwickelt und enthält ca. 14 Milliarden Nervenzellen, die im Neokortex zu komplexen assoziativen Netzwerken verbunden sind (assoziativer Kortex, präfrontaler Kortex). Über die neuronalen Netze des Neokortex werden die höchsten integralen Funktionen gesteuert. So sind bestimmte Bereiche des Kortex vorwiegend an der Verarbeitung von Informationen aus dem Körper beteiligt, während andere Areale auf die Verarbeitung von Sinneseindrücken spezialisierte Netzwerke enthalten oder für die Bewegungskoordination zuständig sind.

Als Pyramidenzellen bezeichnet man einen sehr großen, auffälligen Zelltyp des Kortex, der sich durch besonders weitreichende Fortsätze auszeichnet.

Laktat: Milchsäure. Abbauprodukt im Muskelstoffwechsel aus →Glukose.

Lean Body Weight: (Aus dem Engl.) Magerkörpergewicht, also das Körpergewicht ohne Fett. Entscheidend für den Grundumsatz und Berechnungsgrundlage für die täglichen Kalorien bei Diät.

LDL-Cholesterin (Los Density Lipoprotein): Fett(„Lipo")-Eiweiß(„protein")-Verbindung mit geringer Dichte, hat einen hohen Anteil an →Cholesterin und transportiert dieses in die Körperzellen und Leber. LDL wird auch als das „schlechte" Cholesterin bezeichnet. Diese Definition ist jedoch sehr zweifelhaft, da LDL-Cholesterin im Körper unbedingt gebraucht wird.

Lifestyle-Übungen: Körperliche Betätigung im Tagesgeschehen, z. B. Treppen steigen, einkaufen gehen, putzen, tanzen, tragen etc.

Ligand: Signalstoff, von Zellen abgegeben, der an spezifischen →Rezeptoren anderer Zellen anbindet und dort bestimmte Reaktionen auslöst. Alle Hormone, Botenstoffe und Neurotransmitter sind Liganden.

Limbisches System: Von Papez postuliert als „Regelkreis der Emotionsentstehung“. Demnach erzeugt der →Hypothalamus den Emotionsausdruck, der →Gyrus cinguli die Emotionserfahrung und die Hirnrinde die emotionale Färbung des Erlebnisses. Heute ist der Begriff zwar weiterhin gebräuchlich, um das emotionale System des Gehirns zu beschreiben, doch hat sich die Erkenntnis über die Funktion der beteiligten Strukturen gewandelt. Darüber hinaus ist es fraglich, ob die Vorstellung eines einzigen emotionalen Systems ausreichend ist.

Das limbische System ist entscheidend für Gedächtnis, Emotionen, Kontrolle der viszeralen (die Eingeweide betreffenden) Funktionen und das Riechen. Es ist eine Funktionseinheit im Gehirn aus Teilen des Großhirns, Mittel- und Zwischenhirns; zuständig für besondere geistige Fähigkeiten wie rationales oder emotionales Handeln, einsichtiges Verhalten, abstraktes Denken und Lernfähigkeit. Es hat eine zentrale Bedeutung für die Entstehung von Emotionen (Amygdala), für Lern- und Gedächtnisleistungen (Hippocampus) und für die Regulation vegetativer Funktionen (Hypothalamus). Es ist ein gürtelförmig um den Hirnstamm gruppiertes Areal neuronaler Netze, die intensiv miteinander sowie mit höher und tiefer gelegenen Netzwerken des Gehirns verbunden sind. Es erhält seine Informationen parallel zu diesen anderen Hirnregionen und wirkt modulierend auf die dort ablaufenden Verarbeitungsprozesse ein.

Lipid Doppelschicht: Bezeichnend für den grundlegenden Aufbau von Zellmembranen. Zwei Schichten von Phospholipiden sind so angeordnet, dass die Wasser liebenden (hydrophilen) Phosphorsäure-„Köpfe“ der Innen- und Außenseite der Zelle zugewandt sind, während die Wasser meidenden (hydrophoben) Glycerid-„Schwänze“ einander gegenüberliegen.

Lipoproteine: Fett-Eiweiß-Verbindungen („Lipo-“ = Fett und „-protein“ = Eiweiß). Fette können im wässrigen Milieu des Blutes nur transportiert werden, wenn sie an wasserlösliche Eiweißstoffe gebunden sind. Die bekanntesten Lipoproteine sind →HDL- und LDL-Cholesterin. Sie bestehen zu unterschiedlichen Anteilen aus Fetten, u. a. Cholesterin, und Eiweißen.

Makromoleküle: Große Moleküle, bestehend aus einer erheblichen Anzahl von Atomen. Eiweißstoffe beispielsweise enthalten bis zu 10 Mio. Atome.

Mandelkern (→Amygdala): Sammlung von Kernen im vorderen Stirnlappen des Großhirns; der „Schlüssel“ zu unserem emotionalen Erleben. Er versieht die Sinneseindrücke mit einem emotionalen Etikett und veranlasst die körperlichen Reaktionen der Emotionen. Er beeinflusst die Produktion der Stresshormone sowie das autonome Nervensystem, das die viszeralen (die Eingeweide betreffenden) Erscheinungen der Emotionen hervorbringt.

Mediator: Signalstoff. Dient der Kommunikation zwischen Zellen (→Zellkommunikation).

Mehrfach ungesättigte Fettsäuren: Eine Klasse von Fetten, in deren Kohlenstoffketten mehrere Doppelbindungen sitzen. Sie sind in der Regel bei Zimmertemperatur flüssig. Es gibt zwei Hauptfamilien dieser Fette: →Omega-3- und Omega-6-Öle, die hauptsächlich in pflanzlichen Ölen und Seefischfetten enthalten sind. Diese Fettsäuren sind für den Menschen essentiell, d. h., sie können vom Körper nicht selbst hergestellt werden und müssen daher mit der Nahrung aufgenommen werden.

Metabolisches Syndrom: Komplexe Stoffwechselveränderung bei →Adipositas. Aufgrund von →Insulinresistenz, Erhöhung der Cortisolproduktion und Sympathikusfehlsteuerung zeigt sich ein Krankheitsbild mit Blutzuckererhöhung, Blutfettveränderung und Bluthochdruck.

Milchprodukte: Dazu gehören Milch (Vollmilch, entrahmte Milch, Kondensmilch, Trockenmilch) und ihre Verarbeitungsformen wie Sahne, Joghurt (vollfett oder fettarm), Butter, Käse und Eiskrem. Der Begriff umfasst Milch aller Art – ob von Kuh, Büffel, Ziege, Ren oder Schaf. Eier gehören nicht zu den Milchprodukten.

Moleküle: Verbindungen aus zwei oder mehreren Atomen (kleinste Teilchen chemischer Verbindungen).

Monoamine: Klasse von →Neurotransmittern mit einer Aminogruppe (Noradrenalin, Dopamin und Serotonin).

Nebennierenrinde: Produktionsstätte der Steroidhormone (z. B. Cortisol). Reguliert über den →Hypothalamus und die →Hypophyse.

Neokortex: Stammesgeschichtlich jüngerer Teil der Großhirnrinde (→Kortex).

nervosa: unruhig, leicht reizbar, aufgeregt, fahrig (lat. „die Nerven betreffend").

Neurit: Fortsatz der Nervenzelle, der Impulse vom Zellkörper wegleitet und entweder am Erfolgsorgan endet oder über eine Synapse mit →Dendriten einer anderen Zelle verbunden ist.

Neuromodulatoren: Botenstoffe, die nicht direkt Signale zwischen zwei Neuronen übertragen, sondern die Arbeit anderer Neurotransmitter modulieren. Sie beschleunigen oder verlangsamen die Rate, mit der Signale übertragen werden und beschleunigen oder verlangsamen so die Art und Weise, wie das Gehirn „denkt". Serotonin, Dopamin, Noradrenalin und viele andere Botenstoffe sind sowohl Neurotransmitter als auch Neuromodulatoren, je nachdem an welcher Stelle im Gehirn sie wirksam werden.

Neuron (Nervenzelle): Elementarer Baustein des Nervensystems. Charakteristischer, extrem polarisierter Zelltyp des Nervensystems, der in der Lage ist, an der Zelloberfläche eintreffende Informationen aufzunehmen, in elektrische Impulse umzuformen und an nachfolgende Strukturen weiterzuleiten. Besitzt Fortsätze, meist mehrere stark verzweigte →Dendriten (Dendritenbaum) zur Informationsaufnahme sowie ein oft reichlich verzweigtes →Axon zur Informationsweiterleitung in Projektionsgebiete. Am Axon-Ende befinden sich Verdickungen (Präsynapsen), aus denen bei Erregung Botenstoffe (Transmitter) in den →synaptischen Spalt abgegeben werden. Sie knüpfen an spezifische Eiweiße (Rezeptoren) der postsynaptischen Membran nachgeschalteter Nervenzellen an und lösen dort u. U. eine erneute Erregung aus.

Neurotransmitter: Nervenbotenstoff. Überträger von Signalen an den Nervenschaltstellen (z. B. Noradrenalin, Serotonin, Dopamin). Wird aus der Nervenfaser-Endigung in den →synaptischen Spalt freigesetzt. Neurotransmitter diffundieren über den Spalt hinweg, um die anliegende Nervenzelle zu erregen oder zu hemmen.

Nicotinerger Rezeptor: Typ von Acetylcholinrezeptor an der neuromuskulären Endplatte, der auch Nicotin erkennt und auf es anspricht.

Noradrenalin: Botenstoff in Gehirn und Körper. Wichtiger Neurotransmitter des Gehirns und sympathischer Abschnitte des peripheren Nervensystems (auch Norepinephrin genannt). Eine Vorstufe von →Adrenalin; es erhöht über den →Sympathikus die Herzfrequenz und den Blutdruck. Spielt möglicherweise eine Rolle bei Depressionen.

NPY (Neuropeptid Y): Botenstoff des Zwischenhirns. Meldet Hunger auf Kohlenhydrate und steht in Konkurrenz zum Leptin .

Nucleus accumbens: Teil des →limbischen Systems. Gehirnteil, der für die Umsetzung von Impulsen in Handlungen mit verantwortlich ist. Sorgt dafür, dass wir für Nahrung „jagen“, nach ihr greifen, handeln.

Omega-3-Fettsäuren: Kommt hauptsächlich vor in Kaltwasserfischen wie Hering, Makrele, Lachs, Thunfisch, Sardinen. Ist aber auch in Leinöl sowie Nachtkerzenöl enthalten.

Opioide (Opiate): Peptidverbindungen aus Gehirn und Hypophyse, die wie Opium wirken.

Pankreas: →Bauchspeicheldrüse. Erzeugt die Verdauungssäfte zur Spaltung von Eiweiß, Fett und Kohlenhydraten, so dass sie vom Darm aufgenommen werden können. Die tägliche Produktion beträgt etwa 1,0 – 1,5 Liter. Die so genannten Langerhans-Inseln produzieren das Insulin.

Parasympathicus (parasympathisches Nervensystem): Teil des →vegetativen Nervensystems, der für die Energieaufnahme und -speicherung zuständig ist. Gegenspieler des sympathischen Nervensystems. Einer der beiden Nervenstränge des vegetativen Nervensystems. Innerviert die inneren Organe und Drüsen gemeinsam mit dem Sympathikus. Wirkt entgegengesetzt zum →Sympathikus. Bewirkt die Erhaltung des inneren Gleichgewichts (Homöostase), z. B. bei der Verdauung und Speicherung von Aufbaustoffen für das Wohlbefinden des Körpers.

Pepitde: Klasse von Hormonen. Peptide sind Ketten aus Aminosäuren, den Bausteinen der Proteine.

Peripheres Nervensystem: Der Teil des Nervensystems, der aus den Hirnnerven und den Spinalnerven besteht.

physiologisch: Die Lebensvorgänge im Organismus betreffend.

Placebo-Phänomen: Neu definiert ist Placebo ein Stimulans, das die Selbstregulierungs- und Selbstheilungskräfte im Menschen mobilisiert. Placebo muss nicht gegenständlich, sondern kann ebenso geistige Kraft oder ein Heilritual sein. So gesehen steht Placebo auch im Mittelpunkt von rituell-mystischen oder religiösen Heilungspraktiken. Durch Placebo können – ähnlich gezielt wie durch Aktives Imaginieren – ausgewählte Botenstoffe bewusst mobilisiert werden. Wissenschaftlich nachgewiesen ist ein Konzentrationsanstieg der körpereigenen Endorphine bei Menschen mit guten Selbstregulierungskräften.

postsynaptisch: Hinter dem →synaptischen Spalt gelegen. Typischerweise befindet sich dort ein →Dendrit oder ein Zellkörper.

Präfrontaler Kortex: Hinter der Stirn liegender Bereich der Stirnrinde, der als der Ort gilt, an dem Bewusstsein entsteht, komplexe Planungen und Problemlösungen erfolgen und der für Lernen und Erinnerungen wichtig ist.

Proteine: Eiweißkörper. Aus Aminosäuren zusammengesetzte →Makromoleküle mit unterschiedlichen Aufgaben

psychosozial: Psychische Merkmale, die durch soziale Gegebenheiten bedingt sind.

***R**eduktion*: Verringerung.

Reiz: Energiequelle in der Umwelt, die eine Erregung in der Nervenfaser auslösen kann (Licht, Wärme, Druck usw.).

Rezeptoren: Empfangseinrichtung für Reize und Signale an der Zellmembran oder in der Zelle. Proteinmolekül, das einen bestimmten chemischen Boten erkennt und bindet. Auf einen Reiz erfolgt eine entsprechende Antwort, z. B. die Kontraktion einer Muskelzelle. Rezeptoren spielen bei allen Formen der Kommunikation zwischen Zellen die ausschlaggebende Rolle. Alle Botenstoffe reagieren mit nur für sie zuständigen Rezeptoren.

ritualisieren: Einer festgelegten Ordnung unterwerfen.

***S**accharose*: Ein Disaccharid, das sich aus miteinander verbundenen →Glukose- und Fructosemolekülen zusammensetzt. Besser bekannt unter der Bezeichnung Haushaltszucker.

Schlafentzug: Als „asketisches Wachen“ war der Schlafentzug im mittelalterlichen Christentum von Bedeutung, um zu übersinnlicher Erfahrung zu gelangen. Auch andere Religionen kennen diese Methode. Ein auf angenehme Weise durchgeführter Schlafentzug ist eine Möglichkeit, depressive Stimmungen nachhaltig zu bessern. Durch Schlafentzug können folgende

Botenstoffe mobilisiert werden: Noradrenalin, körpereigene Psychedelika, Serotonin.

Schwannsche Zelle: Gliazelle, die ihre Fortsätze um periphere Nerven schlingt und Myelin produziert (= Myelinscheide = Markscheide). Segmentierte Hülle um →Axone.

Selbsthypnose (Autohypnose): Mit Hilfe der Autosuggestion (aktive Selbstbeeinflussung unter Umgehung der „Großhirnrinden-Eigenschaften") kann ein selbst herbeigeführter, hypnotischer Zustand erreicht werden, ein ruhiger Zustand zwischen Bewusstsein und Schlafen (vgl. Autogenes Training, Katathymes Bilderleben).

Sensorische Eingänge: Über das →periphere Nervensystem eintreffende Informationen.

Sensorische Neuronen: Nervenzellen, die Informationen aus Haut, Muskeln und Gelenken an das Rückenmark (und damit an das Zentralnervensystem) leiten. Die →Zellkörper befinden sich in Ganglien außerhalb des Zentralnervensystems.

Serotonin: Hormon, das u. a. in →Hypothalamus und Mittelhirn vorkommt. Entscheidend für die Stimmung. Defizit wird als mögliche Ursache von Depressionen und Essstörungen angesehen. Gebildet aus der Aminosäure Tryptophan, die in Korn-, Fleisch- und Milchprodukten enthalten ist. →Neurotransmitter, der bei Depressionen, Schlaf und der Regulation der Körpertemperatur eine Rolle spielt sowie bei der Nahrungsaufnahme. Fehlt Serotonin bzw. ist es erniedrigt wie bei psychiatrischen Erkrankungen, so besteht ein Verlangen nach Kohlenhydraten. Die medikamentöse Erhöhung des Serotoninspiegels wird bei der Behandlung der →Adipositas angewendet.

Serotoninwiederaufnahmehemmer: Antidepressivum, das die Wiederaufnahme des körpereigenen Neurotransmitters →Serotonin in die sendende Nervenzelle hemmt und somit dessen biologische Wirkdauer verlängert.

Somatische Nerven: Periphere Nerven, welche die Verbindung zur Skelettmuskulatur und zu den Sinnesrezeptoren von Haut und Muskeln herstellen.

Stammfettsucht: Fettverteilung entsprechend der männlichen Erscheinungsform der →Adipositas (Apfeltyp).

Stressreaktionen, neuroendokrine: Relativ unspezifische Reaktion des Organismus auf physische oder psychische Belastungen. Die Reaktion auf psychische Stressoren (Herausforderungen, Belastungen) ist von der individuellen Bewertung abhängig. Sie beginnt mit einer unspezifischen Aktivierung assoziativer Netzwerke in kortikalen und limbischen (subkortikalen) Regionen. Als Folge dieser Arousal-Reaktion kommt es zur Aktivierung des zentralen noradrenergen Systems (Locus coeruleus und noradrenerge Kerne des Hirnstammes) sowie des peripheren noradrenergen Systems (sympathoadrenomedulläres System/SAM-System), verstärkte Ausschüttung von →Noradrenalin und Adrenalin durch sympathische Nervenendigungen und Nebennierenmark. Im Fall stärkerer, anhaltender und als unkontrollierbar eingeschätzter Belastungen führt die auf hypothalamische Kerngebiete (Nucleus paraventricularis) übergreifende Erregung zur Freisetzung von CRF (corticotropin releasing factor) und Vasopressin. Beide Release-Hormone stimulieren die Freisetzung von →ACTH (adrenokortikotrophes Hormon) aus der Adenohypophyse (Hirnanhangdrüse). ACTH wiederum regt die Sekretion von →Glukokortikosteroiden (beim Menschen Cortisol) durch die Zellen der Nebennierenrinde an. Dieses neuronal getriggerte hormonelle Reaktionssystem bezeichnet man als hypothalamo-hypophyseo-adrenokortikales System (HPA-Achse/dtsch.: →HHN-Achse). Die häufig verwendeten Bezeichnungen →Eustress für die kurzzeitige Aktivierung des SAM- und HPA-Systems und →Dysstress für die lang anhaltende Aktivierung des HPA-Systems sind irreführend.

subjektiv: Auf die eigene Person bezogen, von der eigenen Person aus urteilend.

Sympathikus: Der Anteil des autonomen Nervensystems, der Energie fördernde Organfunktionen einleitet und unterhält; er springt ein bei Notsituationen des Körpers wie Kampf, Schreck oder Flucht. Einer der beiden Nervenstränge des autonomen Nervensystems. Innerviert die inneren Organe und Drüsen gemeinsam mit dem →Parasympathikus und wirkt diesem entgegengesetzt.

Synapse: Verbindung zwischen Nervenzellen, über die Informationen von einer Zelle zur anderen mit Hilfe chemischer →Botenstoffe (bei der chemischen Synapse) übertragen werden. Verbindungsstelle zwischen der Nervenfaserendigung und dem →Dendriten oder Zellkörper (seltener dem →Axon) einer anderen (Nerven-)Zelle. Elektrische Synapsen erreichen die Informationsvermittlung, indem sie ein elektrisches Feld in der postsynaptischen Zelle induzieren.

Synaptisches Endknöpfchen: Spezialisierte Endigung einer axonalen Verzweigung, die ihrerseits Synapsen mit benachbarten Zellen bildet.

Synaptischer Spalt: Sehr schmaler Spalt zwischen zwei kommunizierenden Zellen an einer Synapse.

Syndrom: Komplex aus verschiedenen Symptomen.

Testosteron: Geschlechtshormon, das vornehmlich in den Hoden, zum geringen Teil in der Nebenniere produziert wird und mit der Ausprägung männlicher sekundärer Geschlechtsmerkmale (Gesichtsbehaarung, tiefe Stimme etc.) in Verbindung steht. Testosteron vermindert (über negative Rückkopplung) auch die Freisetzung von Gonadotropin-Releasing-Hormon. Bei →Adipositas beim Mann vermindert, bei der Frau oft vermehrt. Wichtiger Faktor für die Fettverteilung und bei der Fettmobilisation. Testosteron optimiert die Muskelempfindlichkeit für Insulin; sein Fehlen führt zur →Insulinresistenz: Gefahr einer →Diabetes.

Thalamus: Leitet als Schaltzentrum alle Informationen an die der Sinnesmodalität entsprechenden Bezirke der Hirnrinde weiter, aber auch ans →limbische System, z. B. an den →Mandelkern (Amygdala).

Transfette/Transfettsäuren: Bestimmte Fettsäuren, die durch den chemischen Prozess der Fetthärtung (= Aus flüssigem Öl wird festes Fett.) entstehen. Sie kommen vor in Produkten mit gehärteten Fetten, z. B. Kartoffelchips, Nuss-Nougat-Cremes, Backwaren (u. a. Kekse), Brat- und Frittierfetten (daher auch Pommes frites). Extrem schädliche, krank machende Fette, die die Arbeit zahlreicher →Enzyme im Körper behindern.

Transmitter: Botenstoff zur Kommunikation zwischen Nervenzellen. Ausgeschüttet von Versikeln in den Endknöpfchen.

Triglyceride: Triglyceride bestehen aus einem Glycerin-Molekül und drei Fettsäuren. Es sind die bei weitem häufigsten Fette in Nahrungsmitteln und im Körper. In tierischem Gewebe abgelagerte Triglyceride dienen als Speichermöglichkeit für Nahrungsenergie. Hohe Triglycerid-Werte im Blut sind entweder ein Zeichen für hohen Fettverzehr oder für eine schlechte Verarbeitung der aufgenommenen Fette. Der Körper speichert Fett und führt es wieder in den Stoffwechsel zurück, wenn Energie benötigt wird.

Trigger: Auslöser.

Vegetatives Nervensystem: Vegetativ = das innere Nervensystem betreffend. Bestehend aus →Sympathikus und Parasympathikus. Es regelt selbstständig alle vitalen Körperfunktionen.

Wachstumshormon: In der Hirnanhangdrüse gebildet, beeinflusst durch →CRH. Bei Adipositas verringert. Hat Einfluss auf den Fettstoffwechsel. Zusammen mit Testosteron starke Fettmobilisation.

Weightcycling: Jo-Jo-Effekt. Zyklisch wiederkehrende Gewichtsabnahme und -zunahme durch Diät. Häufiges Problem bei Versuchen der Gewichtsreduktion.

WHR (Waist-Hip-Ratio bzw. Taille-Hüft-Quotient): Wichtig zur Erfassung der Fettverteilung, besonders zur Erkennung der bauchbetonten →Adipositas.

Yoga: Das Streben nach Einheit zwischen Körper und Seele ist ein wesentlicher Aspekt von Yoga, der weltweit bekanntesten aller östlichen Heilslehren. Hatha (Sonne, Mond)-Yoga ist durch Anspannungs- und Entspannungsübungen des Körpers gekennzeichnet. Während der Durchführung ist eine unbedingte Konzentration auf das Atmen erforderlich. Angestrebt wird ein meditativer Zustand, ein Sich-leer-Machen, Nicht-Denken ist Ziel. In Bezug auf die Botenmoleküle wirkt Yoga nicht nur entspannend und beruhigend (Endorphine, Serotonin, Endovalium), sondern auch leicht aktivierend (Dopamin, Noradrenalin).

Zellkörper: Auch als „Soma“ bezeichneter Teil der Nervenzelle, der den Kern und andere Organellen enthält, welche die normalen Zellfunktionen in Gang halten.

Zellkommunikation: Wechselseitige Beeinflussung von Zellen durch Abgabe bestimmter Signalstoffe (→Mediatoren), die als →Liganden an spezifische →Rezeptoren anderer Zellen anbinden und durch deren Aktivierung eine spezifische Antwort auslösen (triggern). Die Mediatoren der synaptischen Signalübertragung (→Neuron) werden als Transmitter bezeichnet (z. B. Serotonin, Glutamat). Die mit dem Blutkreislauf verteilten Signalstoffe heißen Hormone (z. B. Sexualsteroide wie Testosteron oder Glukokortikoide wie Cortisol). Manche Signalstoffe werden als Transmitter, Hormon und →Neuromodulator benutzt (z. B. die Katecholamine Adrenalin, Noradrenalin und Dopamin).

Zellmembran: Dünne Lipid-Doppelschicht, welche die Zellorganellen und andere Substanzen, aus denen sich eine Zelle zusammensetzt, umgibt und von der äußeren Umgebung getrennt hält.

ZNS (Zentralnervensystem): Der Teil des Nervensystems, der aus Gehirn und Rückenmark gebildet wird. Das ZNS hat die Aufgabe, die über das periphere Nervensystem zugetragenen Informationen (sensorische Eingänge) zu verarbeiten, z. T. zu speichern und in verarbeiteter Form über das periphere Nervensystem an die Erfolgsorgane abzugeben (→sympathisches und parasympathisches System). Die Verarbeitung der eintreffenden Informationen und ihre Abgleichung mit bereits gespeicherten Informationen erfolgt in regionalen neuronalen Netzwerken, die z. T. eng miteinander verflochten sind und deren Aktivität durch so genannte globale Transmittersysteme moduliert und harmonisiert wird (z. B. monoamingerge, d. h. noradrenerge, serotonerge und dopaminerge Systeme, auch peptiderge Systeme).

Zucker: Sammelbegriff für zahlreiche süße, farblose, wasserlösliche Verbindungen, die im Saft von Samenpflanzen und der Milch von Säugetieren enthalten sind. Gemeinsam bilden sie die Gruppe der einfachsten Kohlenhydrate. Zu den Zuckern gehören Glukose (Dextrose = Traubenzucker), Fructose (Fruchtzucker), Invertzucker, Maltose und Laktose (Milchzucker).

Literaturliste

Akabayashi, Akira; Wahlestedt, Claes; Alexander, Jesline T.; Leibowitz, Sarah F.: *Specific inhibition of endogenous neuropeptide Y synthesis in arcuate nucleus by antisense oligonucleotides suppresses feeding behavior and insulin secretion.* In: Molecular Brain Research, 21, pp 55-61. Elsevier Science, 1994

Akabayashi, Akira; Watanabe, Yoshifumi; Gabriel, Steven M.; Chae, Hee Jin; Leibowitz, Sarah F.: *Hypothalamic galanin-like immunoreactivity and its gene expression in relation to circulating corticosterone.* In: Molecular Brain Research, 25, pp 305-312. Elsevier Science, 1994

Alden, Jennifer: Liberated Eating: *The serotonin programme for depressed dieters.* Lothian, Port Melbourne, Australien 2001

Amen, Daniel G.; Routh, Lisa C.: *Healing Anxiety and Depression.* Putnam's, New York 2003

Amen, Daniel G.: *Healing ADD: The Breakthrough Program That Allows You to See and Heal the 6 Types of ADD.* Berkley, New York 2002

Amen, Daniel G.: *Change Your Brain, Change Your Life: The Breakthrough Program for Conquering Anxiety, Depression, Obsessiveness, Anger, and Impulsiveness.* Three Rivers Press, New York 2000

Atkins, Robert C.; Buff, Sheila: *Forever young mit der Atkins-Diät: Das revolutionäre Programm für ein längeres, besseres und gesünderes Leben* (Orig.: Doctor Atkins' Age-Defying diet revolution, 2000). Goldmann, München 2001

Bailey, Covert: *Fit oder Fett?: Schlank, gesund und gut gelaunt mit der Zwölf-Minuten-Methode* (Orig.: Fit or Fat, Boston). Habegger, Derendingen 1992

Batmanghelidj, Faridun: *Wasser – die gesunde Lösung: Ein Umlernbuch* (Orig.: Your Body's Many Cries for Water). VAK, Kirchzarten bei Freiburg 1996

Battegay, Raymond: *Die Hungerkrankheiten: Unersättlichkeit als krankhaftes Phänomen.* Fischer Taschenbuch, Frankfurt am Main 1987

Bauer, Joachim: *Das Gedächtnis des Körpers: Wie Beziehungen und Lebensstile unsere Gene steuern.* Eichborn, Frankfurt am Main 2002

Baumel, Syd: Serotonin: *How to Naturally Harness the Power Behind Prozac and Phen/Fen.* Keats Publishing, New Canaan, Connecticut 1997

Beeken, Claire; Greenstreet, Rosanna: *Mein Körper, mein Feind* (Orig.: My Body, my Enemy: My thirteen year battle with anorexia nervosa). Lübbe, Bergisch Gladbach 2001

Biesalski, Hans Konrad; Grimm, Peter: *Taschenatlas der Ernährung.* Thieme, Stuttgart/New York 2002

Binder, Franz; Wahler, Josef: *Das neue Handbuch der gesunden Ernährung.* Deutscher Taschenbuch-Verlag, München 1993 Binder, Franz; Wahler, Josef:

Zuckerblocker: Alles über das süße Gift. Econ und List Taschenbuch, München 1999

Birkmayer, Walther; Riederer, Peter: *Neurotransmitter und menschliches Verhalten*. Springer, Wien/New York 1986

Böhme, Gernot: *Ethik im Kontext*. Suhrkamp Verlag, Frankfurt am Main 1977

Bond, Geoff: *Natural Eating: Natürlich fit und gesund; essen, was der Körper wirklich braucht* (Orig.: The Bond Effect, Natural Eating, 2001). Beust, München 2001

Böning, Verena: *ausbrechen: Bulimie verstehen und überwinden*. Urban und Fischer, München/Jena 2000

Bowlby, John: *Das Glück und die Trauer: Herstellung und Lösung affektiver Bindungen* (Orig.: The Making and Breaking of Affectional Bonds). Klett-Cotta, Stuttgart 2001

Bowlby, John: *Frühe Bindung und kindliche Entwicklung* (Orig.: Child Care and the Growth of Love). Ernst Reinhardt, München 2001

Brand-Miller, Jennie; Burani, Johanna; Foster-Powell, Kaye; Holt, Susanna: *The New Glucose Revolution Complete Guide to Glycemic Index Values*. Marlowe & Company, New York 2003

Brand-Miller, Jennie; Wolever, Thomas M. S.; Foster-Powell, Kaye; Colagiuri, Stephen: *The New Glucose Revolution: The Authoritative Guide to The Glycemic Index – the Dietary Solution for Lifelong Health*. Marlowe & Company, New York 2003

Bratman, Steven; Knight, David: *Health Food Junkies: overcoming the obsession with healthful eating*. Broadway Books, New York 2000

Brownell, Kelly D.; Horgen, Katherine Battle: *Food Fight: The inside story of the food industry, America's obesity crisis, and what we can do about it*. McGraw-Hill, New York 2004

Bruch, Hilde: *Eßstörungen: Zur Psychologie und Therapie von Übergewicht und Magersucht* (Orig.: Eating Disorders, Obesity, Anorexia nervosa and the Person Within, 1973). Fischer Taschenbuch, Frankfurt am Main 1991

Bruch, Hilde: *Das verhungerte Selbst: Gespräche mit Magersüchtigen* (Orig.: Conversations with Anorexics, 1988). Fischer Taschenbuch, Frankfurt am Main 1990

Bruch, Hilde: *Der goldene Käfig: Das Rätsel der Magersucht* (Orig.: The Golden Cage, The Enigma of Anorexia Nervosa, 1978). Fischer Taschenbuch, Frankfurt am Main 1982

Bruker, Max Otto; Gutjahr, Ilse: *Zucker, Zucker ... Krank durch Fabrikzucker: Von süßen Gewohnheiten, dunklen Machenschaften und bösen Folgen für unsere Gesundheit*. Emu, Lahnstein 1995

Bruker, Max Otto; Gutjahr, Ilse: *Diabetes und seine biologische Behandlung*. Emu, Lahnstein 1986

Burlet, Arlette J.; Jhanwar-Uniyal, Meena; Chapleur-Chateau, Michelle; Burlet, Claude R.; Leibowitz, Sarah F.: *Effect of Food Deprivation and Refeeding on the Concentration of Vasopressin and Oxytocin in Discrete Hypothalamic Sites*. In: Pharmacology Biochemistry and Behavior, Vol. 43, pp 897-905. Pergamon Press, 1992

Capuano, Christopher A.; Leibowitz, Sarah F.; Barr, Gordon A.: *The pharmaco-ontogeny of the perifornical lateral hypothalamic b2-adrenergic and dopaminergic receptor systems mediating epinephrine- and dopamine-induced suppression of feeding in the rat*. In: Developmental Brain Research, 70, pp 1-7. Elsevier Science, 1992

Capuano, Christopher A.; Leibowitz, Sarah F.; Barr, Gordon A.: *The pharmaco-ontogeny of the paraventricular a2-noradrenergic receptor system mediating norepinephrine-induced feeding in the rat*. In: Developmental Brain Research, 68, pp 67-74. Elsevier Science, 1992

Capuano, Christopher A.; Leibowitz, Sarah F.; Barr, Gordon A.: *The Ontogeny of Opioid Receptors Mediating Opiate-Induced Feeding in Rats*. In: Neuropharmacology, Vol. 29, No 5, pp 433-437. Pergamon Press, 1990

Carper, Jean: *Wundernahrung fürs Gehirn: Steigert den IQ, optimiert die geistige Kraft, stoppt Alterungsprozesse* (Orig.: Your Miracle Brain). Ullstein, München 2003

Claude-Pierre, Peggy: *The Secret Language of Eating Disorders: How You Can Understand and Work to Cure Anorexia and Bulimia*. Vintage Books, New York 1997

Cloninger, Robert C.: *A Unified Biosocial Theory of Personality and Its Role in the Development of Anxiety States*. In: Psychiatric Developments, 3, pp 167-226. Oxford University Press, New York 1983

Cloninger, Robert C.: *A Systematic Method for Clinical Description and Classification of Personality Variants: A Proposal*. In: Arch Gen Psychiatry, Vol. 44, pp 573-588, 1987

Coe, Sopie D.; Coe, Michael D.: *Die wahre Geschichte der Schokolade* (Orig.: The True History of Chocolate, 1996). Fischer Taschenbuch, Frankfurt am Main 1997

Colantuoni, C.; Schwenker, J.; McCarthy, J.; Rada, P.; Ladenheim, B.; Cadet, J.-L.; Schwartz, G. J.; Moran, T. H.; Hoebel, B. G.: *Excessive sugar intake alters binding to dopamine and mu-opioid receptors in the brain*. In: NeuroReport, Vol. 12, No 16, 2001

Cooper, Robert K.; Cooper, Leslie L.: *Fettarm leben: Wie Sie die Fettmacher ausschalten und die Fettverbrenner einschalten* (Orig.: Low-Fat Living, 1996). Mosaik, München 1999

Crane, Adam; Soutar, Richard: *Mindfitness Training: Neurofeedback and the Process*. Writers Club Press, Lincoln, NE 2000

Cuntz, Ulrich; Hillert, Andreas: *Eßstörungen: Ursachen, Symptome, Therapien*. Beck, München 2000

Dalvi, Salmaan: *Adrenal Fatigue: A Desk Reference*. Authors OnLine, Hertford 2003

Damasio, Antonio R.: *Ich fühle, also bin ich: Die Entschlüsselung des Bewusstseins* (Orig.: The Feeling of what Happens. Body and Emotion in the Making of Consciousness, New York 1999). Ullstein, München 2002

Damasio, Antonio R.: *Descartes' Irrtum: Fühlen, Denken und das menschliche Gehirn*, 2. Auflage 1996 (Orig.: Descartes' Error. Emotion, Reason and the Human Brain, New York 1994,). List, München/Leipzig 1994

Danowski, Debbie; Lazaro, Pedro: *Why Can't I Stop Eating?: Recognizing, Understanding, and Overcoming Food Addiction*. Hazelden, Center City, Minnesota 2000

DesMaisons, Kathleen: *The Sugar Addict's Total Recovery Programme: natural, simple solutions that build energy, heal depression and enhance mental focus*. Simon and Schuster, London 2000

DesMaisons, Kathleen: *Potatoes not Prozac*. First Fireside Ed., New York 1998

Deutsch, Georg; Springer, Sally P.: *Linkes – rechtes Gehirn* (Orig.: Left brain – right brain). Spektrum, Heidelberg/Berlin 1998

Diamond, John: *Der Körper lügt nicht* (Orig.: BK Behavioral Kinesiology – Your Body doesn't Lie). VAK, Kirchzarten bei Freiburg 2002

Diamond, John: *Die heilende Kraft der Emotionen* (Orig.: Life energy). VAK, Kirchzarten bei Freiburg 2002

Didou-Manent, Michèle; Ky, Tran; Robert, Hervé: *Dick oder dünn?: Körperkult im Wandel der Zeit* (Orig.: Mince ou grosse, Perrin 1996). Knesebeck, München 1998

Dufty, William: *Zucker-Blues: Suchtstoff Zucker* (Orig.: Sugar Blues, New York 1976). Zweitausendeins, Frankfurt am Main 1996

Ellrott, Thomas; Pudel, Volker: *Adipositastherapie: Aktuelle Perspektiven*. Georg Thieme, Stuttgart 1997

Ettich, C.; Pfeiffer U. (Hrsg.): *Anorexie und Bulimie: Zwischen Todes-Sehnsucht und Lebens-Hunger*. Urban und Fischer, München/Jena 2001

Fernstrom, John D.; Cameron, Judy L.; Fernstrom, Madelyn H.; McConaha, Claire; Weltzin, Theodore E.; Kaye, Walter H.: *Short-Term Neuroendocrine Effects of a Large Oral Dose of Monosodium Glutamate in Fasting Male Subjects*. In: Journal of Clinical Endocrinology and Metabolism, Vol. 81, No 1, pp 184-191. The Endocrine Society, 1996

Fernstrom, Madelyn H.; Verrico, Christopher D.; Ebaugh, Alissa L.; Fernstrom, John D.: *Diet-Induced Changes in Serum Cholesterol Concentrations Do Not Alter Tryptophan Hydroxylation Rate or Serotonin Concentrations in Gerbil Brain*. In: Life Sciences, Vol. 58, No 17, pp 1433-1444. Elsevier Science, 1996

Fernstrom, Madelyn H.; Fernstrom, John D.: *Acute Tyrosine Depletion Reduces Tyrosine Hydroxylation Rate in Rat Central Nervous System*. In: Life Sciences, Vol. 57, No 9, pp 97-102. Elsevier Science, 1995

Fischer, Joschka: *Mein langer Lauf zu mir selbst*. Kiepenheuer & Witsch, Köln 1999

Frangenberg, Ute: *Fatburner: Schlank werden beim Essen*. Südwest, München 2000

Frohn, Birgit: *Anti-Aging Food*. Midena, München 2000

Fuchs, Kathrin: *Meine Mutter – meine Pfunde: Eßzwänge und Erziehung* (Orig.: My Mother made me do it. How Your Mother Influenced Your Eating Patterns – And How You Can Change Them, Los Angeles 1989). BLV, München/Wien/Zürich 1991

Gallo, Fred P.; Vincenzi, Harry: *gelöst, entlastet, befreit: Klopfakupressur bei emotionalem Stress* (Orig.: Energy tapping). VAK, Kirchzarten bei Freiburg 2002

Gallo, Fred P.: *Handbuch der energetischen Psychotherapie* (Orig.: Energy diagnostic and treatment methods). VAK, Kirchzarten bei Freiburg 2002

Gallo, Fred P.: *Energetische Psychologie* (Orig.: Energy psychology. Explorations at the interface of energy, cognition, behavior and health). VAK, Kirchzarten bei Freiburg 2000

Gebauer, Karl; Hüther, Gerald: *Kinder brauchen Wurzeln: Neue Perspektiven für eine gelingende Entwicklung*. Walter, Düsseldorf/Zürich 2001

Gerlinghoff, Monika; Backmund, Herbert; Mai, Norbert: *Magersucht und Bulimie: Verstehen und bewältigen*. Beltz, Quadriga, Weinheim/Berlin 1993

Gershon, Michael: *Der kluge Bauch: Die Entdeckung des zweiten Gehirns* (Orig.: The Second Brain). Goldmann, München 2001

Göckel, Renate: *Tatort Kühlschrank: Wenn Essen zum Problem wird*. Kreuz Verlag, Stuttgart/Zürich 2003

Göckel, Renate: *Endlich frei vom Esszwang: Zwölf Beispiele, wie man die Ess-Sucht überwinden kann*. Kreuz Verlag, Stuttgart/Zürich 1992

Goleman, Daniel: *Emotionale Intelligenz* (Orig.: Emotional Intelligence). Hanser, München/Wien 1996

Gray, John: *The Mars & Venus Diet & Exercise Solution*. Macmillian, London 2003

Grillparzer, Marion: *Fatburner: So einfach schmilzt das Fett weg*. Gräfe und Unzer, München 1999

Grimm, Hans-Ulrich; Zittlau, Jörg: *Vitaminschock: Die Wahrheit über Vitamine: Wie sie nützen, wann sie schaden*. Droemer, München 2002

Gröne, Margret: *Wie lasse ich meine Bulimie verhungern?: Ein systemischer Ansatz zur Beschreibung und Behandlung der Bulimie*. Carl-Auer-Systeme, Heidelberg 1997

Grossarth-Maticek, Ronald: *Autonomietraining: Gesundheit und Problemlösung durch Anregung der Selbstregulation*. Walter de Gruyter, Berlin/New York 2000

Grout, Pam: *Jumpstart Your Metabolism: How to lose weight by changing the way you breathe*. Fireside Book, New York 1998

Guldenschuh, Beate: *Wege aus der Essstörung: 56 Frauen berichten*. Studien Verlag, Innsbruck/Wien/München/Bozen 2001

Haimann, Claudia: *Die Diabetes-Behandlung der Zukunft*. In: Spektrum der Wissenschaft, März 2002, S. 60 ff. Spektrum der Wissenschaft, Heidelberg 2002

Hall, Lindsey; Cohn, Leigh: *Bulimia: A Guide to Recovery*. Gürze Books, Carlsbad, CA 1999

Hamer, Dean; Copeland Peter: *Das unausweichliche Erbe: Wie unser Verhalten von unseren Genen bestimmt ist* (Orig.: Living with Our Genes, New York 1998). Scherz, Bern/München/Wien 1999

Hamm, Michael: *Fit und schlank mit dem GLYX: Dauerhaft abnehmen mit den richtigen Kohlenhydraten*. Midena, München 2001

Hamm, Michael: *Vital Food: Schönheit kann man essen*. Verlag Gesundheit, Berlin 2000

Harrus-Révidi, Gisèle: *Die Lust am Essen: Eine psychoanalytische Studie* (Orig.: Psychoanalyse de la gourmandise, Paris 1996). Deutscher Taschenbuch Verlag, München 1998

Hart, Carol: *Secrets of Serotonin*. Lynn Sonberg Book Associates, New York 1996

Hartenbach, Walter: *Die Cholesterin-Lüge: Das Märchen vom bösen Cholesterin*. Herbig, München 2002

Häusel, Hans-Georg: *Think Limbic: Die Macht des Unbewussten verstehen und nutzen für Motivation, Marketing, Management*. WRS Verlag, Planegg 2000

Heinz, Andreas: *Das dopaminerge Verstärkungssystem: Funktion, Interaktion mit anderen Neurotransmittersystemen und psychopathologische Korrelate*. Steinkopff, Darmstadt 2000

Heller, Richard F.; Heller, Rachael F.: *Die Fressbremse: Schluss mit Übergewicht bei Kohlenhydratsucht* (Orig.: The Carbohydrate Addict's Lifespan Program, New York 1997). Goldmann, München 2001

Hellinger, Bert: *Ordnungen der Liebe: Ein Kursbuch*. Carl-Auer-Systeme, Heidelberg 1995

Hennig, Gudrun; Pelz, Georg: *Transaktionsanalyse: Ein Lehrbuch für Therapie und Beratung*. Herder, Freiburg im Breisgau/Basel/Wien 1997

Herpertz-Dahlmann, Beate: *Eßstörungen und Depression in der Adoleszenz*. Hogrefe, Göttingen/Bern/Toronto/Seattle 1993

Herriger, Catherine: *Die böse Mutter: Warum viele Frauen dick werden und bleiben*. Heyne, München 1988

Hirigoyen, Marie-France: *Die Masken der Niedertracht: Seelische Gewalt im*

Alltag und wie man sich dagegen wehren kann (Orig.: Le harcèlement moral. La violence perverse au quotidien). Deutscher Taschenbuch Verlag, München 2002

Hoebel, Bartley G.; Rada, Pedro V.; Mark, Gregory P.; Pothos, Emmanuel N.: *Neural systems for reinforcement and inhibition of behavior: Relevance to eating, addiction, and depression*. In: Well-being: Foundations of Hedonic Psychology. Russell Sage Foundation, New York 1999

Hofmann, Inge: *Fitmacher fürs Immunsystem: Abwehrschwächen erkennen und bekämpfen; Vitalstoffe, die Abwehrschwäche besiegen und vor Krankheiten schützen*. Mosaik, München 1996

Hüther, Gerald: *Bedienungsanleitung für ein menschliches Gehirn*. Vandenhoeck & Ruprecht, Göttingen 2001

Hüther, Gerald; Rüther, Eckart: *Das serotonerge System*. UNI-MED-Verlag, Bremen 2000

Hüther, Gerald: *Die Evolution der Liebe: Was Darwin bereits ahnte und die Darwinisten nicht wahrhaben wollen*. Vandenhoeck & Ruprecht, Göttingen 1999

Hüther, Gerald: *Wie aus Stress Gefühle werden: Betrachtungen eines Hirnforschers*. Vandenhoeck & Ruprecht, Göttingen 1999

Hüther, Gerald: *Biologie der Angst: Wie aus Streß Gefühle werden*. Vandenhoeck & Ruprecht, Göttingen 1997

Jhanwar-Uniyal, Meena; Awad, Ihab R.; Gearhart, Gabrielle M.; Finkelstein, Judith A.; Leibowitz, Sarah F.: *Higher a-Noradrenergic Receptors in Paraventricular Nucleus of Obese Zucker Rats: Decline After Food Deprivation*. In: Pharmacology Biochemistry and Behavior, Vol. 40, pp 853-859. Pergamon Press, 1991

Johnstone, Keith: *Improvisation und Theater: Die Kunst, spontan und kreativ zu agieren* (Orig.: Impro – improvisation and the theatre). Alexander-Verlag, Berlin 2000

Johnstone, Keith: *Theaterspiele: Spontaneität, Improvisation und Theatersport*. Alexander-Verlag, Berlin 1997

Jopp, Andreas: *Risikofaktor Vitaminmangel: Wie Sie mit Vitaminen, Mineralstoffen und Spurenelementen Ihr Immunsystem stärken und Ihre Leistungsfähigkeit verbessern*. Haug, Stuttgart 2002

Kamen, Betty: *Der Chrom-Faktor: Woran Chrommangel schuld ist, und was richtige Ernährung bewirkt* (Orig.: The chromium connection). Heyne, München 1997

Kästner, Sabine: *Des Meeres Seligkeit*. Tebbert, Münster (Westfalen) 2001

Katherine, Anne: *Anatomy of a Food Addiction: The Brain Chemistry of Overeating*. Gürze Books, Carlsbad, CA 1991

Kautzmann, Gabriele; Miketta, Gaby (Hrsg.): *Das Wunder im Kopf*. Zabert Sandmann, München 1999

Keppler, Cordula: *Bulimie: Wenn Nahrung und Körper die Mutter ersetzen*. Patmos, Düsseldorf 2003
Keppler, Cordula: *Bulimie: Wenn Nahrung und Körper die Mutter ersetzen*. Walter, Solothurn/Düsseldorf 1995
Klein, Richard: *Schöne fette Welt: Ein Lob der Fülle* (Orig.: Eat fat). Goldmann, München 1999
Klein, Stefan: *Die Glücksformel oder Wie die guten Gefühle entstehen*. Rowohlt, Reinbek bei Hamburg 2002
Klentze, Michael: *anti aging: Die Macht der eigenen Hormone*. Südwest Verlag, München 2003
Kotre, John: *Weiße Handschuhe: Wie das Gedächtnis Lebensgeschichten schreibt* (Orig.: White Gloves, How We Create Ourselves Through Memory, New York 1995). Hanser, München/Wien 1996
Kotulak, Ronald: *Die Reise ins Innere des Gehirns: Den Geheimnissen des menschlichen Gehirns auf der Spur* (Orig.: Inside The Brain. Revolutionary Discoveries of How the Mind Works, Kansas City 1996/1997). Junfermann, Paderborn 1998
Krahl, Gisela: Mood Food: *Das Kochbuch für Lust & Laune*. Deutscher Taschenbuch Verlag, München 1998
Kramer, Peter D.: *Glück auf Rezept: Der unheimliche Erfolg der Glückspille Fluctin* (Orig.: Listening to Prozac. A Psychiatrist Explores Antidepressant Drugs and the Remaking of the Self, USA 1993). Kösel, München 1995
Landis, Robyn: *BodyFood: Schlemme Dich schlank und fit = Bodyfueling* (Orig.: Bodyfueling, 1994). Rowohlt, Reinbek bei Hamburg 1997
Langsdorff, Maja: *Die heimliche Sucht, unheimlich zu essen: Bulimie – Verstehen und heilen*. Fischer Taschenbuch, Frankfurt am Main 2002
Laudan, Rachel: *Der Ursprung der modernen Küche*. In: Spektrum der Wissenschaft, Februar 2001, S. 66 ff. Spektrum d. Wiss., Heidelberg 2001
Lawrence, Marilyn (Hrsg.): *Satt aber hungrig: Frauen und Eßstörungen*. Rowohlt, Reinbek bei Hamburg 1990
LeDoux, Joseph: *Das Netz der Gefühle: Wie Emotionen entstehen* (Orig.: The Emotional Brain. The Mysterious Underpinnings of Emotional Life, New York 1996). Hanser, München/Wien 1998
Leibowitz, Sarah F.; Alexander, Jesline T.: *Hypothalamic Serotonin in Control of Eating Behavior, Meal Size, and Body Weight*. In: Biological Psychiatry, Vol. 44, pp 851-864. Society of Biological Psychiatry, 1998
Leibowitz, Sarah F.; Alexander, Jesline T.; Cheung, W.K.; Weiss, Gail F.: *Effects of Serotonin and the Serotonin Blocker Metergoline on Meal Patterns and Macronutrient Selection*. In: Pharmacology Biochemistry and Behavior, Vol. 45, pp 185-194. Pergamon Press, 1993
Leibowitz, Sarah F.; Kim, Taewan: *Impact of a galanin antagonist on exogenous*

galanin and natural patterns of fat ingestion. In: Brain Research, 599, pp 148-152. Elsevier Science, 1992

Leibowitz, Sarah F.: *Brain Neuropeptide Y: An Integrator of Endocrine, Metabolic and Behavioral Processes*. In: Brain Research Bulletin, Vol. 27, pp 333-337. Pergamon Press, 1991

Leibowitz, Sarah F.; Lucas, Dolores J.; Leibowitz, Karen L.; Jhanwar, Yuliya S.: *Developmental Patterns of Macronutrient Intake in Female and Male Rats From Weaning to Maturity*. In: Psychology and Behavior, Vol. 50, pp 1167-1174. Pergamon Press, 1991

Leibowitz, Sarah F.; Weiss, Gail F.; Suh, Jin S.: *Medial Hypothalamic Nuclei Mediate Serotonin's Inhibitory Effect on Feeding Behavior*. In: Pharmacology Biochemistry and Behavior, Vol. 37, pp 735-742. Pergamon Press, 1990

Leibowitz, Sarah F.; Eidelman, Dov; Suh, Jin S.; Diaz, Sonia; Sladek, Celia D.: *Mapping Study of Noradrenergic Stimulation of Vasopressin Release*. In: Experimental Neurology, 110, pp 298-305. Academic Press, 1990

Leibowitz, Sarah F.: *The Role of Serotonin in Eating Disorders*. In: Drugs, 39, Suppl. 3, pp 33-48. ADIS Press, 1990

Leonard, William R.: *Menschwerdung durch Kraftnahrung*. In: Spektrum der Wissenschaft, Mai 2003, pp 30 ff. Spektrum d. Wiss., Heidelberg 2003

Lesser, Michael; Kapklein, Colleen: *The Brain Chemistry Plan: The Personalized Nutritional Prescritption for Balancing Mood, Relieving Stress, and Conquering Depression*. Perigee Books, New York 2002

Lesser, Michael; Kapklein, Colleen: *The Brain Chemistry Diet: The Personalized Prescritption for Balancing Mood, Relieving Stress, and Conquering Depression, Based on Your Personality Profile*. Perigee Books, New York 2002

Logue, Alexandra W.: *Die Psychologie des Essens und Trinkens* (Orig.: The psychology of eating and drinking). Spektrum, Heidelberg/Berlin 1998

Lübeck, Walter: L-Carnitin: *Ein Fitmacher ganz besonderer Art*. Windpferd, Aitrang 1998

Lüthi, Cornelia Andrea: *Feed your Brain: Brainfood mach leistungsfähiger und denkschneller*. Orell Füssli, Zürich 1998

Markert, Dieter F.: *Die Markert-Diät in der ärztlichen Praxis: Grundlagen moderner Diätetik*. Haug, Heidelberg 1999

Masters, Roger D.; McGuire, Michael T.: *The Neurotransmitter Revolution: Serotonin, Social Behavior, and the Law, Southern Illinois University, with a foreword by Margaret Gruter*. Southern Illinois University Press, Carbondale, IL 1994

McKenna, Terence; Pieper, Werner: *Die süßeste Sucht: Ist Zucker eine Killer-Droge?* Pieper's MedienXperimente, Löhrbach 1994

Miketta, Gaby: *Netzwerk Mensch: Psychoneuroimmunologie: den Verbindungen von Körper und Seele auf der Spur; eine neue Wissenschaft revolutioniert unser medizinisches Weltbild*. Trias, Stuttgart 1991

Mohr, Klaus: *Auflösung der Angst: Wege zur seelischen Ökologie*. Bircher-Benner-Verlag, Friedrichsdorf im Taunus 2001

Montignac, Michel: *Essen gehen und dabei abnehmen* (Orig.: Comment maigrir en faisant des repas d'affaires). Deutscher Taschenbuch Verlag, München 1995

Montignac, Michel: *Montignac-Rezepte und -Menues oder Die feine Küche nach der Methode Montignacs* (Orig.: Recettes et menus Montignac). Artulen, Offenbach 1995

Montignac, Michel: *Ich esse, um abzunehmen: Die Methode Montignacs* (Orig.: La méthode Montignac). Artulen, Offenburg 1994

Morawietz, Horst: *Leb' dich schlank: Das körpereigene Schlankheitsprogramm entdecken, aktivieren, nutzen*. Verlag Gesundheit, Berlin 2000

Mühleib, Friedhelm: *Essen macht Laune: Stimmungsmacher von Ananas bis Zimt*. Gräfe und Unzer, München 1999

Nestle, Marion: *Food Politics: How the food industry influences nutrition and health*. University of California Press, Berkeley/Los Angeles/London 2003

Niehoff, Debra: *The Biology of Violence: How Understanding the Brain, Behavior, and Environment Can Break the Vicious Circle of Aggression*. The Free Press, New York 1998

Oberbeil, Klaus: *Fit durch Proteine: Powernahrung für Fitness und Vitalität*. Südwest, München 2000

Oberbeil, Klaus: *Fit durch Vitamine: Mit den Biostoffen zu Gesundheit und Vitalität*. Südwest, München 1999

Oberbeil, Klaus: *Fit ohne Fett: Ein Leben lang schlank, vital und glücklich*. Südwest, München 1999

Oberbeil, Klaus: *Abnehmen durch Biostoffe: Nahrungsmittel, die wirksam Kalorien reduzieren*. Südwest, München 1996

Oberbeil, Klaus: *Fit durch Mineralien und Spurenelemente*. Südwest, München 1995

Oberbeil, Klaus: *Fit durch gesunde Ernährung: Die Ernährungs-Revolution: essen Sie sich glücklich*. Südwest, München 1994

Oberbeil, Klaus: *Neugeboren durch Biostoffe: Jung sein, schön sein, fit sein durch die Wirkung von Vitaminen, Spurenelementen, Enzymen und Mineralien*. Südwest, München 1994

Orbach, Susie: *Magersucht: Ursachen und neue Wege der Heilung* (Orig.: Hungerstrike). Econ-Taschenbuch, München 1998

Orbach, Susie: *Anti-Diätbuch II: Eine praktische Anleitung zur Überwindung von Eßsucht* (Orig.: Fat is a feminist issue II). Frauenoffensive, München 1984

Orbach, Susie: *Anti-Diätbuch: Über die Psychologie der Dickleibigkeit, die Ursachen von Eßsucht* (Orig.: Fat is a feminist issue). Frauenoffensive, München 1979

Ornstein, Robert E.: *Evolution des Bewußtseins: Ursprünge und Perspektiven*

(Orig.: The evolution of consciousness). Verlag für Angewandte Kinesiologie, Freiburg im Breisgau 1991
Ornstein, Robert E.: Multimind: *Ein neues Konzept des menschlichen Geistes; Ergebnisse der Humanwissenschaften für Erziehung, Therapie und Management* (Orig.: Multimind). Junfermann, Paderborn 1989
Ornstein, Robert E.; Thompson, F. Richard: *Unser Gehirn: Das lebendige Labyrinth* (Orig.: The amazing brain). Rowohlt, Reinbek bei Hamburg 1986
Paczensky, Gert von; Dünnebier, Anna: *Kulturgeschichte des Essens und Trinkens.* Orbis-Verlag, München 1994
Paez, Ximena; Leibowitz, Sarah F.: *Changes in Extracellular PVN Monoamines and Macronutrient Intake After Idazoxan or Fluoxetine Injection.* In: Pharmacology Biochemistry and Behavior, Vol. 46, pp 933-941. Pergamon Press, 1993
Pater, Siegfried: *Zuckerwasser: Vom Coca-Cola-Imperium.* Retap-Verlag, Bonn 2002
Peeke, Pamela: *Fettfalle 40: Warum Diäten ab 40 ins Leere laufen; wie Sie Fetthormone stoppen; das revolutionäre Programm des National Institute of Health (USA)* (Orig.: Fight Fat after Forty, New York 2000). Midena, München 2001
Pert, Candace B.: *Moleküle der Gefühle: Körper, Geist und Emotionen* (Orig.: Molecules of Emotion: Why You Feel the Way You Feel, New York 1997). Rowohlt, Reinbek bei Hamburg 2001
Philpott, William H.; Dwight, K. Kalita; Foreword by Linus Pauling: *Brain Allergies: The Psychonutriet and Magnetic Connections.* Keats Publishing, Lincolnwood, Illinois 2000
Pierpaoli, Walter; Regelson, William: Melatonin: *Schlüssel zu ewiger Jugend, Gesundheit und Fitneß* (Orig.: The Melatonin Miracle). Goldmann, München 1996
Pinel, John P. J.; Wolfram Boucsein (Hrsg.): *Biopsychologie* (Orig.: Biopsychology). Spektrum, Heidelberg/Berlin 2001
Pollmer, Ulrich u. a.: *Prost Mahlzeit!: Krank durch gesunde Ernährung.* Kiepenheuer & Witsch, Köln 1999
Pollmer, Ulrich u. a.: *Liebe geht durch die Nase: Was unser Verhalten beeinflußt und lenkt.* Kiepenheuer & Witsch, Köln 1997
Puhn, Adele: *Die revolutionäre Stoffwechsel-Diät* (Orig.: The 5-day miracle diet). Mosaik, München 1996
Rauch, Tanja (Hrsg.): *Iß was: Schriftstellerinnen stürmen das kalte Buffet.* Kiepenheuer & Witsch, Köln 1998
Rauland, Marco: *Chemie der Gefühle.* Hirzel, Stuttgart/Leipzig 2001
Rehner, Gertrud; Daniel, Hannelore: *Biochemie der Ernährung.* Spektrum, Heidelberg/Berlin 2002
Reich, Günter: *Familienbeziehungen von Patientinnen mit Bulimia nervosa.* Asanger, Heidelberg/Kröning 2003

Reindl, Sheila M.: *Sensing The Self: Women's Recovery From Bulimia*. Harvard University Press, Cambridge, Massachusetts 2001

Rivas, Paul; Tremblay, E. A.: *Turn off the Hunger: Switch Naturally*. Avery Books, New York 2003

Robbins, John: *Ernährung für ein neues Jahrtausend* (Orig.: Diet for a New America). Hans-Nietsch-Verlag, Freiburg 1995

Robert, Jacques-Michel: *Das Gehirn* (Orig.: Le cerveau, France 1994,). BLT, Bergisch-Gladbach 1998

Robertson, Joel; Monte, Tom: *Natural Prozac: Learning to Release Your Body's Own Anti-Depressants*. Harper Collins, New York 1997

Robertson, Joel; Monte, Tom: *Peak-Performance Living: Easy, Drug-Free Ways to Alter Your Own Brain Chemistry*. Harper Collins, San Francisco 1997

Robertson, Joel; Monte, Tom: *Peak-Performance Living*. Harper Collins, New York 1996

Rosenfield, Israel: *Das Fremde, das Vertraute und das Vergessene: Anatomie des Bewußtseins* (Orig.: The strange, familiar and forgotten). S. Fischer, Frankfurt am Main 1992

Rost, Wolfgang: *Emotionen: Elixiere des Lebens*. Springer, Berlin/Heidelberg/New York 2001

Roth, Gerhard: *Aus Sicht des Gehirns*. Suhrkamp, Frankfurt am Main 2003

Roth, Gerhard: *Fühlen, Denken, Handeln: Wie das Gehirn unser Verhalten steuert*. Suhrkamp, Frankfurt am Main 2001

Roth, Gerhard: *Das Gehirn und seine Wirklichkeit: Kognitive Neurobiologie und ihre philosophischen Konsequenzen*. Suhrkamp, Frankfurt am Main 1997

Rubner, Jeanne: *Vom Wissen und Fühlen: Einführung in die Erforschung des Gehirns*. Deutscher Taschenbuch Verlag, München 1999

Ruden, Ronald A.; Byalick, Marcia: *The Craving Brain: A bold new approach to breaking free from drug addiction, overeating, alcoholism, gambling*. Harper Collins, New York 2003

Rudolf, Gerd: *Psychotherapeutische Medizin: Ein einführendes Lehrbuch auf psychodynamischer Grundlage*, 3. Auflage 1996. Enke, Stuttgart 1993

Rüegg, Johann Caspar: *Psychosomatik, Psychotherapie und Gehirn: Neuronale Plastizität als Grundlage einer biopsychosozialen Medizin.* Schattauer, Stuttgart/New York 2001

Sacker, Ira M.; Zimmer, Marc A.: *Dying To Be Thin: Understanding and defeating anorexia nervosa and bulimia – a practical, lifesaving guide*. Warner Books, New York 2001

Schaenzler, Nicole: *Säure-Basen-Diät: Die besten Rezepte zur gezielten Entsäuerung*. Südwest, München 1998

Schandry, Rainer: *Biologische Psychologie*. Beltz, Weinheim/Basel/Berlin 2003

Schatalova, Galina: *Wir fressen uns zu Tode: Das revolutionäre Konzept einer russischen Ärztin für ein langes Leben bei optimaler Gesundheit* (Orig.: Vybor Puti). Goldmann, München 2002

Schauder, Peter; Ollenschläger, Günter: *Ernährungsmedizin: Prävention und Therapie*. Urban und Fischer, München/Jena 1999

Schmidinger, Dolores: *Raus damit!: Bulimie: ein autobiographischer Ratgeber*. Orac, Wien 1998

Sears, Barry; Lawren, Bill: *Das Optimum: Die Sears Diät* (Orig.: The zone). Econ, München/Düsseldorf 1999

Seligman, Martin E. P.: *Der Glücks-Faktor: Warum Optimisten länger leben* (Orig.: Authentic Happiness: Using the New Positive Psychology to Realize Your Potential for Lasting Fulfilment). Lübbe, Bergisch Gladbach 2003

Seligman, Martin E. P.: *Pessimisten küsst man nicht: Optimismus kann man lernen* (Orig.: Learned Optimism). Knaur, München 2001

Seligman, Martin E. P.: *Erlernte Hilflosigkeit* (Orig.: Helplesness. On Depression, Development and Death). Beltz, Weinheim/Basel/Berlin 1999

Selvini Palazzoli, Mara; Cirillo Stefano; Selvini Matteo; Sorrentino, Anna Maria: *Anorexie und Bulimie: Neue familientherapeutische Perspektiven* (Orig.: Ragazze anoressiche e bulimiche). Klett-Cotta, Stuttgart 1999

Selvini Palazzoli, Mara; Cirillo Stefano; Selvini Matteo; Sorrentino, Anna Maria: *Die psychotischen Spiele der Familie* (Orig.: I giochi psicotici nella famiglia, Mailand 1988). Klett-Cotta, Stuttgart 1992

Sheppard, Kay: *From the First Bite: A Complete Guide to Recovery from Food Addiction*. Health Communications, Deerfield Beach, FL 2000

Sheppard, Kay: *Food addiction: the body knows*. Health Communications, Deerfield Beach, FL 1993

Shor-Posner, Gail; Ian, Christopher; Brennan, Glen; Cohn, Tamara; Moy, Harvey; Ning, Autumn; Leibowitz, Sarah F.: *Self-Selecting Albino Rats Exhibit Differential Preferences for Pure Macronutrient Diets: Characterization of Three Subpopulations*. In: Psychology and Behavior, Vol. 50, pp 1187-1195. Pergamon Press, 1991

Snyder, Solomon H.: *Chemie der Psyche: Drogenwirkung im Gehirn* (Orig.: Drugs and the brain). Spektrum der Wissenschaft, Heidelberg 1988

Somer, Elizabeth: *The Origin Diet: How Eating Like Our Stone Age Ancestors Will Maximize Your Health*. Henry Holt, New York 2001

Somer, Elizabeth: *Food & Mood: The Complete Guide to Eating Well an Feeling Your Best*. Henry Holt, New York 1999

Somer, Elizabeth: *Age-Proof Your Body: Your Complete Guide To Lifelong Vitality*. Quill, New York 1998

Spitzer, Manfred: *Geist im Netz: Modelle für Lernen, Denken und Handeln*. Spektrum, Heidelberg/Berlin 2000

Springer, Sally P.; Deutsch, Georg: *Linkes Gehirn – rechtes Gehirn* (Orig.: Left brain – right brain). Spektrum, Heidelberg/Berlin 1998

Steward, H. Leighton u. a.: *Zucker-Knacker: Das Ernährungskonzept der Zukunft; dauerhafter Gewichtsverlust durch veränderten Umgang mit Zucker* (Orig.: Sugar busters). Goldmann, München 1999

Stimmer, Franz: *Suchtlexikon*. Oldenbourg, München/Wien 2000

Stoll, Andrew L.: *The Omega-3 Connection: The Groundbreaking Antidepression Diet and Brain Program*. Simon and Schuster, New York 2001

Strunz, Ulrich: *Die Diät*. Heyne, München 2002

Strunz, Ulrich; Jopp, Andreas: *fit mit Fett*. Heyne, München 2002

Strunz, Ulrich; Jopp, Andreas: *Forever young – topfit mit Vitaminen: Mehr Leistungskraft und Lebensfreude*. Gräfe und Unzer, München 2001

Strunz, Ulrich: Forever young: *Das Erfolgsprogramm*. Gräfe und Unzer, München 1999

Talbott, Shawn: *The Cortisol Connection: Why Stress Makes You Fat And Ruins Your Health – And What You Can Do About it*. Hunter House Publ., Alameda, CA 2002

Tang, Chilung; Akabayashi, Akira; Manitiu, André; Leibowitz, Sarah F.: *Hypothalamic Galanin Gene Expression and Peptide Levels in Relation to Circulating Insulin: Possible Role in Energy Balance*. In: Neuroendocrinology, 65, pp 265-275. S. Karger, Basel 1997

Tarrach, Jürgen; Ortner, Klaus: *Richtig Fressen: Rezepte zum Sattwerden*. Kiepenheuer & Witsch, Köln 2003

Tempel, Donna L.; Yamamoto, Masaki; Kim, Taewan; Leibowitz, Sarah F.: *Effects of Adrenalectomy on Macronutrient Selection Patterns in the Rat*. In: Pharmacology Biochemistry and Behavior, Vol. 40, pp 861-866. Pergamon Press, 1991

Tempel, Donna L.; Leibowitz, Sarah F.: *Diurnal Variations in the Feeding Responses to Norepinephrine, Neuropeptide Y and Galanin in the PVN*. In: Brain Research Bulletin, Vol. 25, pp 821-825. Pergamon Press, 1990

Thompson, Richard F.: *Das Gehirn: Von der Nervenzelle zur Verhaltenssteuerung*, 3. Auflage 2001 (Orig.: The brain). Spektrum, Heidelberg/Berlin 2001

Treutwein, Norbert: *Übersäuerung, krank ohne Grund?: Krankheiten erkennen, die Störungen im Säure-Basen-Haushalt natürlich und wirksam ausgleichen*. Südwest, München 1996

Troch, Achim: *Stress und Persönlichkeit: Eine problemorientierte Einführung in die Tiefenpsychologie von Sigmund Freud und Alfred Adler*. E. Reinhardt, München/Basel 1979

Van der Kolk, Bessel A.; McFarlane, Alexander C.; Weisaeth, Lars (Hrsg.): *Traumatic Stress: Grundlagen und Behandlungsansätze; Theorie, Praxis und Forschung zu posttraumatischem Streß sowie Traumatherapie* (Orig.: Traumatic

Stress: The Effects of Overwhelming Experience on Mind, Body and Society, New York 1996). Junfermann, Paderborn 2000
Vandereycken, Walter; van Deth, Ron; Meermann, Rolf: *Wundermädchen, Hungerkünstler, Magersucht: Eine Kulturgeschichte der Ess-Störungen*. Beltz, Weinheim/Basel/Berlin 2003
Vasey, Christopher: *Das Säure-Basen-Gleichgewicht: Die Quelle für Vitalität und Wohlbefinden* (Orig.: L' équilibre acido-basique). Midena, Küttigen/Aarau 1992
Vaughan, Susan: *Halb leer? Halb voll!: Die Wurzeln des Optimismus* (Orig.: Half empty, half full). Deutscher Taschenbuch Verlag, München 2001
Vester, Frederic: *Neuland des Denkens: Vom technokratischen zum kybernetischen Zeitalter*. Deutscher Taschenbuch Verlag, München 1984
Vester, Frederic: *Phänomen Streß: Wo liegt sein Ursprung, warum ist er lebenswichtig, wodurch ist er entartet?*. Deutscher Taschenbuch Verlag, München 1978
Vincent, Jean-Didier: *Biologie des Begehrens: Wie Gefühle entstehen* (Orig.: Biologie des passions). Rowohlt, Reinbek bei Hamburg 1990
Wang, Jian; Akabayashi, Akira; Yu, Hi Joon; Dourmashkin, Jordan; Alexander, Jesline T.; Silva, Ivan; Lighter, Jennifer; Leibowitz, Sarah F.: *Hypothalamic galanin: control by signals of fat metabolism*. In: Brain Research, 804, pp 7-20. Elsevier Science, 1998
Wang, Jian; Akabayashi, Akira; Dourmashkin, Jordan; Yu, Hi Joon; Alexander, Jesline T.; Chae, Hee Jin; Leibowitz, Sarah F.: *Neuropeptide Y in relation to carbohydrate intake, corticosterone and dietary obesity*. In: Brain Research, 802, pp 75-88. Elsevier Science, 1998
Wardetzki, Bärbel: *Weiblicher Narzißmus: Der Hunger nach Anerkennung*. Kösel, München 1991
Wassmann, Claudia: *Die Macht der Emotionen: Wie Gefühle unser Denken und Handeln beeinflussen*. Wissenschaftliche Buchgesellschaft, Darmstadt 2002
Weiss, Gail F.; Rogacki, Nancy; Fueg, Adrienne; Buchen, Dan; Suh, Jin S.; Wong, David T.; Leibowitz, Sarah F.: *Effect of hypothalamic and peripheral fluoxetine injection on natural patterns of macronutrient Intake in the rat*. In: Psychopharmacology, 105, pp 467-476. Springer-Verlag 1991
Weiss, Gail F.; Rogacki, Nancy; Fueg, Adrienne; Buchen, Dan; Leibowitz, Sarah F.: *Impact of Hypothalamic d-Norfenfluramine and Peripheral d-Fenfluramine Injection on Macronutrient Intake in the Rat*. In: Brain Research Bulletin, Vol. 25, pp 849-859. Pergamon Press, 1990
Willet, Walter C.: *Macht gesunde Ernährung krank?*. In: Spektrum der Wissenschaft, März 2003, S. 58 ff. Spektrum der Wissenschaft, Heidelberg 2003
Williams, Gianna: *Innenwelten und Fremdkörper: Abhängigkeitsbeziehungen bei Eßstörungen und anderen seelischen Erkrankungen* (Orig.: Internal Landscapes

and Foreign Bodies. Eating Disorders and other Pathologies). Klett-Cotta, Stuttgart 2003
Wilson, James L.; Foreword by Johnathan V. Wright: *Adrenal Fatigue: The 21st Century Stress Syndrome*. Smart Publ., Petaluma, CA 2001
Winkler, Werner: *Heißhunger ist gesund: So signalisiert Ihr Körper seinen Mineralstoff- und Vitaminbedarf*. Hugendubel, Kreuzlingen/München 2003
Wolcott, William; Fahey, Trish: The Metabolic Typing Diet. Broadway Books, New York 2000
Wolf, Doris: *Übergewicht und seine seelischen Ursachen: Wie Sie mit Genuss essen und trotzdem ohne Diäten auf Dauer schlank werden können*. PAL, Mannheim 2003
Wolfe, David: *Die Sonnendiät: Ein vegetarisches Programm für Vitalität und Superfitness* (Orig.: The Sunfood Diet Success System). Goldmann, München 2001
Wolff, Dörten: *Die revolutionäre Impuls-Diät: Schlank werden mit Appetit, abnehmen, gesund werden, sich wohl fühlen wie von selbst*. Mosaik, München 2001
Worm, Nicolai: *Syndrom X oder Ein Mammut auf den Teller: Mit Steinzeitdiät aus der Ernährungsfalle*. Hallwag, Bern 2000
Wurtman, Judith: *Obesity, Weight gain and dieting*. Editors: Steiner, M.; Yonkers, K.; Eriksson, E. Publisher Martin Dunitz: Mood Disorders in Women 2000
Wurtman, Judith; Suffers, Susan: *The Serotonin Solution: The potent brain chemical that can help you stop bingeing, lose weight and feel great*. Ballantine Books, New York 1996
Wurtman, Judith: Carbohydrate Craving: *Relationship between Carbohydrate Intake and Disorders of Mood*. In: Drugs, 39, Suppl. 3, pp 49-52. ADIS Press, 1990
Wurtman, Judith: *Carbohydrate Cravings: A disorder of food intake and Mood.* In: Clinical Neuropharmacology, Vol. 11, Suppl. 12, pp 139 ff., 1988
Wurtman, Judith: *Managing Your Mind and Mood Through Food.* Rawson Associates, New York 1986
Wurtman, R. and Wurtman, J.: *Carbohydrates and Depression*. Scientific American, 1989
Zehentbauer, Josef: *Körpereigene Drogen: die ungenutzten Fähigkeiten unseres Gehirns*. Artemis und Winkler, München/Zürich 2000
Zerbe, Kathryn J.: *The Body Betrayed: A Deeper Understanding of Women, Eating Disorders, and Treatment*. Gürze Books, Carlsbad, CA 1993
Ziegler, Eugen; Bachmann, Christian (Hrsg.): *Zucker – die süße Droge: Medizinische und kulturgeschichtliche Aspekte eines Suchtmittels*. Birkhäuser, Basel/Boston 1987
Zittlau, Jörg: *Die Adam und Eva Diät: Gemeinsam leben kochen abnehmen.* Eichborn, Frankfurt am Main 2003

Alle Empfehlungen in diesem Buch sind von Autorin und Verlag sorgfältig erwogen und geprüft. Sie entstanden auf der fundierten Basis einer jahrelangen, gewissenhaften Arbeit in Forschung und Praxis. Die Empfehlungen bieten jedoch keinen Ersatz für eine eventuell notwendige therapeutische oder medizinische Behandlung. Alle Angaben in diesem Buch erfolgen daher ohne jegliche Gewährleistung oder Garantie seitens des Verlages oder der Autorin. Eine Haftung der Autorin bzw. des Verlages und seiner Beauftragten für Personen-, Sach- oder Vermögensschäden ist ausgeschlossen.

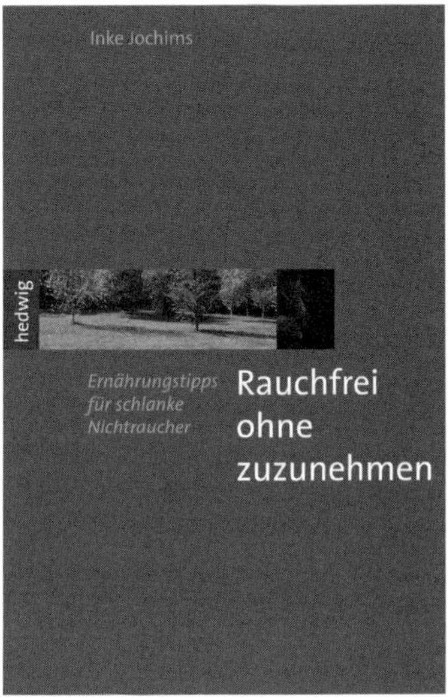

Lesen Sie auch:

„Rauchfrei ohne zuzunehmen! Ernährungstipps für schlanke Nichtraucher", Inke Jochims

Erscheinungsdatum:
Juli 2004
Preis: 14,90 Euro incl. MwSt.
Taschenbuch
ISBN: 3-9808847-4-0
Bestellungen bis zum 15.06.2004:
11,90 Euro incl. MwSt.
Bestellung:
info@hedwig-verlag.de

Die meisten Raucherinnen und Raucher würden lieber heute als morgen aufhören zu rauchen – wären da nicht diese bedrohlichen Ängste: „Wenn ich's dann doch nicht schaffe, stehe ich als Versager da ...", „... oder ich muss plötzlich mit 20 Kilos mehr auf den Hüften rumlaufen!"

Dieses Buch erklärt Ihnen – anschaulich und praxisnah –, warum man nach dem Aufhören häufig diesen berühmt-berüchtigten Heißhunger auf Dickmacher hat und daher so schnell so viel zunimmt ... – aber vor allem erfahren Sie, was sie tun können, um diesem Heißhunger rechtzeitig vorzubeugen.

Tricksen Sie den Heißhunger aus, indem Sie sich einige Wochen vorbereiten, bevor Sie mit dem Rauchen aufhören. Denn eine gezielte Ernährungsumstellung kann sowohl dabei helfen, das Verlangen nach Nikotin zu mildern, als auch den gefürchteten Naschattacken zuvorzukommen. Erläuterungen, Hinweise und Tipps in diesem Buch beruhen auf den neuesten Erkenntnissen der Ernährungswissenschaft und Gehirnchemie.

Das Buch Rauchfrei – ohne zuzunehmen! ist nicht das x-te „Wie höre ich mit dem Rauchen auf?" Buch, sondern ein praktischer Ratgeber, der Sie auf Ihrem persönlichen Weg in ein rauchfreies Leben unterstützt.

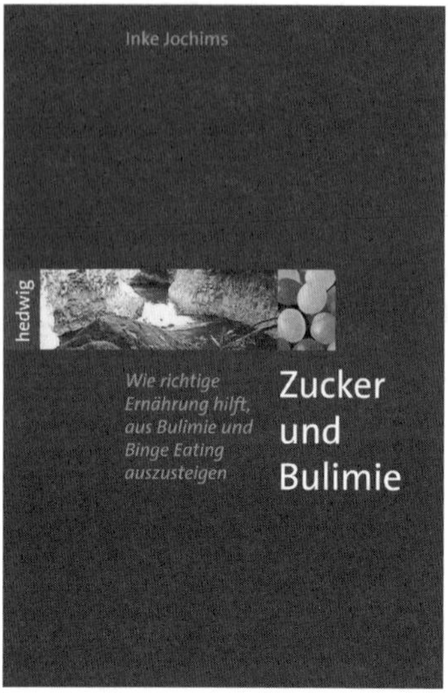

Lesen Sie auch:

„Zucker und Bulimie"
Wie richtige Ernährung hilft aus Bulimie und Binge Eating auszusteigen, Inke Jochims

Preis: 14,99 Euro incl. MwSt.
Taschenbuch
ISBN 3-9808847-0-8
Bestellung:
info@hedwig-verlag.de

Viele Frauen wissen viel über Essen, aber sie wissen wenig darüber, warum und unter welchen Umständen der menschliche Appetit so entgleist, dass er „seinen" Menschen veranlasst, 5 – 10.000 Kalorien zu verzehren. Sie versuchen, ihr Essverhalten zu kontrollieren und benutzen dazu die alte Kalorienlehre – die das Problem verschlimmert.

Der Mythos des Schlankheitswahns als Ursache der Bulimie ist überholt. Heißhungerattacken entstehen durch einen Mangel des Botenstoffs Serotonin im Gehirn. Frauen, die Bulimie praktizieren, essen während ihrer Attacken häufig Süßigkeiten, raffinierte Kohlenhydrate oder Fett. Zucker hilft kurzfristig beim Aufbau von Serotonin – auch dann, wenn er wieder erbrochen wird. Auf der Basis neuester Forschungsergebnisse aus den USA wird hier der Zusammenhang zwischen dem Neurotransmitter Serotonin, Heißhungeranfällen und einer falschen Ernährung dargestellt.

Die Autorin hat in jahrelanger Arbeit mit betroffenen Frauen nicht nur den Zusammenhang zwischen bulimischen Attacken und Serotoninmangel, Essverhalten, Stress und sozialen Beziehungen erforscht, sondern gibt konkrete Tipps für eine erfolgreich stabilisierende, zucker- und weißmehlfreie Ernährung und beschreibt weitere unterstützende Maßnahmen.

Ausbildung zum Ernährungscoach bei Inke Jochims

Diese Ausbildung ist als Fortbildung für Psychotherapeuten und Heilpraktiker konzipiert, die mit „essgestörten" Menschen arbeiten. Sie vermittelt die neuesten Erkenntnisse zum Zusammenhang von Gehirnchemie und Verhalten.

Sie können mit Hilfe dieser Ausbildung Ihre Klienten effizienter beraten und begleiten.

Ernährungsprobleme nehmen rasant zu, es gibt aber häufig kein integriertes Wissen. Sie erhalten Informationen über Zusammenhänge, die sonst auf mehrere Fachgebiete verteilt sind: Ernährungswissenschaft, Psychologie, Gehirnchemie, Therapeutische Techniken.

1. WE: Grundlagen der Ernährungslehre
2. WE: Ernährung und Gehirnchemie
3. WE: Adipositas
4. WE: Bulimie
5. WE: Magersucht
6. WE: Therapeutische Techniken bei der Behandlung von Essstörungen I
7. WE: Therapeutische Techniken bei der Behandlung von Essstörungen II

7 x Supervisionsgruppe zwischen den Terminen.

Abschlusszertifikat

Regelmäßige kostenlose Infoabende zu dieser Ausbildung finden in Berlin statt.
Weitere Informationen:
www.hedwig-institut.de
Telefon/Fax 030/804 97 905